No he venido a enseñarte.

He venido a amarte.

El amor te enseñará.

MATERIAL COMPLEMENTARIO

Descubre los antiguos secretos curativos que pueden cambiar tu vida

Tienes tú, o alguien a quien amas un desafío:

- ✓ Físico
- ✓ Mental
- ✓ Emocional
- ✓ Espiritual

¿Te ha afligido algo durante años y quieres aliviarlo?

Nuestra página web de afiliación GRATUITA tiene todos los enlaces, vídeos y recursos de este libro, como mi regalo para ti. Puedes inscribirte ahora en: www.MyAncientSecrets.com/Belong

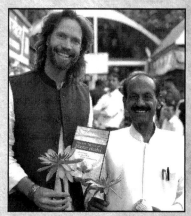

Dr. Clint G. Rogers & Dr. Naram

En tu CUENTA GRATUITA de la Web descubrirás:

- ✓ Cómo reducir instantáneamente la ansiedad
- ✓ Cómo perder peso y mantenerlo
- ✓ Cómo aumentar tu inmunidad y energía
- ✓ Cómo aliviar el dolor de las articulaciones a través de la comida
- ✓ Cómo mejorar la memoria y la concentración
- ✓ Cómo descubrir el propósito de tu vida
- ✓ Y mucho más...

Obtendrás acceso a vídeos que coinciden con cada capítulo, mostrando los secretos de este libro, para que puedas ayudarte a ti mismo y a los demás.

Además, podrás experimentar un poderoso juego, llamado *30 días para desbloquear tu poder secreto y antiguo*. A medida que juegues, descubrirás cómo aplicar inmediatamente los antiguos secretos curativos en tu vida. (NOTA: Esto incluye contenido avanzado que no se encuentra en el libro).

Descúbrelo ahora en: www.MyAncientSecrets.com/Belong

Presentación del equipo de traducción

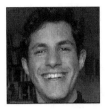 Traducir el libro Ancient Secrets of a Master Healer al español ha sido una bendición, no solo por el asombroso conocimiento y la inspiración que contiene, sino también por la increíble transformación que estoy experimentando en mí mismo. He aplicado muchos principios del libro en mi vida y los he compartido con las personas que me rodean y siento un amor más profundo tanto por mí como por los demás. Tenía problemas relacionados con mi confianza para convertirme en terapeuta, pero con esta familia global que me apoya y la sabiduría del Siddha Veda, siento que CUALQUIER COSA es posible. ¡Gracias Dr. Clint por este increíble libro!

– Diego Colodrón

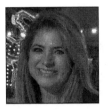 A pesar de tener una carrera en Ciencias de Ingeniería; desde niña estuve consciente del poder de los dones de la naturaleza y de su gran efecto en nosotros. Cuando vi el TED Talk de Dr. Clint, supe que era un llamado para ayudarme y ayudar a otros y ordené Ancient Secrets. Hace un año, tuve la oportunidad de conocer al Dr. Clint y sentí su amor universal. El participar en este proyecto me dio la oportunidad de trabajar con un grupo maravilloso. Es mi deseo que este libro llegue a un buen porcentaje de hispano parlantes.

– Elena Bosio, California, EEUU

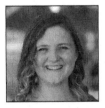 Este libro llegó a mi vida en el momento perfecto. A mi mamá le interesó mucho este libro y he visto el impacto positivo que ha tenido en su vida. Pero yo no lo había leído antes de ayudar con la traducción. En aquel momento me sentí perdida y muchas cosas en mi vida estaban en el aire. Mientras trabajaba en la traducción, al observar tantas historias desarrollándose en cada página, me llenó el corazón de esperanza y amor. ¡Estoy tan emocionada que ahora esté disponible en español y espero que traiga esperanza y amor a todos los que lo lean!

– Karen Caswell, Nueva York, EEUU

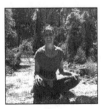 Formada en lingüística cognitiva, yoga y ayurveda, en abril de 2021 descubrí los antiguos secretos de sanación del Dr. Naram y encontré el libro del Dr. Clint Rogers. Después de leerlo ¡se abrió toda una nueva dimensión de posibilidades! Estos secretos ancestrales son un regalo para la humanidad y me siento muy agradecida de haber participado en la creación de este libro en Español, junto a un equipo de personas maravillosas. Deseo que este libro y su sabiduría beneficien a la salud y al equilibrio de cuerpo, mente y espíritu de muchas personas. ¡Namasté!

– Prem Jyoti (Fátima Galiana), España

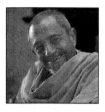

"El Dr. Clint G. Rogers ha hecho un gran *seva* (servicio) con este libro. El mundo necesita una gran ayuda, ya que está contaminado no sólo de la forma en que la mayoría piensa... sino también en el ámbito mental, emocional y espiritual. Los secretos ancestrales de curación de este libro son una solución más profunda para los problemas mayores del mundo de hoy. Conozco y respeto al Dr. Naram desde hace más de 40 años, conocí personalmente a su maestro y gurú, Baba Ramdas, y conozco el poder de este linaje ininterrumpido que proviene en última instancia de Jivaka (médico personal de Buda). He visto al Dr. Naram usar los antiguos principios de curación para ayudar a las personas que le he enviado a revertir y superar la artritis reumatoide, epilepsia, sangrado menstrual severo, infección de hígado, infección de pulmón, esclerosis múltiple, bloqueos cardíacos, cánceres, infertilidad, fibromas, diabetes, problemas de tiroides, complicaciones en el embarazo, colesterol alto, presión arterial alta, pérdida de cabello, ascitis, problemas del tracto urinario, fractura del coxis, hernias graves, psoriasis, autismo, eccema, espondilosis cervical y desafíos cerebrales, sólo por nombrar algunos. El Dr. Naram tiene un *siddhi* (poder) de curación dado por la gracia de su maestro. Los secretos de la antigua curación revelados en este libro son más necesarios que nunca".*

– H. H. Hariprasad Swami (Jefe de la Sociedad Divina Yogui)

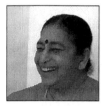

"El Dr. Pankaj Naram es una autoridad mundial en antiguos secretos de sanación. Este libro es inspirador y comparte cómo infundir estos antiguos secretos curativos en la vida diaria para obtener inmensa energía, salud y felicidad. Estoy tomando sus hierbas para la diabetes y el colesterol y he tenido resultados extraordinarios. Muchos Sadhvis en el Ashram Bhakti están tomando sus fórmulas de hierbas y han tenido increíbles resultados y algunos están completamente curados. Ya sea diabetes, tiroides, artritis, dolor de articulaciones, dolor de espalda, asma, o más, todos están teniendo resultados sorprendentes. Le agradezco al Dr. Clint G. Rogers por este magnífico libro, que todo humano debería leer".

– Amado Premben, Sadhvi Suhrad (Yogi Mahila Kendra)

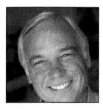

"Conozco al Dr. Naram, que es un ser asombroso, así que cuando escuché que el Dr. Clint G. Rogers había escrito este libro sobre sus antiguos secretos de curación, me emocioné mucho. La mayoría de la gente no tiene ni siquiera 3 minutos con el Dr. Naram, pero a través de este libro, cualquiera puede estar con él en un viaje que les sumerge en su tremenda alegría, paz, claridad y profunda sabiduría. Todo está capturado brillantemente en este libro como un regalo espectacular para el mundo. Hazte un favor y lee este libro".

– Jack Canfield (Líder de éxito y co-autor de Sopa de pollo para el alma)

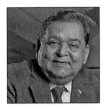

"Conozco al Dr. Naram desde hace más de 30 años y he visto su misión de difundir la curación crecer por todo el mundo, propagando la relevancia de las antiguas enseñanzas curativas en la sociedad moderna. El Dr. Naram ha traído al mundo antiguas prácticas de curación que se habían perdido a lo largo de las generaciones. Estoy seguro de que encontrará la realidad de esta historia, como la que cuenta un investigador universitario, Dr. Clint G. Rogers, verdaderamente fascinante e inspiradora, mientras descubre joyas de sabiduría antigua que puede aplicar en su vida diaria".

– A.M. Naik (Presidente del Grupo-Larsen & Toubro, uno de los más respetados CEOs de la India y del mundo)

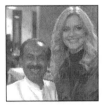

"Este libro, *Secretos ancestrales de un maestro sanador,* es como un rayo de luz para la gente. Simplemente me enamoré del libro. Está escrito de una manera espléndida y dará mucha esperanza a la gente que lo necesite. ¡No quería que finalizara! Descubrí que aprender el secreto de Amrapali es una necesidad. Este es definitivamente uno de mis libros favoritos".

– Arianna Novacco (Miss Mundo Italia, 1994)

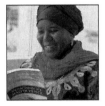

"Este poderoso libro cambiará muchas vidas en el mundo. El Corán y los Hadices hablan de la salud, con el Profeta Muhammad (la paz sea con él) diciendo: Dios no ha enviado ninguna enfermedad sin enviar una cura para ella (Hadiz no. 5354). A través de los antiguos secretos descritos en este libro, ¡mucha gente encontrará su cura! Rezo para que más personas dediquen sus vidas a aprender y compartir esta antigua ciencia para ayudar a la gente de África y de todo el mundo".

– Su Excelencia la Dra. Batilda Salha Burian (ex embajadora de Tanzania en Japón, Australia, Nueva Zelanda y Corea del Sur)

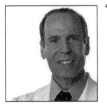

"Historias remarcables de personas que revierten todo tipo de enfermedades y dolencias no son 'milagros médicos'. Estos resultados son predecibles cuando se siguen ciertos principios. La salud es tu derecho. Clint es un buscador de la verdad con una curiosidad que lo ha llevado por un camino y una misión únicos. Tiene un conocimiento impresionante de útiles pero generalmente desconocidas técnicas de curación antiguas. Le deseo todo lo mejor con este libro y en su misión de ayudar a la humanidad".

– Joel Fuhrman, M.D.
(Presidente de la Fundación de Investigación Nutricional y autor de seis best-sellers del NY Times)

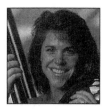

"¡Vaya! Este libro, *Secretos ancestrales de un maestro sanador*, es un cambio de rumbo para el concepto de vida y salud de la mayoría de la gente. Cada historia tiene un impacto que cambiará tu vida. Mientras leía cada página, no dejaba de pensar en lo mucho que quiero que mi hijo y toda la gente que quiero lea esto".

– Wendy Lucero-Schayes
(buceadora olímpica, 9 veces campeona nacional)

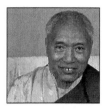

"Seguir la tradición antigua de curación de este libro es muy bueno. El Dr. Naram es un gran profesor en el conocimiento de los métodos adecuados para hacer auténticos remedios antiguos, usando ingredientes reales para ayudar a curar profundamente sin los efectos secundarios. Incluso yo tuve problemas gástricos, diabetes y también problemas de presión arterial. Pero después de seguir los tratamientos del Dr. Naram durante tres años, estoy mucho mejor. Me ayudó mucho y ahora me siento muy bien".

– Su Eminencia Namkha Drimed Ranjam Rinpoche
(Jefe Supremo del linaje Ripa, Budismo Nyingma Vajrayana)

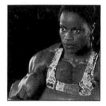

"Me siento apasionada por compartir estos secretos con otros y que la riqueza de este antiguo conocimiento curativo se extienda por todo el mundo, porque sé lo mucho que me ha ayudado. Tenía fibromas y estaba perdiendo mucha sangre, sintiéndome muy anémica. Los médicos occidentales querían extirparme el útero, pero yo creía que si el cuerpo crea un problema también puede curarse a sí mismo. Después de conocer al Dr. Naram, toda mi dieta cambió y empecé a tomar algunas hierbas para ayudar a desintoxicar y nutrir mi cuerpo. Ahora estoy encantada de decir que disfruto mucho más de la vida. ¡No sólo desaparecieron mis fibromas, sino que también mejoraron mis rodillas, que habían sufrido una paliza tras años de culturismo profesional! Se necesita fe y cambiar la mentalidad de lo que era a lo que es. Pero si tienes un deseo ardiente, el Dr. Naram puede ayudar a que tu sueño se haga realidad".

– Yolanda Hughes (2 veces ganadora del premio de la
Competición de Culturismo Internacional)

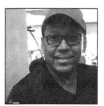

"La gente llama al Dr. Naram muchas cosas, pero yo lo llamo mi gurú de la curación. Durante años he estado tomando sus suplementos herbales para apoyar naturalmente mis niveles hormonales y de testosterona, analizando mis análisis de sangre para ver el impacto, y me siento muy bien. A la edad de 73 años sigo en el gimnasio y entrenando para las competiciones de Mr. World. Tiene mucho que ver con la mentalidad positiva, y me encanta que el Dr. Naram me da soluciones para tener una gran salud y cumplir mis sueños de una forma totalmente natural y no tóxica".

– Sadanand Gogoi (Mr. India Masters, 5 veces ganador)

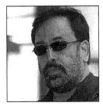

"Una vez que empecé a leer, no pude parar! Este libro une brillantemente el Oriente y Occidente, como lo hizo la *Autobiografía de un yogui*, de una manera sincera, atractiva y refrescante. Este libro se extenderá por todo el mundo, tocando millones de vidas, ya que los antiguos secretos que el Dr. Naram comparte, cambian nuestras creencias sobre la salud y la curación profunda".*

– Pankuj Parashar (Artista, músico y director de cine de Bollywood)

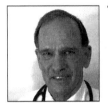

"Todo médico entrenado en la medicina occidental aprecia sus fortalezas pero entiende al mismo tiempo sus limitaciones. El pensamiento de Einstein cambió para siempre nuestro concepto de la energía y la física. Hay verdades por descubrir fuera de nuestro pensamiento actual y en el condicionamiento de la medicina. Abriendo nuestras mentes a miles de años de conocimiento acumulado en la medicina oriental nos ofrece la posibilidad de complementar y expandir la medicina occidental con mayor efectividad y curación. Este libro, *Secretos ancestrales de un maestro sanador*, ha abierto mi mente y espero que la suya, a un universo donde hay mucho más para que continuemos aprendiendo y beneficiándonos".*

– Bill Graden, M.D.

*Por favor, consulte la cláusula de exención de responsabilidad médica de este libro.

Más apoyos importantes para este libro se pueden encontrar en MyAncientSecrets.com

Secretos Ancestrales de un
Maestro Sanador

Secretos Ancestrales de un
Maestro Sanador

Un escéptico occidental,
un maestro oriental
y los mayores secretos de la vida.

CLINT G. ROGERS, PHD

Wisdom of the World Press

SECRETOS ANCESTRALES DE UN MAESTRO SANADOR
Un escéptico occidental, un maestro oriental y los mayores secretos de la vida
por Clint G. Rogers, PhD

Publicado por Wisdom of the World Press www.MyAncientSecrets.com

ISBN-13: 978-1-952353-04-8
eISBN: 978-1-952353-18-5

Traducido por Diego Colondrón, Elena Bosio, Karen Caswell y Prem Jyoti
(Fátima Galiana).
Un agradecimiento especial a Michelle Pinedo, María Luisa Pascual, Abad
Enríquez, Monica M. Posada, Leonor Botero Arboleda, Jennie Smallenbroek y
Maggie McLaughlin.

Diseño de la portada por Daniel O'Guin
Diseño interior por Jennie Smallenbroek

Impreso en los Estados Unidos

*Nota sobre nuevas palabras: Este libro presenta muchas palabras que probablemente sean nuevas para ti, ciertamente lo fueron para mí. Por ejemplo, cuando escuché por primera vez la palabra *marmaa* pensé que podría ser cualquier cosa, un tipo de mantequilla, un animal de peluche, o lo que un pirata borracho podría llamar a su madre (*"¡Aargh, me encanta mi querida marmaa!"*). Resulta que no es nada de eso. Algunas de las palabras pueden sonar extrañas al principio. Haré todo lo posible para traducir su significado y pronunciación, y, lo más importante, explicar cómo se pueden aplicar a ti. Cada capítulo contiene notas del diario que guardé de remedios, citas y preguntas. Te invito a ser como un investigador con los recursos que he compartido aquí. Ponlos a prueba y mira qué sucede. También hay un glosario al final del libro.

*Aviso médico: Este libro es sólo para propósitos educativos. Este libro no está destinado a ser usado, ni debe ser usado, para diagnosticar o tratar ninguna condición médica o emocional. El autor no dispensa consejo médico ni prescribe el uso de ninguna técnica como forma de tratamiento para problemas físicos, emocionales o médicos sin el consejo de un médico, ya sea directa o indirectamente. Por favor, busque un buen médico para consultar sobre estos asuntos, especialmente cuando se trata de medicamentos. La intención del autor es sólo ofrecer información de naturaleza general sobre el bienestar físico, emocional y espiritual. Los casos registrados en este libro son notables, y es importante recordar que los resultados pueden variar para cada persona, dependiendo de muchos factores, y pueden no ser típicos. En el caso de que utilice la información de este libro para usted mismo, lo cual es su derecho, el autor y el editor no asumen ninguna responsabilidad por sus acciones. Usted es responsable de sus propias acciones y sus resultados. Edúquese completamente, para que pueda tomar las mejores decisiones para alinearse con los resultados que desea.

Contenido

No estás leyendo estas palabras por accidente. Tú y yo estamos conectados, y creo firmemente que fuiste guiado a este libro en este momento por una razón especial.

¿A quienes amas profundamente? ¿Y hasta dónde estarías dispuesto a ayudarles cuando lo necesiten desesperadamente?

El amor es una de las fuerzas más poderosas que existen en ti. Nunca subestimes lo que puede hacer.

Incluso para un investigador universitario con formación científica como yo, el amor es la fuerza que me impulsó fuera de mi zona de confort para buscar soluciones que estaban más allá de lo que yo pensaba que era lógico o posible.

❦

"¿Hijo?" El tono de la voz de mi padre indicaba que algo iba mal. "¿Puedes venir a casa? Necesito hablar contigo".

Era la primavera del 2010. Yo era un estudiante de posdoctorado realizando investigación en la Universidad de Joensuu, Finlandia, y recibí la llamada mientras estaba viajando por la India. No tenía ni idea que la dirección de mi vida estaba a punto de cambiar drásticamente.

Volé de vuelta a los Estados Unidos tan pronto como pude y me reuní con mi padre en su oficina en Midvale, Utah. Tras cerrar la puerta, nos sentamos lado a lado en las sillas frente a su escritorio. Miró al suelo, sin saber cómo empezar. Después de un insoportable y largo silencio, sus ojos se movieron lentamente hacia arriba para encontrarse con mi mirada confusa.

"No sé cómo decirte esto", dijo, "pero el dolor es muy intenso. Por la noche, me desvelo en tal agonía que, honestamente, no sé si quiero vivir para ver el amanecer. Es muy posible que no pase de esta semana".

Sus palabras me dejaron sin aliento. Súbitamente la tristeza me inundó y el miedo me dejó paralizado. Este no parecía mi padre. Él siempre había sido mi héroe, mi roca; estando a mi lado en cada paso de mi vida. La última vez que lo vi, estaba bien. Claro, tenía problemas, como todo el mundo que envejece. ¿Pero esto? Todo lo que me parecía importante, antes de ese momento, se desvaneció en la distancia mientras trataba desesperadamente de averiguar cómo ayudarlo.

Mi padre ya había recibido la mejor atención médica que podía encontrar; cuatro doctores de renombre le estaban tratando con doce medicamentos para todo, desde artritis severa, presión arterial alta, y colesterol alto hasta trastornos gastrointestinales y de sueño, pero los problemas no se iban. Al contrario, el dolor sólo iba en aumento. Mi mente y mi cuerpo estaban en shock. Me sentía como si me hubieran golpeado en el estómago.

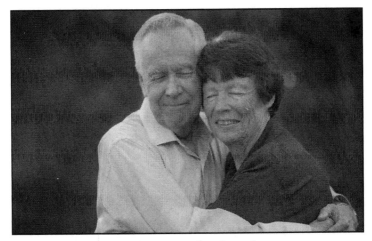

Mi padre y mi madre abrazados

Nada en mi vida me había preparado para un momento como éste. Y nada de lo que había hecho hasta ese momento me había dado el conocimiento de cómo ayudar. Durante años, trabajé ayudando a la gente a invertir los ahorros para su jubilación en el mercado de valores. Financieramente gratificante, pero personalmente insatisfactorio, llegué a obtener un doctorado en Psicología Educativa y Tecnología. Mis estudios de doctorado me entrenaron bien para los rigores de la investigación académica, pero no sabía nada sobre sanación. Como uno de mis profesores del doctorado me dijo una vez, "acumular títulos avanzados normalmente solo significa que sabes más y más sobre menos y menos".

Así que ahí estábamos. Mi padre dijo: "Este mes, dos de mis médicos me han dicho que no saben qué más pueden hacer por mí". Decidió que el final estaba cerca y simplemente quería que le ayudara a atar los cabos sueltos, en caso de que no tuviera mucho más tiempo. Viendo que había perdido la fe en recuperarse, le dije: "Papá, nunca compartí contigo lo que vi en la India. ¿Puedo contarte una historia?".

Las experiencias que compartí con él, las comparto contigo en este libro. Yo no sabía si le ayudarían o no, pero estaba desesperado y no sabía qué más hacer.

Tal vez eso es lo que la vida inevitablemente nos hace a todos nosotros. Nos trae hasta un punto de desesperación, donde lo que sea que tengamos y quien sea que somos no es suficiente. Y lo sabemos. Es en ese punto cuando nos rendimos o intentamos buscar algo más allá de lo conocido, conectar con un poder superior.

Mientras escribo esto, me doy cuenta de que tú, o alguien a quien amas, puede estar en ese punto ahora. Mi oración es que este libro transforme y bendiga tu vida dándote lo que más necesitas: esperanza y coraje. La esperanza para encontrar soluciones a todos y cada uno de los problemas y el coraje para mantener una mente abierta y recibirlos, incluso si vienen de fuentes inesperadas.

Lo que pasó con mi padre me ayudó a entender cómo el amor puede guiarnos, aún en los momentos más oscuros de nuestras vidas. Volveré más adelante a esa difícil conversación con mi padre, pero primero necesito compartir la serie de eventos inesperados que la precedieron.

En el 2009, conocí al Dr. Pankaj Naram (pronunciado *Pahn-kahj Nah-rahm*) en California. Aunque relativamente desconocido en los Estados Unidos, ya era reconocido como maestro sanador por más de un millón de personas en países de Europa, África y Asia, entre ellos la India, donde nació. Procedente de un ininterrumpido linaje de siglos de antigüedad de maestros sanadores, que se originó con el médico personal de Buda. Cada maestro mantuvo y transmitió secretos ancestrales para ayudar a cualquiera a mejorar mental, física, emocional y espiritualmente.

Personalmente, nunca me atrajo la medicina alternativa ni las personas que la promueven, suponía que los mejores descubrimientos médicos provendrían de investigaciones científicas bien financiadas en universidades y hospitales. Aquellos a los que el Dr. Naram ayudó dijeron que supo instantáneamente de qué padecían con solo leerles el pulso. Luego les dio remedios basados en las fuerzas presentes en la naturaleza, que les ayudaron a curarse, incluso de condiciones "incurables". La manera en que le describían me hacía verlo como un Jedi sanador de *La guerra de las galaxias*.

Cuando conocí al Dr. Naram, yo era muy escéptico. ¿Cómo era posible hacer lo que me dijeron que podía hacer? Antes de los acontecimientos descritos en estas páginas, mi actitud sobre la salud era lo que podría ser etiquetada como típicamente americana. Consumía mucha comida rápida y procesada, y cuando me enfermaba, buscaba en Google para averiguar qué hacer, o iba al médico. Para el diagnóstico de mi problema, esperaba que los médicos usaran un termómetro para medir mi temperatura, que me pincharan con agujas estériles para un análisis de sangre y, en algunos casos, que me examinaran con radiación electromagnética o que me pidieran una muestra de orina. Basándose en los resultados, esperaba la prescripción de una píldora o una inyección para recuperarme, o en casos extremos, cirugía. Suponía que me darían la que sería la mejor solución según las últimas investigaciones. Siendo ésta mi forma de pensar, no podía entender cómo el Dr. Naram podía ser tan preciso para diagnosticar y ayudar eficazmente a las personas con lo que él llama las "seis claves secretas para una sanación más profunda".

Aun después de conocer al Dr. Naram y de ver el impacto que su trabajo tenía en sus pacientes, tenía mis dudas y me costaba entender lo que yo había visto. Con la curiosidad de un investigador universitario, mezclada con una dosis saludable de escepticismo occidental, invertí tiempo visitando las clínicas, cuestionando al Dr. Naram y a aquellos a los que él ayudaba. Aun al escribir estas palabras me doy cuenta que la historia es una que ni yo mismo creería si no la hubiera vivido.

El viaje me llevó desde el hotel de lujo Lowes en Hollywood, California, a la mejor pizzería de Italia; desde la devastada Zona Cero de Nueva York a los barrios bajos de Mumbai, en la India; y desde mi investigación en la limpia y ordenada Universidad de Joensuu, Finlandia, a paseos en helicóptero visitando fogatas y templos escondidos en áreas remotas de las montañas del Himalaya. Hasta ahora he visitado con el Dr. Naram más de cien ciudades en veintiún países durante los últimos diez años.

Mucho más sorprendente que los lugares fueron las miles de personas que vinieron a ver al Dr. Naram; desde oficiales de policía, sacerdotes y mafiosos hasta monjas, estrellas de cine y prostitutas. Vi a mujeres que venían vestidas con saris, burkas y bikinis; hombres con atuendos de trabajo o túnicas religiosas, e incluso ¡un par de swamis desnudos! Llegaron millonarios con trajes oscuros bien planchados, titanes de los negocios, la política y los medios de comunicación; y niños de la calle con ropa sucia y arrugada. La gente trajo a sus hijos, a sus vecinos y a sus animales. Con el Dr. Naram, conocí al poderoso Tyaginath, un maestro Aghori de 115 años, al que visité varias veces con el Dr. Naram. Vimos rimpochés y lamas vestidos de azafrán en sus templos dorados; yoguis o swamis vestidos de naranja, adorados por millones en los ashrams de los grandes ríos; y maestros tántricos Aghori de negro, fuera de las piras funerarias en llamas. Fui testigo de los problemas de cada uno y observé cómo el Dr. Naram, vestido de un blanco impecable, ayudó a todos.

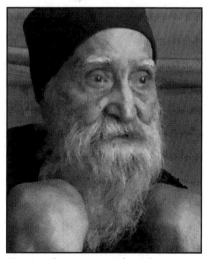

En las clínicas, grabé vídeos y documenté cientos de casos de los pacientes con su permiso, tomé fotos (algunas de las cuales aparecen en este libro) y pedí ver copias de los informes médicos y otras evidencias de sus experiencias.

Tyaginath, maestro Aghori de 115 años de edad.

Me imagino que puedes identificarte al menos con alguno de sus problemas (como ansiedad, indigestión, alta presión sanguínea, infertilidad, aumento de peso, pérdida de cabello y autismo). A menudo hablaba con la gente antes de que conocieran al Dr. Naram, luego nuevamente años más tarde, presenciando toda la trayectoria de su transformación.

También grabé muchas de mis innumerables conversaciones con el Dr. Naram, las cuales revelan secretos transmitidos por maestros durante siglos. Para mi sorpresa, descubrí que muchos remedios que pueden cambiar tu vida pueden encontrarse en nuestros propios hogares y cocinas, si sabemos cómo prepararlos.

Alimentado por el amor a mi padre, *Secretos ancestrales de un maestro sanador* recoge mi viaje como un escéptico occidental de esta antigua ciencia curativa hacia... bueno, ya lo verás cuando lo leas. El tiempo que pasé con el Dr. Naram me desafió a mí y a mis creencias sobre la salud y la vida de una manera que ninguna otra cosa más ha conseguido hacerlo. Este libro captura el primer año de ese viaje. Trágicamente, el Dr. Naram falleció el 19 de febrero del 2020, solo unos meses antes de la publicación de este libro. Como resultado, ahora es más importante que nunca difundir esta sabiduría.

Mientras compartía estos preciosos secretos con otros, me sorprendió que pocos supieran que existe una ciencia de la sanación tan antigua. Entonces, ¿por qué has sido guiado a este libro? Puede que no fueras consciente que una sanación tan profunda como ésta fuera una posibilidad a la que pudieras acceder. Estoy emocionado por la manera en la que conocer eso ahora puede cambiar totalmente tu vida y la de tus seres queridos y, quizás, mostrarte que las posibilidades son mayores de lo que nunca imaginaste.

Clint G. Rogers, PhD
Mumbai, India
Marzo, 2020

CAPÍTULO I

Secretos Ancestrales Sanadores que Pueden Salvar tu Vida

"Las mejores cosas de la vida suceden inesperadamente.
Las mejores aventuras nunca fueron planeadas como
resultaron ser. Libérate de las expectativas. Lo mejor vendrá
cuando y de quien menos lo esperes".

– Anónimo

Mumbai, India

Amar profundamente es una fuerza que puede elevarte a alturas celestiales, y a veces, puede ponerte en un camino que te lleve a las garras del infierno.

Reshma estaba rezando por cualquier solución para salvar a su única hija, quien se encontraba en una situación que amenazaba su vida, debido a las complicaciones de los tratamientos de la Leucemia. "No hay esperanza", le dijeron los médicos del hospital de Mumbai. "Nunca hemos visto a nadie que lo supere en una condición tan severa. Es hora de dejarla ir". ¿Qué puedes hacer cuando alguien a quien amas profundamente está a punto de morir, y quieres ayudarle desesperadamente pero no sabes cómo? ¿Y cómo te sentirías si las cosas que has tratado de hacer para ayudar sólo empeoran la situación?

¿Guiado por Inspiración o Desesperación?

Estaba en Mumbai, India, visitando la clínica del Dr. Naram, de quien me habían dicho que era un sanador de renombre mundial. Fue una serie de circunstancias improbables las que me llevaron allí, las cuales compartiré más tarde. Por ahora diré, simplemente, que estar en la India suponía asimilar muchas cosas y que la actividad que giraba alrededor del Dr. Naram era confusa. En uno de mis últimos días en la clínica, le pregunté por qué la gente volaba desde todo el mundo sólo para verlo durante cinco minutos. ¿Cómo le conocían?

El Dr. Naram sonrió y me invitó al estudio para verlo mientras grababa un programa de televisión sobre la sanación antigua que se emitió en 169 países. Por curiosidad, decidí ir.

Aunque durante la grabación el Dr. Naram hablaba mayormente en Hindi, el proceso del rodaje me fascinó. Nunca antes había estado detrás de las cámaras de un programa de televisión y me sorprendió la cantidad de esfuerzo puesto en cada detalle. Llevó unos cuarenta minutos conseguir la iluminación justo antes de que el director dijera finalmente, "¡Listos, silencio, acción!".

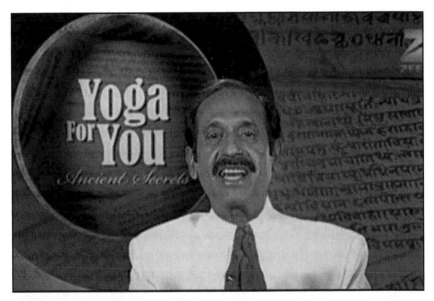

El Dr. Naram mientras es grabado para un programa de TV transmitido por ZeeTV en 169 países.

Hubo un momento de silencio. Luego el Dr. Naram comenzó a hablarle a la cámara como si le hablara a su mejor amigo. Todo el mundo se quedó paralizado por su presencia y su voz. Como costó tanto tiempo llegar a este punto, me comencé a sentir molesto cuando escuché un rumor de voces en la habitación. Una mujer vestida con un chal verde entró en el estudio hablando en voz alta y perturbadora, totalmente ajena al silencio de la habitación que la rodeaba.

El director también estaba irritado. Pero el Dr. Naram, al ver a la mujer, pidió que se dejara de grabar. Se acercó y escuchó pacientemente mientras ella le suplicaba: "Dr. Naram, le necesito. Por favor, por favor, salve la vida de mi hija. Está a punto de morir. Se lo ruego". Mientras ella rompía en lágrimas, mi corazón se ablandó.

"Veo su programa de televisión todas las mañanas en Bangladesh", dijo, "donde ayuda a tanta gente. Usamos los remedios caseros que comparte cada vez que nos enfermamos, y funcionan. Encontré la dirección de este estudio de televisión, me subí a un taxi y vine aquí para que pueda salvar a mi hija".

El nombre de la mujer era Reshma. Había viajado más de mil seiscientos kilómetros con su hija de once años, Rabbat (se pronuncia *Rah-baht*), desde Bangladesh a Mumbai, a uno de los mejores hospitales oncológicos del mundo. Rabbat tenía Leucemia y, tras llegar al hospital, fue víctima de una terrible infección pulmonar, uno de los posibles efectos secundarios de sus tratamientos. Reshma describió cómo, tan pronto como la infección se apoderó de su cuerpo, la antes sonriente y juguetona Rabbat, rápidamente cayó en coma. Durante once días, Rabbat permaneció inconsciente, 100% dependiente de un ventilador. A pesar de contar con el equipo médico más caro, los mejores médicos del hospital se vieron obligados a reducir las posibilidades de supervivencia de Rabbat a casi cero y animaron a Reshma a retirarle el soporte vital.

Reshma agotó todos los recursos financieros de su esposo y su familia, contrayendo serias deudas tratando de salvar a su hija. Incluso si hubiese tenido los mil dólares diarios que costaba mantener a su hija con vida en la UCI (Unidad de Cuidados Intensivos), los cuales no tenía, se le estaba acabando el tiempo. Cuanto más tiempo Rabbat

"¡No importa cuán grande sea el problema o la dificultad, nunca pierdas la esperanza!".
– Baba Ramdas (Maestro del Dr. Naram)

pasaba sin mostrar signos de mejoría, más enfáticamente los médicos instaban a Reshma a terminar con su soporte vital.

Como cualquier madre devota, Reshma buscaba frenéticamente cualquier cosa o persona que pudiera ayudar. La presión de quitar el soporte de vida aumentaba cuando una pequeña chispa de esperanza se encendió en su interior, y Reshma recordó de repente que el Dr. Naram vivía en Mumbai. La desesperación de Reshma y su intuición de madre la llevaron a donde el Dr. Naram estaba grabando, sólo doce horas antes de que él volviera a salir del país otra vez. El Dr. Naram viajaba tan a menudo que rara vez estaba en la India, y mucho menos en el estudio de grabación, así que Reshma lo interpretó como una señal de Dios.

"Debe estar aquí por una razón", dijo Reshma. "Alá [Dios] me guió hasta usted. ¡Es mi única esperanza!".

Eso parecía mucha presión para ponerle a alguien, y observé de cerca como el Dr. Naram respondía.

Tocó suavemente a Reshma en el brazo y dijo, "mi maestro me enseñó que no importa cuán grande sea el problema o la dificultad, ¡nunca hay que perder la esperanza!".

Aunque pronto dejaría el país, prometió enviar al día siguiente al hospital a uno de sus mejores estudiantes, el Dr. Giovanni Brincivalli, para ver a su hija. Entonces, volviéndose hacia mí, dijo: "Clint, ¿por qué no acompañas al Dr. Giovanni? Puede ser que aprendas algo valioso".

No planeaba pasar uno de mis últimos días en la India yendo a un hospital, pero fui de todos modos. Esa decisión terminó siendo muy importante.

La Distancia entre la Vida y la Muerte

Al día siguiente Reshma nos saludó con ansiedad al Dr. Giovanni y a mí a la entrada del hospital. Tenía el pelo largo y oscuro, recogido con un lazo detrás de su cabeza, y llevaba un chal verde envuelto alrededor de su cuerpo. Sin perder tiempo, nos llevó rápidamente a la UCI, donde su hija, Rabbat, estaba en coma. Como en las unidades de cuidados intensivos de otros hospitales, era estéril y triste. Cuatro camas ocupaban esa habitación, cada una con una persona en coma. Una pesadez flotaba en el aire y esperaba no tener que quedarme mucho tiempo. Los miembros de la familia se mantuvieron en un silencio tenue. Sus susurros y lágrimas, que caían silenciosamente, penetraban a través del incesante pitido de las máquinas y los monitores. La atmósfera sombría me recordaba a una visita a una morgue, y me sorprendió la probabilidad de que esas familias, incluyendo la de Reshma, pudieran pronto estar junto a un ataúd o una pira funeraria en llamas envolviendo a sus seres queridos.

El Dr. Giovanni se acercó a la cama de Rabbat, vestido con pantalones blancos y una camisa blanca de botones. Tenía el pelo canoso, moteado y una disposición gentil. Mientras tomaba el pulso de Rabbat, sus ojos compasivos, normalmente acompañados de una amplia y alegre sonrisa, ahora se habían oscurecido por la preocupación.

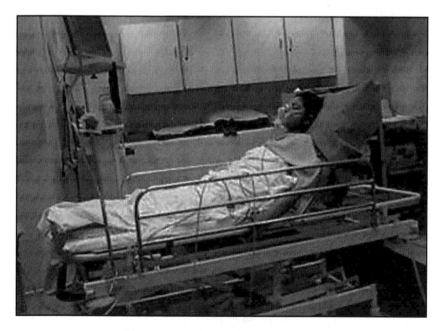

Rabbat, en coma, fotografiada por su madre.

Me quedé junto a Reshma al pie de la cama de su hija. "No hace mucho tiempo la contemplaba mientras jugaba a saltar a la cuerda, sonriendo y comiendo helado en nuestro jardín", me dijo mientras mirábamos el frágil cuerpecito de su hija envuelto en un lecho de mantas. Rabbat apenas respiraba. Sus ojos se movieron mientras se mantenían cerrados con pequeñas tiras de cinta. Su joven cara y su cuerpo estaban hinchados e inflamados con el señuelo de la muerte. Tenía una aguja en la muñeca conectada a una vía intravenosa. Los tubos que sobresalían de su nariz y boca le ayudaban a respirar, mientras que los cables eléctricos, conectados a su pecho y cabeza, monitoreaban sus signos vitales.

"¿Qué quieres?"
(Pregunta clave que el Dr. Naram hacía a todo el mundo)

Sin saber qué decir mientras mirábamos a su hija inconsciente, pensé en la pregunta que el Dr. Naram me hizo cuando nos conocimos, la misma pregunta que hace a todo el mundo. Así que se la hice a Reshma, "¿Qué quieres?".

Con lágrimas cayendo por sus mejillas, me miró directamente, respondiendo en un inglés quebrado, "todo lo que quiero es que mi pequeña abra los ojos y que me diga 'mami' de nuevo". La voz de Reshma temblaba mientras hablaba.

La magnitud y el dolor de su súplica me oprimieron el corazón, ya que no sabía cómo podría hacerse realidad.

Mirando alrededor observé la alta tecnología y el moderno hospital, y pensé, que si alguien podía salvar a su hija, ¿no debería ser éste el lugar? Este centro médico estaba a la altura de cualquiera de los que había visto en Estados Unidos y Europa. Era uno de los mejores hospitales para el tratamiento del cáncer, y el médico de Rabbat era un renombrado especialista en esta enfermedad. Como una de las máximas autoridades en su campo, no sólo en la India y el resto de Asia, sino en el mundo; si él no encontraba una solución, parecía muy obvio que probablemente no la hubiera en ningún otro sitio.

¿Fue arrogante el Dr. Naram al pensar que sus antiguos métodos de sanación podían desafiar la probabilidad cuando los mejores expertos no podían? O tal vez el Dr. Naram sabía que no había nada que se pudiera hacer, así que evitó venir y envió a su estudiante en su lugar. De ser así, ¿por qué no pudo ser honesto con Reshma y decirle que no tenía una solución? ¿Por qué darle falsas esperanzas enviando al Dr. Giovanni? Me preocupaba que las esperanzas de Reshma estuvieran equivocadas, que al poner su fe en los antiguos métodos de sanación del Dr. Naram, se estuviera preparando para un desenlace inevitable.

Estar de pie junto a Reshma mirando con desesperación a su hija fue un golpe de realidad. Empecé a sentir y entender aún más la presión y el trauma que Reshma estaba experimentando. Había sacrificado todo, dejando atrás a su marido y a sus dos hijos pequeños en Bangladesh, tratando de buscar el mejor tratamiento para su única hija. Tenía la esperanza de que todo había valido la pena cuando Rabbat mostró signos de mejoría, hasta ese desdichado día en el que una infección de hongos invadió repentinamente todo el cuerpo de su hija. "Un día Rabbat comenzó a tocarse la garganta", explicó Reshma en voz baja, "diciendo que sentía que alguien la estaba asfixiando. Fue poco después de eso cuando entró en coma". La triste realidad era que los efectos secundarios de los tratamientos por los cuales se habían endeudado, ahora amenazaban la vida de Rabbat más que el propio cáncer. La enfermera le dijo a Reshma que si se le quitaban los tubos de oxígeno de la boca, probablemente sólo sobreviviría unos minutos.

El amor de Reshma por su hija era tan vasto y poderoso como el océano, pero esta situación era como aspirar al cielo y estrellarse contra el suelo. Mirando a su hija, Reshma se enfrentaba a preguntas muy duras. ¿Era éste el resultado final de todas sus oraciones, dinero y lágrimas? ¿Tenía que ser ella la que tomara la terrible decisión de terminar con la vida de su hija? ¿Cómo era posible? Era una decisión que nadie debería tener que afrontar, era el terror más profundo de una madre.

Ser testigo de la desesperación de Reshma desencadenó emociones que habían estado enterradas dentro de mí durante mucho tiempo. Tenía ocho años y estaba visitando a mi hermana en el hospital, no mucho antes de su inesperada muerte. De niño, vi a mi hermana sufrir y me sentí impotente por no poder hacer algo al respecto. Sorprendido por este recuerdo, mientras Reshma estaba a mi lado llorando en silencio, sentí que se me llenaban los ojos de lágrimas.

En ese momento, me impresionó lo frágil que es la vida; la distancia entre la vida y la muerte para cualquiera de nosotros podría estar a sólo una o dos respiraciones. Me hice consciente del aire que inhalaba y luego exhalaba de mis pulmones.

Cada respiración, entendí, es un regalo.

Mi tristeza se convirtió en una incomodidad consciente. En ese momento sentí que quizás había sido un error venir a la India, especialmente mientras estaba de pie contemplando a esta niña luchar por cada aliento que le quedaba, sin saber si el Dr. Naram o sus antiguos métodos le ayudarían.

Perplejo por la decisión de Reshma de contactar al Dr. Naram, y tratando de superar mi incomodidad, dirigí mi atención al Dr. Giovanni.

Lágrimas y Cebollas

Vi al Dr. Giovanni tomarle el pulso a Rabbat y llamar al Dr. Naram para hablar sobre la situación. El Dr. Giovanni se graduó en la más antigua y respetada escuela de medicina de Europa antes de formarse con el Dr. Naram durante más de diecisiete años. Al conocerle por primera vez, me pregunté por qué este médico formado en tan prestigiosa escuela estaría interesado en estudiar estos antiguos métodos de sanación, y sobre todo durante tanto tiempo. A pesar de su experiencia en medicina occidental y oriental, me pregunté cómo el Dr. Giovanni evaluaría este pronóstico aparentemente inevitable.

En la clínica, vi al Dr. Naram y al Dr. Giovanni prescribir fórmulas de hierbas o remedios caseros. Aunque la gente me dijo que estos les ayudaban a curarse, sospechaba que era el efecto placebo más que cualquier otra cosa. Tal vez sus pacientes *creían* que el Dr. Naram podía ayudarles y sus creencias crearon el resultado positivo de sentirse mejor. ¿Pero cómo podía el efecto placebo afectar a Rabbat, que estaba inconsciente? Ella no podía tan solo *creer* que algo le ayudaría. La fe es la fe, pero los hechos son los hechos. Esta niña estaba en coma. En todo caso, no podía comer nada, lo que hacía imposible ingerir remedios caseros o suplementos de hierbas. ¿Cómo se le podría administrar un remedio natural?

Escuché atentamente cuando el Dr. Giovanni comenzó a hablar. "El Dr. Naram dice que hay cosas que debemos hacer inmediatamente". En lugar de sugerir una combinación de enfoques modernos o antiguos, occidentales u orientales, el Dr. Giovanni se centró exclusivamente en los antiguos métodos de sanación.

Primero, sacó comprimidos de hierbas de su bolsa que Reshma trituró para él, las mezcló con *ghee* (una mantequilla clarificada, creada al retirar todos los sólidos de la leche), y aplicó esta mezcla sobre el ombligo de Rabbat. El Dr. Giovanni explicó que "en los casos en los que la persona no puede comer, esta área del cuerpo actúa como una segunda boca, este método había sido utilizado en la antigüedad para ayudar a absorber los nutrientes necesarios para el cuerpo".

Este enfoque parecía extraño, pero como los médicos del hospital ya habían hecho todo lo posible y no había nada que perder, nadie lo detuvo.

A continuación, el Dr. Giovanni enseñó a Reshma dónde y con qué frecuencia presionar puntos específicos en la mano, el brazo y la cabeza de su hija. "De acuerdo con el linaje del Dr. Naram, este instrumento de sanación tan profundo se llama *"marmaa shakti"*, el Dr. Giovanni le dijo a Reshma. Lo más peculiar fue verle a él, un respetado Dr. europeo, participar de estas extrañas actividades con tanta confianza. Y lo que hizo después fue totalmente inusual.

"Necesitamos una cebolla", dijo, "y un poco de leche". Alguien le trajo una cebolla de la cocina, que puso en la mesa junto a la cara de Rabbat. Mientras la cortaba en seis trozos, parecía que los vapores de la cebolla hacían que sus ojos parpadearan y se humedecieran un poco. El Dr. Giovanni puso los trozos en un cuenco y los colocó en una mesa a la izquierda de la cabeza de Rabbat. Luego hizo que Reshma vertiera la leche en un segundo tazón y la colocó en el lado derecho de la cabeza de su hija.

"No debes hacer nada con los tazones", explicó. "Simplemente déjalos aquí mientras Rabbat duerme".

Era surrealista. Estábamos rodeados por el más caro y moderno equipo médico, cortando una cebolla y vertiendo leche en un tazón. No dije nada, pero pensé, "¿en serio?". No participé, pero observé desde un lado de la habitación, sin querer involucrarme con un enfoque tan extraño y supersticioso. No podía imaginar cómo cualquiera de las cosas que el Dr. Giovanni había hecho podría cambiar la situación. Reshma, al menos, parecía agradecida de tener algo que hacer además de ver a su hija aferrarse a la vida.

Como no había posibilidad de que Rabbat resultara herida, el personal del hospital no detuvo a Reshma y al Dr. Giovanni, pero la expresión en sus caras reflejaba mi propia duda de que algo bueno fuera a salir de ello.

Cuando el Dr. Giovanni y yo salimos del hospital esa tarde, no creí que volveríamos a ver a Rabbat a menos que nos invitaran a su funeral. Mientras nuestro conductor se abría paso lentamente a través de un atasco en Mumbai, entre el sonido de las bocinas, una tristeza silenciosa me envolvió. Ese sentimiento era demasiado familiar, un telón de fondo de mi vida, más allá de la experiencia de este día. Los recuerdos me inundaron. La mayoría de la gente diría que parecía feliz y exitoso desde una temprana edad, pero en el fondo me sentía diferente. Acarreaba una soledad melancólica y penetrante de la que raramente hablaba, incluso con los más cercanos a mí. En lugar de eso, buscaba distraerme de ella.

No me preocupa mi propia muerte, pero el miedo a perder a alguien que amo ha evocado en mí emociones especialmente delicadas desde que mi hermana Denise murió cuando yo era un niño pequeño. Y lo que lo hizo aún más desolador fue que, después de varios intentos, se quitó la vida.

Recuerdo esa noche saliendo a trompicones de la habitación oscura donde estaba viendo la televisión, sacudido en un instante del mundo de fantasía de una comedia familiar televisiva a la cruda realidad de mi propia familia. Caminé hacia la sala de estar, confundido por las luces intermitentes del vehículo de emergencia que estaba afuera. Mi padre me llevó a una habitación lateral donde mis otros hermanos y hermanas estaban acurrucados, llorando. Entre lágrimas, dijo que mi hermana se había ido. Se había suicidado.

Aunque sólo tenía ocho años, me hice las mismas preguntas una y otra vez. *¿Cómo es que nada de lo que hicieron los médicos o mis padres funcionó? ¿Qué podría haber hecho para ayudarla? ¿Había algo más que pudiera haber dicho o hecho para cambiar la situación?* El psicólogo que se reunió con mi familia me dijo que no debía sentirme culpable, pero no podía evitarlo.

En los años siguientes, las preguntas que tenía de niño se transformaron en un fuerte deseo de saber de qué se trata la vida. *¿Por qué vale la pena vivir? ¿Estoy lo suficientemente presente para la gente que amo? ¿Paso el tiempo que tengo haciendo cosas que realmente importan? ¿Estoy viviendo mi vida de una manera que valga la pena?*

Estar en el hospital con Reshma y Rabbat despertó todas esas preguntas y emociones dentro de mí. Una vez más, reflexioné sobre lo corta y preciosa que es la vida.

✿

Lo Inimaginable

Al día siguiente Reshma llamó con una noticia sorprendente. La dependencia de Rabbat del respirador se había reducido del 100 al 50 por ciento. ¡Estaba respirando más por su cuenta! Aunque seguía en coma y sus signos vitales seguían siendo críticos, su condición se estaba estabilizando. El Dr. Giovanni parecía optimista, pero yo seguía dudando de que fuera algo más que un alivio momentáneo para una madre desesperada por encontrar señales de esperanza.

Tres días después de nuestra visita al hospital, Reshma llamó de nuevo. "¡Está despierta!".

"¿Qué?", preguntó el Dr. Giovanni, sorprendido.

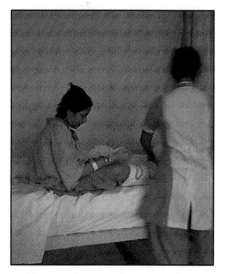

Rabbat siendo atendida por la enfermera poco después de despertar del coma.

"¡Está despierta!" Reshma exclamó. "¡Rabbat, mi niña, ha abierto los ojos!". Con voz temblorosa y énfasis en cada palabra, exclamó: "¡Me miró a los ojos y me llamó mami!". La voz de Reshma dio paso al sonido de un llanto calmado y agradecido. Me sorprendió. Mi cerebro estaba revuelto. ¿Podría ser cierto?

El Dr. Giovanni y yo nos dirigimos de vuelta al hospital. Tenía más comprimidos de hierbas para ella, ahora que podía tomarlas. Incluso mientras conducíamos, me pesa admitir que cuestionaba si Rabbat estaría aún fuera del coma cuando llegáramos. ¿Quizás abrir los ojos fue una casualidad momentánea?

¡Mis dudas desaparecieron en el momento en que entramos por la puerta de su habitación en el hospital y vimos a esa preciosa niña, ahora despierta, sentada en la cama!

Mientras el Dr. Giovanni le tomaba el pulso, Rabbat miraba la cantidad de anillos en sus dedos. Pensando que podría ser supersticioso, le preguntó: "¿Tiene miedo del futuro?". Nos reímos con sorpresa de lo alerta y consciente que estaba. Me impresionó su fuerte voz, y que hablaba mejor inglés que su madre. Sus ojos brillaban con vida y asombro.

Grabé esa reunión con mi cámara de video. "Tienes buen aspecto", le dije.

"No como antes, en casa", dijo. "Si me hubieras visto antes, esta Rabbat y aquella no se parecen".

"Bueno, definitivamente estás mejor que la última vez que te vi", dije suavemente.

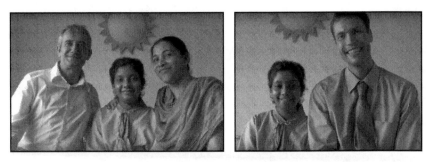

El Dr. Giovanni y yo con Reshma y Rabbat en el hospital,
después de que ella saliera del coma.

Ella sonrió.

"¿Cómo empezó esto?", pregunté.

Rabbat contó la historia de cómo el dolor comenzó un día y cómo no entendía por qué había empeorado. Compartió sus últimos recuerdos antes de entrar en coma, y sus primeros pensamientos al salir. Reshma le contó a Rabbat quién le había ayudado, y así, además de agradecer al Dr. Giovanni, dijo: "Todas las gracias del mundo al 'Tío Naram'. Es una persona tan milagrosa por haberme salvado la vida".

"¿Es el Dr. Naram tu tío?", pregunté confundido.

Ella se rió. "No, pero en mi cultura, llamamos a los hombres mayores 'tío' y a las mujeres mayores 'tía' como señal de afecto y respeto".

Sonreí ante su respuesta, pero estaba completamente desconcertado por lo que vi. ¡Estaba en coma! ¿Cómo podría haber ayudado el presionar puntos en su cuerpo o poner cebolla y leche al lado de su cabeza? ¿Estaba este resultado relacionado con lo que hizo el Dr. Giovanni, o se despertó por algún otro factor no relacionado?

Si la rápida recuperación de Rabbat no era ya suficiente para asimilar, la parte más impactante no sólo fue *su* recuperación. Fue lo que vimos que les ocurrió a los otros pacientes en coma que estaban en la misma sala de la UCI.

✿

Sanación Contagiosa

Mucha gente que entra por las puertas de la UCI no sale con vida. El destino quiso que la hermana de la enfermera a cargo de los cuidados de Rabbat también estuviera en coma en la cama de enfrente. Llegó al hospital con un grave problema hepático que los médicos no podían curar. A medida que las toxinas se acumulaban en su cuerpo, ella entró rápidamente en la inconsciencia.

Como en el caso de Rabbat, los médicos le dijeron a la enfermera que no había esperanza para su hermana. Viendo la notable recuperación de Rabbat, ella le preguntó a Reshma qué hizo para que eso sucediera. Reshma se lo dijo a la enfermera, y ella procedió a seguir exactamente el mismo procedimiento para su hermana.

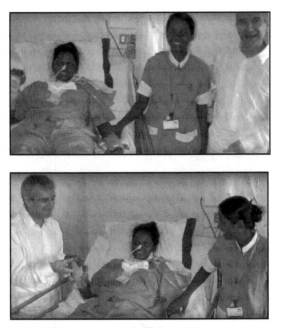

*Arriba: El Dr. Giovanni, la enfermera, y su hermana,
al día siguiente de salir del coma.
Abajo: El Dr. Giovanni demostrando un punto marmaa
para la enfermera y su hermana.*

Cuando terminamos de visitar a Reshma y Rabbat, la enfermera nos llevó al Dr. Giovanni y a mí a ver a su hermana. Sus ojos, que días antes habían estado cerrados, lo que parecía iba a ser la última vez, estaban ahora abiertos y ella estaba totalmente alerta. Sonrió en cuanto nos vio.

"Llevó un poco de tiempo usar los métodos ancestrales", dijo la enfermera. "Los cambios vinieron lentamente al principio, hasta que finalmente, despertó. ¡Y ahora puede ver por sí mismo el increíble resultado!" dijo con euforia y gratitud.

La enfermera me dijo que las familias de otros pacientes también empezaron a implementar los métodos ancestrales de sanación. De los cuatro pacientes en coma en esa habitación, tres estaban conscientes y ya no estaban en la UCI, y uno ya se había ido a casa. Habló de su asombro de que estos métodos ancestrales ofrecieran una sanación tan profunda, incluso en casos en los que los médicos ya se habían rendido.

Mi diario de notas

3 secretos ancestrales de sanación para ayudar a alguien en coma*

1) Remedios a base de hierbas – primero se mezclan hierbas con ghee en una pasta y se aplica en el ombligo (por ejemplo, las fórmulas de hierbas que el Dr. Giovanni usó para Rabbat fueron los comprimidos que el Dr. Naram creó para ayudar al funcionamiento saludable del cerebro y los pulmones*; más tarde, para la hermana de la enfermera, añadió una para el hígado*).

2) Marmaa Shakti – Aquí están los puntos de marmaa shakti que el Dr. Giovanni enseñó a Reshma a presionar en Rabbat. Ella presionó este conjunto de puntos diligentemente de 15 a 21 veces al día, mientras decía el nombre de Rabbat y palabras amorosas.

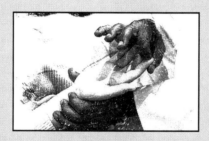

a) En la mano derecha, en la parte superior del dedo índice, presiona y suelta 6 veces.

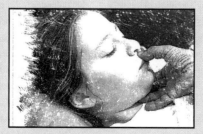

b) En la zona justo debajo de la nariz y encima del labio superior, presiona y suelta 6 veces.

c) Apretar la cabeza suavemente 6 veces poniendo una palma en la frente, la otra en el dorso de la cabeza, doblando hasta que se toquen todos los dedos y apretar el cuero cabelludo.

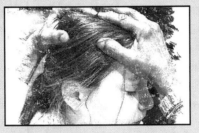

d) En algunos casos, pueden añadirse puntos adicionales.

3) Remedio casero – Cortar una cebolla fresca y cruda en 6 trozos y ponerla en un tazón a la izquierda de la cabeza; verter la leche en otro tazón y ponerlo a la derecha de la cabeza. Dejar los tazones allí mientras la persona está inconsciente. (Dos secretos más para ayudar a alguien en coma se revelarán más adelante en este libro).

*La información (incluyendo los ingredientes clave) de cualquier fórmula y comprimidos herbales mencionadas en este libro están listadas en un cuadro en el apéndice. Material complementario: para "conocer" a Reshma, Rabbat, su enfermera y el Dr. Giovanni en el video que capturé, y para que entiendas este método más profundamente, por favor visita el sitio de suscripción gratuita (www.MyAncientSecrets.com/Belong).

*Aviso médico importante: este libro es sólo para fines educativos. La información que se encuentra en este libro y en línea no está destinada a ser utilizada, ni debe ser utilizada, para diagnosticar o tratar cualquier condición médica o emocional. A partir de la publicación de este libro, estos antiguos remedios secretos no han sido aprobados o desaprobados en ningún estudio médico occidental que yo conozca, incluyendo ensayos clínicos. Están basados en antiguas enseñanzas para el bienestar general. Al leer, por favor recuerde que el autor no dispensa consejo médico o prescribe el uso de ninguna técnica como una forma de tratamiento para problemas médicos sin el consejo de un buen médico. Por favor, consulte con un proveedor de atención médica para el tratamiento médico. Además, los casos registrados en este libro son notables, y es importante recordar que los resultados pueden variar para cada persona, dependiendo de muchos factores, y pueden no ser típicos. En el caso de que usted utilice cualquier información de este libro para usted mismo, lo cual es su derecho, el autor y el editor no asumen ninguna responsabilidad por sus acciones. Usted es responsable de sus propias acciones y sus resultados. Infórmese completamente, para que pueda tomar las mejores decisiones para alinearse con los resultados que desea.

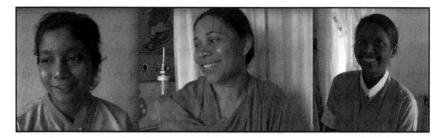

Capturas de pantalla del video que tomé de Rabbat, su madre Reshma, y la enfermera feliz.

Salí del hospital asombrado, pensando si la gente en Estados Unidos me creería cuando les dijera lo que había visto. ¡Sentí que podrían pensar que había estado fumando algo en la India! Me alegré de haber traído mi cámara de vídeo y mi diario para registrar lo que había presenciado.

Me pregunté, *¿Cómo estos métodos antiguos han creado una curación tan profunda?* Si estos métodos eran tan efectivos incluso en casos extremos de vida y muerte, ¿por qué no había más gente que los conociera? ¿Y si mi familia hubiera sabido de esto cuando mi hermana necesitó ayuda? ¿Podría haberle salvado la vida? ¿Por qué cebollas y leche? ¿Cómo pudo funcionar eso? ¿Funciona en todos los casos? ¿De dónde vinieron estos "secretos ancestrales" y cómo los aprendió el Dr. Naram? Y, sobre todo, ¿por qué estaba *yo* siendo testigo de todo esto?

❋

Podría ser útil ahora compartir cómo conocí al Dr. Naram. Fue mientras estaba visitando California en octubre del 2009. En ese momento, no tenía ningún interés en la "sanación alternativa" y ningún deseo de viajar a la India. Estaba preocupado por algo mucho más importante para mí: tratar de impresionar a una chica que acababa de conocer.

Tu diario de notas (del capítulo 1)

Para profundizar y ampliar los beneficios que experimentarás al leer este libro, tómate unos minutos ahora y responde las siguientes preguntas importantes para ti mismo:

¿A quién amas?

_____

_____

_____

_____

¿Qué quieres? (¿Para ti? ¿Y para los que amas?)

_____

_____

_____

_____

¿Qué otras percepciones y preguntas te han surgido o de qué te has dado cuenta mientras leías este capítulo?

_____

_____

_____

_____

CAPÍTULO 2

❦

Una Cosa muy Importante que el 95% de las Personas no Saben sobre sí Mismas

"Si quieres hacer reír a Dios, cuéntale tus planes".

– Woody Allen

Los Angeles, California (unos meses antes)

¿Has conocido alguna vez a alguien que terminó cambiando tu vida por completo, y no te diste cuenta de ello hasta mucho más tarde?

En el otoño del 2009, estaba trabajando en Finlandia como investigador universitario. En mi tiempo libre, era voluntario en una organización con sede en San Francisco llamada Wisdom of the World (Sabiduría del Mundo). El proyecto, *10 Días para impactar a 10 Millones,* trabajaba para difundir mensajes inspiradores durante las vacaciones con el propósito de contribuir a disminuir la depresión y el suicidio. Para captar la atención, creamos una serie de entrevistas con personajes famosos, que utilizábamos cada día para promover el evento.

Una de mis responsabilidades era contactar y ayudar a entrevistar a las celebridades. Después de revisar la lista que habíamos recopilado de estrellas, atletas y otros posibles entrevistados, mi hermano Gerald me dijo que necesitaba reunirme con Gail Kingsbury. Aparentemente, estaba coordinando un evento en un hotel de lujo en Hollywood. Dijo que asistirían muchos famosos, y que la única forma de entrar era si me ofrecía como voluntario. Así que eso fue lo que hice.

Vestido con una camisa roja de manga corta y jeans oscuros, me sentí fuera de lugar en el hotel de lujo, pero me sentí cómodo de inmediato con Gail. Ella era una eficiente organizadora de eventos pero también una persona con un gran corazón. Durante un descanso de nuestras actividades, mientras estaba de pie en el pasillo, le dije que mi motivación principal en el voluntariado era conocerla y pedirle ayuda. Nuestro proyecto la conmovió y ella dijo que ayudaría. Cuando le entregué nuestra lista de las diversas estrellas de cine, celebridades deportivas y músicos que planeábamos ver, ella la miró y luego hizo una larga pausa. "Me siento alineada con el objetivo de tu proyecto y siento que la mayoría de la gente de la lista no es realmente lo que buscas. Muchas de ellas no son quienes parecen ser y puede que no coincidan con tu mensaje", dijo, haciendo otra breve pausa. "¿Sabes a quién sugeriría?".

"¿A quién?".

"Deberías entrevistar al Dr. Naram".

"¿Quién es?".

"Es un maestro sanador de la India, entre cuyos pacientes se encuentran personas como la Madre Teresa y el Dalai Lama. Y hoy día tiene una clínica en este mismo hotel".

¿Un maestro sanador? Eso no era lo que teníamos en mente. Estaba a punto de preguntarle si consideraría presentarme a alguien más.

Justo entonces los ojos de Gail se enfocaron en alguien detrás de mí. "¡Asombroso! Aquí está", dijo ella.

Me di la vuelta para ver a un hombre hindú con un traje blanco muy único y a una mujer con una chaqueta larga, adornada y de un aspecto étnico caminando en nuestra dirección. Sonreí hacia dentro, pensando que no era el único que parecía fuera de lugar.

"Dr. Naram, este es Clint", dijo Gail cuando se acercaron a nosotros. "Dr. Naram, tienes que conocer el proyecto que Clint está realizando con Wisdom of the World (Sabiduría del Mundo). Si tienes tiempo, tal vez puedas concederle una entrevista".

El Dr. Naram se giró y me miró. Medía como un metro y medio, unos 30 centímetros más bajo que yo. Llevaba un traje blanco estilo Nehru y tenía el pelo negro azabache, con sólo una brizna de canas en el frente y un bigote bien cortado. Tenía un aspecto juvenil, pero lo que me llamó la atención fueron sus ojos atentos y su estilo de conversación enérgico y a la vez afectuoso.

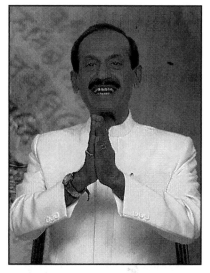

Maestro Sanador Dr. Pankaj Naram.
Foto extraída de Wikimedia.

"Encantado de conocerle", dijo cálidamente. "¿Qué es Wisdom of the World (Sabiduría del Mundo)?".

Le conté al Dr. Naram sobre el fundador, mi amigo Gary Malkin, un músico galardonado que tiene la pasión de conectar a la gente con las mejores cosas del mundo y su interior. Uno de los dones de Gary es crear momentos de asombro e inspiración a través de medios impregnados de música, para ayudar a la gente a recordar lo que más importa. Le expliqué que estábamos haciendo un proyecto especial para las vacaciones.

"¿Qué quieres?", me preguntó. Su voz era encantadoramente sincera. Sus inquisitivos ojos marrones oscuros se enfocaron suavemente en mis cansados y algo hastiados ojos verde-azulados. Mi respuesta me sorprendió.

"Tenía una hermana", comencé. "Se quitó la vida. Fue una de las cosas más difíciles a las que me he enfrentado". Esto no era algo a lo que me solía abrir, y ciertamente no ante alguien que acababa de conocer. Mientras hablaba de ella, sentí el dolor que me produjo su pérdida. "Quiero hacer algo para ayudar a otros en la misma situación que mi hermana. Quiero ayudar a traer más paz a este planeta".

"Ya veo. ¿Cómo puedo ayudar?", preguntó con un interés genuino.

"Estamos haciendo entrevistas con personas de renombre que podrían tener un mensaje de esperanza o inspiración. Gail me dijo que una de las entrevistas debería ser con usted".

El Dr. Naram se iba a la mañana siguiente a otra ciudad, por lo que acordamos grabar la entrevista esa noche en el hotel después de su trabajo en la clínica. Después de establecer la hora y el lugar, el Dr. Naram metió la mano en el bolsillo de su chaqueta blanca y sacó algo.

"Esto es para ti, un regalo bendecido por un gran maestro que tiene más de 147 años de edad. Estás haciendo una gran labor".

Su mano oscura, adornada con varios anillos de aspecto importante, contrastaba con la manga de color blanco inmaculado de su chaqueta. En su mano había un anillo brillante con una inscripción escrita en lo que parecía lenguaje "sánscrito".

Sin saber qué pensar de su afirmación de que alguien tenía 147 años, le agradecí el regalo. Luego el Dr. Naram y la mujer que estaba con él continuaron por el pasillo, y yo puse el anillo en mi bolsillo.

Después de esa inusual reunión, volví a mis deberes de voluntario. Mientras intentaba conectar con otras personas que queríamos entrevistar, reflexioné sobre cómo Los Ángeles era una ciudad de contrastes. Mientras que la televisión y el cine se centraban en el estilo de vida de los ricos y famosos de Beverly Hills y Hollywood, la diversión de Disneylandia y las hermosas playas del sur de California, había más de cincuenta mil hombres, mujeres y niños sin hogar en la ciudad. Eso es más gente que toda la población de Eden Prairie, Minnesota, donde crecí. Pude ver de cerca sus vidas gracias a Les Brown, un conocido orador motivacional que se ofreció a ayudar a nuestra causa y comenzó nuestro evento de diez días hablando en un refugio para indigentes en una de las zonas más peligrosas de Los Ángeles.

A lo largo del día, mi mente recordó en varias ocasiones al Dr. Naram vestido de blanco. Curioso por saber más acerca de quién era este hombre al que pronto entrevistaría, me conecté a Internet. Había poca información en inglés sobre él en ese momento. Vi fotos de él con algunas estrellas de Hollywood y Bollywood, como Liv Tyler, famosa por sus papeles en *El señor de los anillos*, *Armagedón* y *El increíble Hulk*.

Vi fotos, como mencionó Gail, del Dr. Naram con el Dalai Lama y la Santa Madre Teresa. También encontré una descripción del trabajo de su fundación para ayudar a los desamparados, enfermos y olvidados. Además de un programa que lo mostraba visitando muchas ciudades diferentes, encontré algunos artículos en diversos sitios web sobre personas que habían estado en la India para conocerlo. Hablaban de su habilidad para entender a una persona con solo leer su pulso. Había muchas palabras en los artículos que no entendía, y todo el concepto de lo que él hacía me resultaba extraño. La gente afirmaba

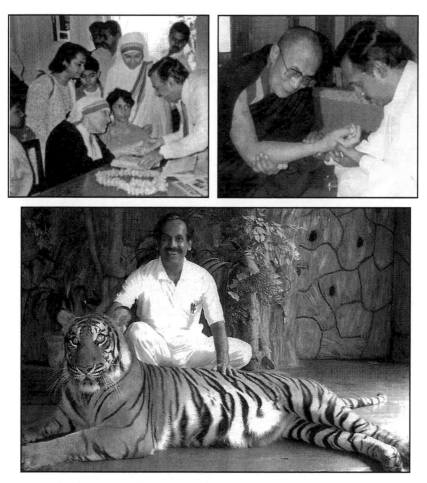

Dr. Naram tomando el pulso de la Santa Madre Teresa, Su Santidad el Dalai Lama, y un tigre real de Bengala.

que les ayudaba a superar enfermedades y problemas importantes de una forma que parecía ser producto de la imaginación. Sin embargo, parecía que dondequiera que iba, servía a los ricos y a los indigentes por igual. Y eso es lo que estaba haciendo en Los Ángeles, con las celebridades de Hollywood así como con los desamparados.

Me preguntaba si estaba haciendo lo correcto al entrevistarlo. ¿Cómo podrían ser ciertas algunas de las historias que leí? Y si lo que hizo fue realmente efectivo, ¿no sabría más gente sobre él? ¿No habría más información sobre él? Desde nuestro primer encuentro, el Dr. Naram parecía sincero, agradable y accesible. Disfruté de su atención y franqueza. Aún así, me preguntaba: *¿Era esto sólo una especie de actuación?*

Mi formación como investigador universitario me obligó a investigar más, hasta que pudiera probar las cosas de una manera u otra. Con eso en mente, me dirigí a la habitación del hotel que servía como salón de la consulta del Dr. Naram.

Todavía había unas cuantas personas esperando ser atendidas, así que me senté y esperé. En la mesa vi las mismas fotos que había visto en Internet. A las cinco llegó mi turno para entrar, el Dr. Naram me recibió con una sonrisa.

¿Un Maestro de 125 Años?

Me preguntaba si el Dr. Naram estaría agotado al final de sus consultas. En cambio, estaba lleno de energía y tan centrado en mí, que me sorprendió. Con mi cámara de video encendida, le pedí al Dr. Naram que se presentara.

"Tuve un maestro que vivió hasta los 125 años, quien tuvo un maestro que vivió hasta los 145, en un linaje ininterrumpido de maestros sanadores que se remonta a más de 2.500 años. Este linaje se llama Siddha-Veda. En el linaje, que sigue vivo hoy en día, está el hermano de mi maestro, quien bendijo el anillo que te di. Hoy tiene 147 años. Cada maestro vivió más de 125 años, conociendo y transmitiendo secretos para una larga vida, con salud y felicidad".

No tenía ni idea de cómo responder. Si fuera cierto que la gente vivió tanto tiempo, ¿no sería ampliamente conocido? ¿No estaría la gente que él menciona en *El libro Guinness de los récords*? "El primer maestro de nuestro linaje fue Jivaka. Era el médico personal de Buda. Podrás imaginar lo elevado espiritualmente que tiene que estar un sanador para trabajar tan cerca de Buda. Otros pacientes famosos de Jivaka fueron Amrapali, considerada una de las mujeres más bellas del mundo, y el Rey de la India Bimbisāra. Jivaka y cada uno de los grandes maestros de este linaje registraron en manuscritos antiguos el conocimiento secreto sobre cómo lograr una salud vibrante, energía ilimitada y paz mental, a cualquier edad".

Todo lo que dijo el Dr. Naram estaba lleno de un entusiasmo sincero.

"Cuando conocí a mi maestro, él tenía alrededor de 115 años, o como él diría, tenía 115 años de juventud, con muchos años por delante. A esta avanzada edad, todavía ayudaba cada día entre 60 y 80 personas que acudían a él con sus problemas de salud".

Cuando le pregunté al Dr. Naram cómo alguien podía vivir tanto tiempo y seguir trabajando, me dio una "receta secreta" de su maestro de 125 años, para tener energía ilimitada. Consistía en remojar hinojo, almendras y dátiles durante la noche y mezclarlos por la mañana. Dudaba que la usara, pero de todas formas la escribí en mi cuaderno. "Gracias", dije. "¿Pero cómo haces cosas que otras personas creen que son imposibles, como sanar enfermedades aparentemente incurables?".

"No soy yo, sino los secretos ancestrales de mi linaje. Doy crédito a mi maestro. ¿Conoces el término 'cinta transportadora'?".

Asentí con la cabeza.

"Soy como una cinta transportadora, entregando los antiguos secretos al mundo moderno. Y aunque lo que sucede a menudo parece magia, es realmente una ciencia antigua; es una tecnología de transformación para una sanación más profunda".

Ya veo, pensé.

Encontrando Semillas de Esperanza

Volviendo a mis razones iniciales para hacer la entrevista, le pregunté: "¿Qué cree que puede ayudar a la gente que lucha contra la soledad, la depresión e incluso los pensamientos suicidas durante las vacaciones?".

"Muy buena pregunta", respondió el Dr. Naram. "He visto la depresión y el suicidio impactar a estrellas muy famosas y queridas así como a desconocidos, tanto a gente pobre como a gente súper rica. He conocido ateos e incluso líderes espirituales con millones de seguidores que se suicidaron. Cualquiera corre el riesgo de perder a alguien que ama de esta manera".

El Dr. Naram compartió cómo fue contactado regularmente por aquellos que estaban deprimidos y con pensamientos suicidas, y que estaba eternamente agradecido cada vez que sentía la bendición de su maestro por saber cómo ayudarlos. "Lo más importante es entenderlos, no juzgarlos. Algunos niños intentan suicidarse sólo para llamar la atención de sus padres, rogándoles que entiendan su dolor y su frustración. Una vez que los padres lo entienden, las cosas pueden mejorar. Los que luchan contra la depresión se enfrentan a un gran desafío. Y mi maestro me enseñó cómo ayudar a alguien a salir de ello victorioso".

Escuché con atención.

"La mayoría de la gente no sabe lo que es llegar a estar tan deprimido como para querer suicidarse", continuó el Dr. Naram. "¿Qué hace que alguien quiera hacerse daño? Algunas razones incluyen no poder enfrentar los miedos, las frustraciones, la angustia, la culpa, la ira, la soledad o los problemas financieros. Cada uno de estos puede casi paralizar el cerebro. Mi maestro dijo que hay ocho tipos diferentes de miedo que la gente puede enfrentar. Uno de los desafíos más poderosos en este planeta es el miedo al rechazo. Una vez que un niño o una niña, una mujer o un hombre, siente el rechazo y desamor de sus padres o de su pareja, su mente puede caer en una depresión. ¿Y te imaginas lo que un chico o chica homosexual en algunos países debe sentir si se enfrentan al rechazo de su sociedad, o incluso de Dios? En realidad es imposible que Dios los rechace, porque Dios está en ellos y Dios es amor; pero así es como pueden sentirse, rechazados por todos, y eso duele. Es un asunto muy serio".

"Por otra parte, algunas personas tienen desequilibrios químicos en el cerebro, condiciones bipolares, depresión maníaca, o luchan contra los efectos secundarios del abuso de drogas y alcohol. El miedo procedente de tantas fuentes puede paralizar el cerebro e impide ver las posibilidades de cómo superarlo. Mi maestro me enseñó los secretos de cómo ayudar a la gente a salir de cualquiera de estos desafíos".

El Dr. Naram me contó la historia de un padre y una hija que lo llamaron desde Roma. La hija estaba enamorada, un tipo de amor eufórico. Más tarde ella y su novio terminaron la relación, y ella cayó en una severa depresión. Ella dijo, "Dr. Naram, me perdí, y ahora me odio. Hay un dolor agudo en mi corazón. Dejé de vivir y empecé a morir. No puedo asumir ninguna responsabilidad. La vida parece imposible, y siempre me estoy menospreciando. Si alguien me aprecia, siento que está mintiendo".

La chica perdió su trabajo, no podía dormir por la noche rompiendo a sudar y estaba abrumada por la ansiedad. El dolor físico parecía mejor que el emocional, así que se hizo daño. La llevaron a un hospital psiquiátrico y le dieron medicamentos que la hicieron sentir vacía, incapaz de concentrarse, como si su cerebro estuviera atrofiado. Dijo: "No siento alegría, ni placer y ya nada me interesa".

Cada mañana, al despertarse, el padre de la joven estaba atormentado por la preocupación de que ese día ella lograría suicidarse. Le dijo al Dr. Naram que sentía una culpa constante y quería ayudar, pero todo lo que decía o hacía parecía herirla más. Todo lo que podía hacer era aferrarse a la esperanza de que un día las cosas mejorarían.

El Dr. Naram me dijo: "Le pregunté a la joven, '¿Qué quieres?'". Y ella dijo: "¡Quiero que la gente me entienda y no me juzgue! En el fondo soy infeliz. Siento tristeza en el corazón y estoy enojada por mi enfermedad. Tengo miedo de no poder ayudarme a mí misma. Quiero saber cómo reconstruir mi vida, dejar atrás el pasado y seguir adelante. Quiero volver a sentirme viva y feliz. Y quiero descubrir y entender el significado de la existencia. ¡Pero necesito ayuda!".

La historia del Dr. Naram me hizo pensar en mi hermana y las veces que la visité en el hospital. No tenía ni idea del tipo de angustia que la llevó a la depresión.

"Entonces, ¿cómo se puede ayudar a alguien que se siente así?" le pregunté.

El Dr. Naram respondió compartiendo otra historia. Conoció a un hombre que tenía un matrimonio difícil. Su esposa amenazó tres veces con divorciarse de él, y durante varias veces el Dr. Naram les había ayudado a descubrir lo que realmente querían y a resolver sus diferencias. El problema esa vez era más grave que nunca. Este hombre perdió más de cien millones de dólares del dinero de otras personas en tan solo un par de días durante una caída de la bolsa de valores. Parte del dinero provenía de amigos y de los padres de su esposa. El padre de su esposa le había dado todos sus ahorros para la jubilación. Las inversiones estaban creciendo y todos estaban felices hasta que sucedió la caída; ahora no sabía cómo afrontarlo.

Una noche, muy tarde, su esposa llamó al Dr. Naram presa del pánico. Mientras su bebé lloraba desconsoladamente de fondo, ella dijo: "Mi marido está sentado ahora mismo en el suelo delante de mí. ¡Tiene una pistola en la boca, con el dedo en el gatillo!".

El Dr. Naram dijo: "¿Puedes poner el teléfono con el altavoz al lado de tu marido? ¿Y luego puedes salir de la habitación, para que pueda hablar con él a solas?". Y así lo hizo.

El Dr. Naram dijo, "Namaste", y luego dijo su nombre. "¿Qué es lo que quieres?".

Se sacó la pistola de la boca lo suficiente para decir: "Quiero acabar con mi vida".

"Muy bien", respondió el Dr. Naram. "¿Cómo puedo ayudarte a morir?". Hubo una larga pausa. El hombre estaba conmocionado. "Quiero ayudarte a conseguir lo que quieres. Si quieres morir, ¿cómo puedo ayudarte?".

"No bromee conmigo, Dr. Naram".

"¿Qué es lo que *realmente* quieres?" el Dr. Naram le preguntó.

El Dr. Naram me explicó que las preguntas que hizo eran parte del método enseñado por su maestro para ayudar a la gente a superar los pensamientos suicidas, pero que no recomendaba a otros hacerlo sin el entrenamiento adecuado. Mientras el Dr. Naram hablaba con este hombre, descubrió que lo que realmente quería era saber cómo salir de la situación en la que se encontraba. Quería tener la esperanza de que las cosas pudieran mejorar y que el dolor desapareciera.

El Dr. Naram le pidió que bajara el arma para poder presionar un punto marmaa, para ayudarle a lograr lo que quería, e inmediatamente el hombre se sintió más tranquilo. A continuación, el Dr. Naram le instruyó para que mezclara algunos ingredientes de su cocina como parte de un remedio casero (½ cdta. de ghee con un hilo de azafrán y una pizca de nuez moscada, calentándolo ligeramente y poniendo dos gotas en cada fosa nasal). Esto le hizo sentir aún más tranquilo, lo que, a su vez, le permitió recuperar la perspectiva.

"No fue un simple arreglo rápido", continuó el Dr. Naram. "Llevó su tiempo. No obstante este hombre se comprometió a hacer lo necesario para una sanación profunda. Cambió su dieta para comer alimentos que nutrieran los buenos pensamientos y emociones. Tomó remedios caseros regularmente, como mezclar algunos ingredientes con ghee y tomarlos dos veces al día. Los maestros de mi linaje de sanación también crearon ciertas fórmulas de hierbas que ayudan a nutrir y rejuvenecer las partes del cerebro y del cuerpo que se han agotado; para que la gente pueda volver a conectar con la felicidad y el propósito que llevan dentro. Una vez más, no es una solución rápida, pero funciona cuando la gente se compromete con el proceso. También le di otros puntos marmaa que ayudaron a estimular su creatividad. Su poder creativo regresó con tanta fuerza que estoy orgulloso de decir que en un par de años recuperó todo lo que había perdido, y más. Devolvió el dinero a su suegro y a todos sus amigos, más intereses".

El Dr. Naram enfatizó: "Mi maestro me enseñó: 'Cada adversidad, cada situación difícil o angustiosa tiene en su interior las semillas de un beneficio igual o mayor'".

"Pero primero, todos nosotros necesitamos descubrir: ¿Quién soy yo?" el

"Cada adversidad, cada situación difícil o desilusión, contiene en su interior las semillas de un beneficio igual o superior".
– Baba Ramdas
(Maestro del Dr. Naram)

Dr. Naram continuó. "En la vida, la mayoría de nuestros desafíos vienen cuando hay un bloqueo o un desequilibrio o ambos. Necesitamos descubrir cuál es el bloqueo y dónde está el desequilibrio. El desequilibrio puede ser *vata, pitta, kapha,* o una combinación". No reconocí estos términos, pero antes de que pudiera pedir una aclaración, él continuó. "Una vez que sabes quién eres, cuáles son tus bloqueos y desequilibrios, entonces puedes saber qué comida es tu medicina. Tenemos que prestar más atención no sólo a la comida que le damos a nuestro cuerpo, sino también a los pensamientos y actitudes con que alimentamos nuestra mente y nuestras emociones respectivamente. Los secretos ancestrales nos guían en cada uno de ellos".

> *"Dios está dentro de cada uno de nosotros, y todos tenemos un propósito que descubrir."*
> – Baba Ramdas
> (Maestro del Dr. Naram)

Escuché, sin creer que lo que dijo el Dr. Naram pudiera ser verdad. Mi hermana tomaba medicamentos fuertes para la depresión suicida y eso ni siquiera ayudaba. ¿Cómo al presionar ciertos puntos del cuerpo y hacer cambios en la dieta podía crear este tipo de impacto en un momento tan crítico en la vida de alguien? Lo que el Dr. Naram proponía parecía demasiado simple para ser verdad.

¿Qué pasó con la chica?" pregunté.

"¡Ajá, sí! Ella es un ejemplo perfecto. Como el Dr. Giovanni estaba en Roma, le pedí que la viera cada cuatro días, para que le presionara un marmaa específico, ayudándola a aclarar lo que quería, y limpiando la vieja basura de su sistema. Se sintió rápidamente un poco mejor, y en dos meses encontró un nuevo novio con el que quería casarse. Pero eso fue simplemente por venganza a su primer novio, y por eso la relación se desmoronó y ella tuvo una recaída en su progreso. Le dije, 'Necesitas fortalecerte para que no tengas una relación sólo para evitar el vacío y el dolor'. Desde entonces se convirtió en una persona muy comprometida con su futuro. Le di algunos remedios caseros y suplementos herbales que tomaba regularmente, e hizo además un gran cambio en su dieta. Le enseñé qué alimentos evitar

Mi diario de notas

Tres antiguos secretos de sanación para ayudar a calmar tu mente, re-equilibrar tu perspectiva y estimular las emociones positivas: *

1) Marmaa Shakti – Todos los días, tener la disciplina de hacer esto 6 – 9 veces. Pon la mano izquierda en el dorso de tu cabeza como apoyo, y con la mano derecha, presiona y suelta 6 veces el punto marmaa shakti que está justo debajo de la nariz y encima del labio superior. Cada vez que presiones el punto, respira profundamente. Puedes hacérselo a alguien o aplicarlo en ti mismo.

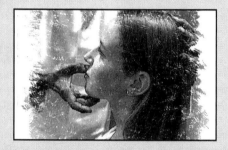

2) Remedio casero – Mezcla los siguientes ingredientes: 1/2 cucharadita de ghee, 1 pizca de nuez moscada y 1 hilo de azafrán. Calienta ligeramente la mezcla, inclina la cabeza hacia atrás y pon dos gotas en cada orificio nasal. Haz esto 2 veces al día.

3) Remedio casero – Mezcla y toma los siguientes ingredientes:
   Brahmi churna en polvo: 1/4 cucharadita.
   Jatamansi en polvo: 1/8 cucharadita.
   Cúrcuma en polvo: 1/2 cucharadita.
   Ghee: 1 cucharadita.

Mezcla los ingredientes anteriores haciendo una pasta y tómala dos veces al día (a primera hora de la mañana y antes de la cena).

*Material complementario: Para ver una demostración de cómo presionar los puntos de marmaa shakti y descubrir más secretos que pueden ayudar en esta área (por ejemplo, sugerencias sobre qué alimentos se pueden comer para promover emociones positivas), por favor, consulta los vídeos en el sitio de afiliación gratuita, MyAncientSecrets.com.

para no invitar a las emociones negativas, y qué alimentos comer para fomentar las emociones positivas.

"Una vez más, llevó tiempo, no fue una solución rápida, pero empezó a tener más confianza en sí misma. Y después de trabajar con ella durante dos años, estaba tan llena de confianza que sentía que podía enfrentarse a cualquier tipo de rechazo o desafío y no le afectaría. Descubrió que su sueño era ser maestra y consiguió un trabajo en una escuela donde se convirtió en una gran maestra. No mucho después, conoció a un hombre de quien se enamoró profundamente, más que nunca antes, porque también se amaba a sí misma. Ya han pasado casi nueve años, y tiene dos hijos. A sus dos hijos les aplica ciertos marmaas y les da alimentos específicos para que crezcan con emociones sanas y confianza en sí mismos".

"¿Qué consejo le darías a alguien que se siente triste o deprimido ahora?" pregunté.

"Lo más importante que cualquier persona tiene que saber es quién es, a dónde va y qué puede ayudarle a llegar allí", continuó el Dr. Naram. "Mi maestro me enseñó que Dios está dentro de cada uno de nosotros, y todos tenemos un propósito que descubrir. Pero no puedes verlo o sentirlo cuando estás deprimido. Una forma de empezar a mejorar es aplicar los remedios que recomendé a ese hombre y a esa chica".

¿Conociendo a Dios?

"¿Qué quieres decir con que 'Dios está dentro de cada uno de nosotros?'" pregunté.

"En la India tenemos un concepto para cuando un invitado inesperado viene a visitar tu casa. Se llama 'Atithi Devo Bhava', lo que significa que tratas a cualquier huésped, sea quien sea y por muy inconveniente que sea su visita, como si Dios mismo hubiera venido a visitar tu casa. En mi linaje de Siddha-Veda nos tomamos esto muy en serio".

"¿Así que crees que cada vez que conoces a alguien, te estás encontrando con Dios?" pregunté.

"En la India saludamos a la gente diciendo *Namaste* (se pronuncia *Nah-mas-te*) o *Namaskar* (se pronuncia *Nah-mas-kar*) y juntando las manos frente a nuestros corazones. Este saludo significa "el Dios/Diosa divino/a en mí se inclina ante el Dios/Diosa divino/a en ti, y honro ese lugar donde tú y yo somos uno".

"¿Entonces Siddha-Veda es una religión?" le pregunté...

"Siddha-Veda puede ayudar a la gente espiritual, física, mental y emocionalmente, pero no es una religión. Es una escuela de pensamiento de la que cualquiera puede beneficiarse. Estos secretos ancestrales de sanación están más allá de la religión, más allá de la política, la raza, la casta o el credo. Funcionan para todos universalmente, al igual que un coche puede llevarte a donde necesites ir sin importar tu religión, el color de tu piel o tu orientación sexual. Aquellos que pertenecen a mi linaje son super especialistas, entrenados en los secretos antiguos por una línea de grandes maestros para ayudar y liberar a cualquiera que esté experimentando dolor o malestar en el cuerpo, la mente o las emociones. Cuando una persona acude a nosotros buscando ayuda, vemos a Dios en ella. No sentimos que les estamos ayudando, sino que nos están ofreciendo un regalo. Nos sentimos honrados de que hayan acudido a nosotros. Mi maestro me enseñó que mi deber como sanador es simplemente ayudar a limpiar el templo para hacer feliz al Dios que hay en ellos".

"Considera los casos de aquellos que están en una depresión severa, incluso hasta el punto de suicidarse. Esas personas no son esos sentimientos pesados de tristeza, miedo o ira. Eso no es lo que son. Sus mentes y cuerpos están condicionados de tal manera que no se dan cuenta de esto. Sienten esas emociones y no saben cómo dejarlas ir. Temen que su problema sea tan grande que no haya escapatoria. En ese estado no puedes ver

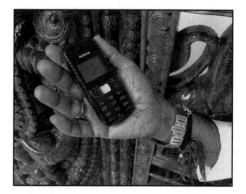

El teléfono móvil Nokia del Dr. Naram.

"El 95% de la gente de este planeta no sabe lo que quiere".
– Dr. Naram

un futuro feliz en absoluto. Entonces, ¿cómo ayudamos a los que se sienten tristes, furiosos o asustados? ¿Cómo ayudamos a limpiar el templo de sus cuerpos, mentes y emociones para que el Dios que hay en ellos sea feliz? Esto es lo que mi maestro me enseñó".

No sabía qué quería decir con eso, pero antes de que el Dr. Naram pudiera explicarlo, ya era hora de terminar la entrevista. Tenía más preguntas ahora que cuando empezamos.

Una Tecnología Antigua

Mientras guardaba mi cámara, el Dr. Naram preguntó: "¿Cuál es tu trabajo? ¿A qué te dedicas exactamente, Clint?".

"Me ofrezco como voluntario en este proyecto, Wisdom of the World, porque creo en él", dije. "Pero trabajo en la Universidad de Joensuu en Finlandia como investigador de posdoctorado". Me lancé a la explicación habitual de mi trabajo. "Enseño sobre computadoras, cultura, tecnología e innovación. Mi interés personal es cómo la innovación tecnológica se puede utilizar de forma creativa para disminuir la pobreza y aumentar la consolidación de la paz".

El Dr. Naram estaba intrigado. "Si te interesa la paz", dijo, "tengo que presentarte a algunas personas".

Metió la mano en su bolsillo y sacó un viejo teléfono Nokia con una pequeña pantalla LCD. "Ya que sabes sobre los teléfonos móviles, ¿puedes mostrarme cómo funciona esto? La gente habla de sus 'Blackberries', sus 'Apples', y me confundo pensando que deben referirse a comida, pero no, ¡es su teléfono! Dicen que este que tengo no es un smartphone. ¿Es un teléfono tonto?".

Sonreí. Su pregunta fue entrañable y graciosa. Quería saber cómo guardar nuevos números de teléfono y cómo leer y enviar mensajes de texto. Mientras yo le enseñaba paso a paso qué hacer, él miraba con la anticipación y el asombro de un niño. Cuando guardó con éxito mi número en su teléfono, dijo con una alegría triunfante, "¡Ajá, lo hice! Es una máquina increíble, ¿eh?".

Recordando algo que había dicho antes, le pregunté: "Mencionaste que tu maestro te dio tecnología o herramientas. ¿Tecnología o herramientas para hacer qué? ¿Qué quieres decir?".

"Buena pregunta. Lo creas o no, mi maestro me enseñó un secreto que vale mil millones de dólares. Dijo que el 95% de las personas en este planeta no saben lo que quieren. ¡Simplemente no saben lo que quieren! Por lo tanto, pasan la mayor parte de sus vidas mirando escaparates, probando esta o aquella cosa, este o aquel trabajo, esta pareja y luego esta otra, pero nunca se sienten satisfechos".

"Mi maestro dijo que el 3% de la gente en este planeta sabe lo que quiere pero nunca lo consigue. No tiene las herramientas adecuadas. El 1% sabe lo que quiere, y lo consigue, pero no puede disfrutarlo. En el proceso de conseguirlo, este grupo desarrolla presión arterial alta, colesterol alto, problemas de espalda, problemas familiares, problemas de relaciones, y más cosas. El 99% de todas las personas caen en esas tres categorías. Sólo el 1% restante sabe lo que quiere, lo logra y luego lo disfruta".

Al escuchar estos números, me pregunté: *¿Seré parte del 95% que no sabe lo que quiere? Tengo mucho que agradecer, así que ¿por qué sigo insatisfecho la mayor parte del tiempo? ¿Mi vida va en la dirección correcta?*

El Dr. Naram continuó, "el sistema ancestral de sanación de *Ayurveda* que se puede aprender en las universidades de la India se conoce como 'la ciencia de la vida'. El *Siddha-Veda* (o *Siddha-Raharshayam*) de mi linaje va un paso más allá. El Siddha-Veda contiene los secretos para la sanación profunda. Los secretos ancestrales de mi linaje sólo pueden ser aprendidos directamente de un maestro a un estudiante, como una superespecialidad, una tecnología de sanación más profunda. Parte de los secretos de sanación del Siddha-Veda o la tecnología ayuda a las personas a *descubrir*, y luego a *lograr* lo que quieren de una manera que puedan disfrutar de lo que han logrado".

Se detuvo y me dijo: "La tecnología que no entiendo, sin embargo, es la que llaman *internets*".

Me reí de que lo pronunciara con una "s" al final.

"Dime", dijo. "¿Crees que internets podría ayudarme a llegar a más gente? Físicamente, no puedo atender a más gente en un día". Resultó que veía unas cien personas al día en Europa, Estados Unidos y Australia, y trescientas al día en la India. Yo no podía imaginar cómo era posible.

"Sé que podrías llegar a más gente con *Internet*", dije, enfatizando la corrección. "Pero, honestamente, todavía no entiendo exactamente qué es lo que estás haciendo". Me gustaba estar con él, me sentía bien. Tenía una inocencia juvenil y juguetona, combinada con una genuina atención que era refrescante. Sólo que no sabía cómo podía ayudarlo, especialmente cuando no podía entender muy bien de lo que hablaba.

El Dr. Naram dijo algo que no esperaba: "¿Por qué no vienes a la India y lo ves por ti mismo? Hay algunas personas que quiero que conozcas".

Sorprendido y confundido por la invitación, no respondí.

"Puede que al principio algunas cosas no tengan sentido para tu cerebro, Clint". El Dr. Naram continuó, "porque observas la vida a través de una lente diferente. No puedes entender lo que estoy haciendo, pero al estar cerca de ello, empezarás a sentir una molécula de esperanza dentro de ti, y serás feliz. Puede que al principio no sepas exactamente por qué, pero poco a poco, las cosas se irán aclarando para ti".

Aunque me conmovió su invitación, me resultó difícil considerarla seriamente y no tenía intención de ir a la India en un futuro cercano. Así que cambié de tema por algo que me intrigó.

"¿Cómo se entiende a alguien con sólo leerle el pulso?".

"¿Te gustaría experimentarlo?".

Asentí con la cabeza y me pidió que extendiera la mano. Puso tres dedos en mi muñeca y cerró los ojos antes de hablar.

"¿Tienes a veces dolores de cabeza? ¿Y problemas estomacales? Hay un desequilibrio de *pitta*, y algo de *aam*, que son toxinas. Pero por lo demás estás muy sano".

Aunque lo que dijo sobre mis dolores de cabeza y mi digestión era cierto, estaba más confundido que impresionado.

"No lo entiendo. ¿Qué es el *pitta*?".

"Fuego", dijo, "o el elemento de fuego en tu cuerpo. Está un poco desequilibrado, pero no te preocupes, podemos solucionarlo". Anotó en una hoja de papel los nombres de varias hierbas que yo desconocía.

No pude evitar preguntarme si su truco era decirle a la gente que algo estaba mal, usando conceptos que no entendían, sólo para poder recomendar un producto que necesitaban comprar para arreglar el supuesto "problema".

Me imaginé hablando con alguien, inventando un problema y diciendo: "Oh no, no es bueno. Tienes un grave desequilibrio de bip-bap-bop, muy desafortunado. Pero no te preocupes, estás de suerte, porque tengo la cura mágica del bip-bap-bop aquí en forma de comprimidos por un bajo precio de tan sólo cien dólares".

Así es como me sentí cuando el Dr. Naram me dijo que tenía un "desequilibrio de pitta". Le agradecí la entrevista y le di las buenas noches.

🪷

Ese Momento Incómodo

Después de salir de la habitación le di la hoja de papel con los nombres de las hierbas a Marianjii, quien estaba con el Dr. Naram cuando le conocí por primera vez en el pasillo. Ella se encargaba de compartir más información sobre las hierbas y la dieta recomendada, y de aceptar el pago de la gente. Me explicó sobre los *doshas*, o tipos constitucionales, y cómo ciertos elementos del cuerpo se desequilibran y crean problemas. "*Pitta* es el dosha del fuego", dijo. "*Vata*, el dosha del aire; y *Kapha* corresponde con los elementos agua/tierra. Un desequilibrio de los doshas lleva a problemas que son predecibles y que pueden solucionarse. Leer el pulso de alguien ayuda al Dr. Naram y otros maestros sanadores como él, a identificar los desequilibrios y bloqueos en el cuerpo de cualquier persona". Marianjii me preguntó entonces, "¿Qué tipo de alimentos comes?".

Describí los burritos, pizzas y otros alimentos que se pueden preparar en el microondas y que son fáciles de comer para un soltero e investigador de postgrado. Me regañó y me dijo que me cuidara mejor. Describió los cuatro suplementos herbales que el Dr. Naram sugirió para reequilibrar mi constitución y eliminar el *aam* (pronunciado *ahhm*; a veces llamado *ama*), o toxinas, de mi cuerpo.

Fue entonces cuando empecé a ponerme ansioso, esperando lo que sospechaba que vendría, el momento incómodo en el que me pediría que comprara las hierbas y yo diría que no. Pero ese momento nunca llegó.

"En honor al trabajo que estás haciendo", dijo, "te regalamos las hierbas para dos meses".

Sorprendido, le di las gracias. Me fui sin saber qué pensar de uno de los encuentros más extraños que había tenido.

Una semana después, las hierbas llegaron a mi casa. Por curiosidad, las tomé durante unos días. Parte de mí se preguntaba si de repente notaría un resultado milagroso, pero en cambio tuve un ligero dolor de estómago. *¿Qué pasaría si en lugar de ayudarme, me hicieran daño?* No sabía ni tenía idea de a quién preguntar, así que las puse junto con el anillo que me dio, en un cajón que raramente abría. Al volver a mi vida cotidiana, el Dr. Naram se desvaneció de mi mente.

El Poder de una Mujer

Puede que nunca le hubiera dado al Dr. Naram y sus hierbas "mágicas" otro pensamiento, pero entonces algo cambió.

Un par de semanas después, viajé a California otra vez. Esta vez fui con Joey, uno de mis mejores amigos, a San Diego, para promover el proyecto en el que estábamos trabajando. Un día, mientras estábamos sentados en un café tomando un zumo cerca de la playa, me presentó a una mujer llamada Alicia.

¿Recuerdas que dije, al final del último capítulo, que esto empezó con una chica a la que quería impresionar? Alicia era esa chica.

Era preciosa, con ojos azules brillantes, pelo castaño grueso y tez clara. Tenía puesta la ropa colorida y holgada que se lleva en un café cerca de una playa en San Diego. Su voz y su actitud eran juguetonas pero sinceras. Y al principio de la conversación sentí su sensibilidad espiritual innata, por la cual me sentí atraído.

Queriendo saber más sobre ella, empecé a hacer una de las cosas que hago mejor cuando me siento incómodo: hacer preguntas. Alicia me habló de su pasión por algo llamado *Ayurveda**. Lo describió como un antiguo sistema de sanación oriental que mira a la persona de forma más holística que la medicina occidental.

"La palabra 'Ayurveda' puede ser traducida como 'la ciencia de la vida'", dijo.

'La ciencia de la vida', pensé. *¿Qué es eso?* Aunque el Dr. Naram compartió esa definición conmigo, y sonaba graciosa entonces también, de alguna manera estaba mucho más interesado al venir de Alicia.

Aunque me sentía escéptico sobre el tema, estaba interesado en la ciencia y estaba *muy* interesado en ella.

"Sabes", dije, "Recientemente entrevisté a un tipo que se supone que es un 'maestro sanador' de un antiguo linaje del Himalaya al que llamó *Siddha-Veda**. Fue médico de la Madre Teresa, el Dalai Lama, Nelson Mandela, y miles de bomberos del 11-S".

Me aferraba a cualquier cosa relacionada con su interés para mantener la conversación. ¿Y por qué no mencionar varios nombres más también, en caso de que eso hiciera que se interesara por mí?

Nunca he sido bueno con las mujeres. Una vez salí con una chica que me dijo que tenía que rezar para sentirse atraída por mí. Es una historia real. Supongo que me sentía más cómodo detrás de una computadora o escribiendo un trabajo de investigación académica que tratando de entender la mente de una mujer. Pero incluso yo podía decir que algo en esta conversación con Alicia estaba funcionando. Parecía entusiasmada con lo que dije, así que en mi incómodo intento de conectar más con ella, me ofrecí a presentarle al Dr. Naram.

"¿Podrías hacer eso?", dijo. "¡Sería un sueño hecho realidad!".

¡Para mi sorpresa, esta mujer asombrosamente hermosa me sonrió, escribió su número de teléfono y me pidió que me mantuviera en contacto!

La felicidad que sentí se convirtió rápidamente en ansiedad, ya que me preguntaba si realmente podría cumplir con lo que le había

---

*Para ver un cuadro que compara las similitudes y diferencias del Siddha-Veda, el Ayurveda y la medicina moderna, ve al apéndice al final de este libro.

ofrecido. Entonces, sintiéndome presionado, llamé a la oficina del Dr. Naram en Mumbai para saber si su invitación para ir a la India seguía en pie.

No tenía ni idea de que, lo que comenzó como un intento de impresionar a una mujer hermosa en un café de una playa de California, sólo unos meses más tarde, me llevaría a un viaje a la India con ella a la clínica del Dr. Naram.

Tu diario de notas

Para profundizar y ampliar los beneficios que experimentarás al leer este libro, tómate unos minutos ahora y responde las siguientes preguntas importantes para ti mismo:

En una escala del 1 al 10 (1 siendo muy bajo y 10 muy alto), ¿qué grado de felicidad sientes en tu vida en este momento? ¿Y qué cosas crees que te hacen feliz?

_____

_____

_____

_____

El maestro del Dr. Naram dijo: "Cada adversidad, cada situación difícil o angustia tiene en su interior las semillas de un beneficio igual o superior". ¿Ha habido algún momento en tu vida en el que hayas visto un beneficio oculto después de enfrentar un desafío?

_____

_____

_____

_____

¿Qué otras percepciones o preguntas te han surgido y de qué te has dado cuenta mientras leías este capítulo?

_____

_____

_____

_____

CAPÍTULO 3

❧

La India Mística, una Ciencia Antigua, y un Maestro Sanador

*"Los milagros ocurren todos los días. Cambia tu percepción de
lo que es un milagro y los verás a tu alrededor".*

– Jon Bon Jovi

Mumbai, India

Mi primera visita a la India me abrió los ojos. Las vistas, los sonidos, los olores y los sabores dejaron una impresión indeleble en mí.

Enormes rascacielos y edificios de apartamentos estaban rodeados de modestas estructuras hechas a mano que albergaban a un sorprendente número de personas. Diversos aromas de los vendedores de comida callejera se mezclaban con el humo de los coches. Gente vestida con ropas occidentales se alternaba con aquella vestida con atuendos tradicionales de la India: mujeres con hermosos saris y el ocasional hombre barbudo o calvo que sólo llevaba un hábito naranja suelto y sandalias.

Las bulliciosas calles de Mumbai estaban repletas de corrientes de personas y vehículos de todas las formas, tamaños y colores. Yo venía de un mundo muy diferente. Habiendo crecido en Eden Prairie, Minnesota, estaba acostumbrado a los campos abiertos y a las calles casi siempre vacías. En la mayoría de los lugares de Estados Unidos, tocar la bocina es raro. Cuando lo haces, significa que alguien suele estar enfadado o asustado. En Finlandia, donde vivía en ese momento, tocar la bocina era aún más inusual. En la India, por el contrario, los conductores tocan la bocina sin parar. Sin embargo, no están enfadados, están diciendo suavemente pero con persistencia: "Hola, estoy aquí, tratando de pasar".

Vi vacas enormes, consideradas sagradas en la India, vagando libremente como reinas dondequiera que les placía; en las aceras, en las intersecciones, incluso en medio de las calles más transitadas, obstruyendo el flujo del tráfico. Muy a menudo esas vacas sagradas también depositaban sus sagradas defecaciones en medio de la calle, y a nadie parecía importarle.

Sorprendentemente, la gente no se frustra ni se enoja cuando un coche (o una vaca) les corta el paso, o si el viaje dura una hora más de lo esperado. Todo el mundo se toma el tráfico con calma, a diferencia de Estados Unidos, donde parece una lucha constante. En la parte trasera de los camiones o *rickshaws* decorados con colores, se podía ver una cuerda atada con chiles verdes y limones para la protección.

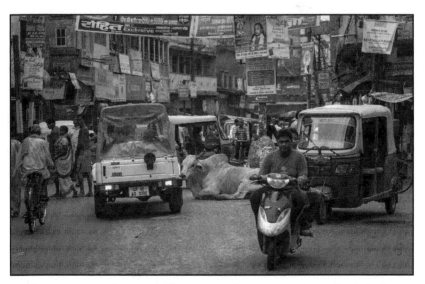

Las vacas sagradas vagan libremente, o descansan, en las calles de India.
Foto realizada por Alamy.

¿Era ésta su versión de una pata de conejo de la suerte? Era divertido ver letreros pintados a mano en la parte de atrás de la mayoría de los camiones que decían "bocina OK por favor". Supongo que anima a los vehículos más pequeños a hacer saber a los camioneros que están tratando de pasar.

Caminando por las calles de Mumbai, con gente y coches moviéndose en todas las direcciones, me maravillé de cómo no moría o resultaba herida más gente en todo aquel caos. *Tal vez por eso están todos interesados en desarrollar su "tercer ojo".*

Como una de las más antiguas civilizaciones vivas, donde se originó la palabra escrita y donde nació Gandhi, la India tiene un ecosistema espiritual interesante y una cultura de desarrollo interior muy diferente a la que estaba acostumbrado en Occidente. En Estados Unidos, creamos avances en la ciencia o la ingeniería en las universidades y en los laboratorios. Nos centramos en dominar el mundo exterior tangible. En la India, por el contrario, hay innumerables rishis, yoguis y maestros espirituales que tratan de crear avances dominando el mundo interior a través de la conciencia, la intuición despierta (el tercer ojo) y la exploración de experiencias metafísicas. Utilizan las herramientas de la meditación, el yoga, los antiguos métodos de sanación y el prana o fuerza vital. Hay tanta variedad de creencias: diferentes sectas de Hinduismo, Hare Krishna, Jainismo, Sikhismo, Islam, Budismo, Cristianismo, Judaísmo, y demasiadas más para ser nombradas, con gurús y dioses de los que los occidentales como yo nunca hemos oído hablar. Conocí seguidores de todo tipo de métodos, y maestros incluyendo Osho, Sai Baba, Yogananda, Gurumayi, y Swaminarayan, todos dedicados a explorar la existencia sobrenatural e intangible más allá de nuestras mentes. Pasando por delante de un vendedor ambulante, compré espontáneamente un libro del que nunca había oído hablar y que luego supe que era muy conocido, *Autobiografía de un yogui*. Estaba completamente inmerso en un nuevo mundo que estaba expandiendo mi mente más allá de toda medida.

Todas las líneas limpias y claras que ponemos alrededor de las cosas en América se desdibujaron una vez que llegué a la India. Estaba acostumbrado a tener un solo Dios que se parecía mucho a una versión más antigua y más sabia de mí, sólo que con barba y vestido de blanco. En la India, había miles de templos dedicados a cientos de dioses: uno tenía el cuerpo de un humano y la cabeza de un elefante, otro tenía la piel azul, otro parecía un mono, una diosa tenía ocho manos y cabalgaba sobre tigres, y esos son sólo unos pocos. Tratando de darle sentido, un amigo me explicó que aunque los hindúes creen en un solo Dios, sienten que Dios no puede ser contenido por una sola imagen. Teniendo tantas versiones diferentes de Dios, expande a los humanos al reino de lo espiritual, que está más allá de la lógica o el razonamiento y más allá de la mente. Los templos, mezquitas y lugares de culto para varios dioses estaban por todas partes, aparecían en las concurridas esquinas de las calles y brillaban con toda su majestuosa belleza en grandes parcelas de tierra con largas colas de gente esperando para entrar. Estaba acostumbrado a un sentido de reverencia y tranquilidad en las iglesias, pero en los templos hindúes, la adoración a menudo implica campanas, fuego e incluso gritos. Hay una sensación de expectación, emoción y diversión. Como el festival Holi, donde arrojas tizas multicolores hasta que todo el mundo se cubre de un arco iris de colores de pies a cabeza. ¡Es excitante!

Alicia y yo llegamos en enero del 2010, cuando el clima era cálido y templado. Con tanto que asimilar en nuestro primer viaje a la India, nos alegró llegar al apacible y verde recinto de la clínica del Dr. Naram, refugio del tráfico y el alboroto. La comida en el café era asombrosa, combinando sabores y texturas que nunca imaginé que existieran.

El personal fue muy amable y le pregunté a nuestro camarero qué significaba cuando hablaba con los indios y ellos movían la cabeza de lado a lado. Lo llamó cariñosamente el "meneo de cabeza de los indios" y me dijo que podía significar "sí, estoy de acuerdo" o "no, no estoy de acuerdo". Pregunté: "¿Cómo puedo notar la diferencia?". A lo que él respondió: "No lo sé". Todos nos reímos. Decidí que simplemente significaba, "reconozco que las palabras están saliendo de tu boca".

Vine a la India por un impulso y a un costo considerable. Para preparar mi viaje, reprogramé todos los proyectos en los que estaba trabajando. Para que Alicia viniera conmigo, usé todos los puntos de avión que había acumulado para poder comprar su billete. Estaba

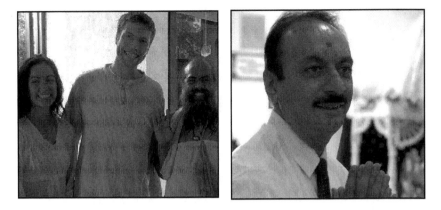

Izquierda: Alicia, yo y Swami Omkar, a quien conocimos en la clínica.
Derecha: Vinay Soni, el amable asistente administrativo del Dr. Naram.

ansioso por pasar tiempo con ella.

Supongo que también era un gran riesgo para ella, viajar a un país extranjero con alguien que apenas conocía. En la India, sin embargo, ella brillaba más de lo habitual, y yo me sentía nervioso a su alrededor. Quería impresionarla, pero dada mi ansiedad social, lo único que podía hacer era hacer muchas preguntas y responder muy pocas. Me consoló el pensar que aunque no funcionara entre nosotros, al menos había ayudado a hacer realidad el viaje de sus sueños.

Cuando el Dr. Naram llegó, hubo un gran revuelo. A su lado iba un hombre alto con una camisa color crema y una placa en el bolsillo que no reconocí. Tenía un punto rojo en la frente, rodeado de marcas amarillas. Se trataba de Vinay, el asistente administrativo del Dr. Naram, con quien hablé por teléfono para organizar nuestra visita. Su rostro coincidía con el tono humilde y amistoso de su voz.

Muchas de las personas que dieron la bienvenida al Dr. Naram habían viajado desde lejos para estar allí y muchos lo hicieron en circunstancias extremas. Algunos le veían por primera vez; otros le conocían desde hacía décadas. Mientras caminaba entre la multitud, sus ojos se encontraron con los míos. Se detuvo y sonrió mientras juntaba sus manos frente a su corazón en una pose de namaste. En respuesta, yo hice lo mismo, sonriendo porque recordé de nuestra entrevista lo que significaba ese saludo. Su comportamiento amistoso produjo un cálido alivio al nerviosismo que sentía.

"Muy feliz de que estés aquí", dijo. Le presenté a Alicia, quien tenía una gran sonrisa en la cara. Luego continuó caminando hacia su oficina para empezar a ver pacientes.

❦

Cuando tu Vida es como el Infierno

¡*Pum*! Una niña autista de once años llamada Gia acababa de golpear a alguien que intentaba calmarla. Sentada frente al Dr. Naram, su madre se echó a llorar.

Alicia y yo estábamos de pie en la oficina del Dr. Naram, que estaba llena de gente. Había doctores de Alemania, Italia, el Reino Unido y Japón. Todos estaban allí para aprender de él. Había miembros del personal asistiendo y otros pacientes esperando su turno.

"Desearía que mi hija nunca hubiera nacido, Dr.. Sé que suena horrible, ¡pero es verdad!". La madre de Gia se esforzó por explicar cómo era su vida al criar a una niña como ella. Mientras hablaba, el Dr. Naram puso sus dedos en la muñeca de Gia hasta que la niña le quitó la mano, tirando una caja de caramelos de menta del escritorio. Saltó de su silla y brincó de un lado a otro de la habitación.

"¡Mi vida es un infierno!" dijo la madre de Gia. "No tenemos vida social, no tenemos vida. Paso cada minuto despierta tratando de asegurarme de que no se haga daño a sí misma, a nosotros o a los demás. No podemos salir con ella en público, y estoy agotada por cada gramo de fuerza y atención que empleo para lidiar con ella. Sólo quiere comer carne o comida basura. Nos tira todo lo que intentamos darle. Mi relación con mi marido es tensa. Está hablando de dejarme. Me dirijo bruscamente a nuestros otros dos hijos, que se sienten abandonados, luego se vuelven agresivos y empeoran las cosas. Me siento como una esposa horrible y una fracasada como madre".

Las lágrimas caían por sus mejillas mientras se encorvaba con exhausta desesperación.

El Dr. Naram le dio una palmadita en el brazo. "No soy Dios", dijo con voz calmada, "pero he ayudado a miles de niños como ella". Lo importante es esta pregunta: '¿Qué quieres?'".

Ahí está otra vez, pensé. *Esa pregunta.*

"Sólo quiero que sea una niña normal, que tenga una vida normal". Mientras hablaba, el Dr. Naram tomó nota de lo que encontró en el pulso de Gia. Rápidamente, marcó casillas en un papel con nombres de varias fórmulas de hierbas. Dirigió sus brillantes e intensos ojos hacia la madre y dijo firmemente, "¿qué pasaría si ahora mismo fuésemos capaces de hacer una transformación en la vida de Gia y en la tuya ?".

La madre dejó de llorar, pero también pareció dejar de respirar. Antes de que pudiera responder, el Dr. Naram se levantó de su escritorio y puso una silla en el medio de la habitación. "Gia", dijo el Dr. Naram dando palmaditas en la silla con su mano.

Todos le miraban, excepto Gia.

Ella le ignoró.

Él se acercó a ella y empezó a hablar. Gia corrió frenéticamente a través de la habitación, chocando con varias personas en el camino. Esto sucedió varias veces. Parecía no haber esperanza, y me preguntaba por qué seguía intentando hacer algo que claramente no iba a funcionar. Esta niña era demasiado salvaje, y mucha otra gente estaba esperando a ser vista por el Dr. Naram.

El Dr. Naram fue hacia ella de nuevo y trató de poner las manos en su cabeza de una manera concreta, para presionar ciertos puntos que dijo activaban un *marmaa* específico.

"Trabajar con puntos de energía sutil", explicó, "puede ayudar a eliminar bloqueos y reequilibrar el cuerpo".

Sólo cuando empezó a tocar puntos específicos de su cabeza, Gia se levantó y le agarró la cara con sus pequeñas y fuertes manos. Sus afiladas uñas le arañaron, desgarrando la carne de su mejilla izquierda. Unas pocas gotas de sangre de color rojo brillante aparecieron en su piel oscura. El Dr. Naram se sorprendió.

"¡Gia!" gritó su madre, tratando vigorosamente de agarrar a su hija mientras corría de nuevo a través de la habitación. La tensión aumentó en mi cuerpo mientras veía al Dr. Naram limpiarse la sangre de la cara con un pañuelo. Alicia parecía aterrorizada.

Pero el rasguño sólo asustó al Dr. Naram por un breve momento y empezó a llamarla por su nombre otra vez.

"Gia".

Cuando no respondió, su madre volvió a gritar su nombre y trató de obligarla a sentarse en la silla.

"¡No!" el Dr. Naram le dijo abruptamente a su madre. "¿No lo entiendes?, estoy tratando de enseñarte algo".

La tensión impregnaba la habitación cuando la madre, sorprendida, soltó a su hija. Gia vio cómo regañaban a su madre, y luego corrió al otro lado de la habitación. Cogió la caja de caramelos del suelo y comenzó a mirarla con gran curiosidad.

El Dr. Naram fue junto a ella. "Muy interesante, ¿eh?".

Gia tocó la caja de caramelos, y él hizo lo mismo.

Su madre trató de agarrar su mano para quitarle la caja. De nuevo el Dr. Naram dijo firmemente, "no, estoy tratando de enseñarte algo. ¡No me entiendes?".

Gia miró al Dr. Naram, y luego volvió a examinar la caja. El Dr. Naram se rió y, sonriendo, dijo: "Es curiosa".

Luego, volviéndose hacia la niña, le dijo: "Me gustas, Gia. Me gusta tu curiosidad".

Exploraron la caja juntos. Él la abrió, cogió un caramelo y le dio otro a ella. Después de un corto intercambio, fue capaz de poner suavemente las manos en su cabeza y hacer el primer marmaa. Con la palma de su mano derecha en la frente de ella, la palma de su mano izquierda en el dorso de su cabeza, y sus dedos tocándose y presionando ligeramente en la parte superior de la cabeza, le dio seis apretones. Tomó la mano derecha de Gia y presionó la punta de su dedo índice seis veces. Ella le miró con curiosidad. No se resistió.

Yo estaba sorprendido. *¿Era esto lo que se suponía que iba a provocar un cambio? ¿Cómo diablos podría ayudar el apretar la cabeza de la chica y los puntos de presión en su mano?*

Cuando el Dr. Naram fue a apretar el tercer marmaa, un punto entre la nariz y el labio superior, Gia apartó su mano y corrió hacia la esquina de la habitación. Pacientemente, se acercó a ella y empezó desde el principio, con el primer marmaa, luego el segundo, tranquilizándola con su voz. Cuando intentó hacer el tercer marmaa esta vez, ella se lo permitió pero de mala gana.

"Eres una chica muy buena, Gia", le dijo.

Mientras ella miraba, él se acercó a la silla vacía, le dio seis golpecitos con la mano y la llamó por su nombre. Ella apartó la mirada de él y se concentró en la caja que tenía en sus manos. El Dr. Naram comenzó de nuevo y repitió los tres marmaas en secuencia varias veces, hablando suave y amablemente todo el tiempo.

"Ahora, Gia, cuando vengas conmigo a esta silla, todos en esta sala te reconocerán y te darán un gran aplauso".

Él tomó suavemente su mano y dijo con firmeza: "¡Ahora, ven conmigo, Gia!".

Ella le siguió a la silla y se sentó en ella.

Todos empezamos a aplaudir. Por primera vez, Gia miró a la gente de la sala a través de sus gafas gruesas y nos dio una gran sonrisa. El Dr. Naram también estaba radiante.

Con su mano derecha, le dio un golpecito sobre su corazón y dijo: "¡Muy bien, Gia!".

El Dr. Naram entonces dio una palmada a otra silla, pero Gia no se fue hacia ella. En cambio, se dirigió de nuevo directamente a la caja.

Repitió pacientemente los puntos marmaa y dijo: "Ahora, ven aquí, Gia". Esta vez fue a la nueva silla y se sentó. Todos aplaudieron, y Gia sonrió aún más.

De nuevo, el Dr. Naram le dio seis palmaditas en el corazón y le dijo palabras de ánimo "¡muy bien, Gia! Ahora ven a conocer al Dr. Giovanni, y luego vuelve a sentarte en tu silla".

Mientras el Dr. Naram hablaba, le demostró a Gia lo que quería decir con acercarse al Dr. Giovanni y darle la mano, y luego volvió a la silla. Parecía confundida. Una vez más, el Dr. Naram le hizo los tres marmaas. Repitió la demostración varias veces, y luego hizo la secuencia de marmaa una vez más.

Esta vez, él le cogió la mano y ella le siguió hasta el Dr. Giovanni, le estrechó la mano y luego, entre aplausos, se sentó triunfante en su silla. El Dr.Naram la animó a que hiciera lo mismo y estrechara la mano de uno de los pacientes de la clínica, un hombre llamado Paul Suri que había venido de Nueva Jersey. Paul animó mucho a Gia. Entonces, el Dr. Naram me sorprendió.

"Ahora, ven a conocer al Dr. Clint". El Dr. Naram demostró cómo acercarse a mí y darme la mano.

Fue suficiente enseñárselo una vez. Gia se acercó, me dio la mano y algo dentro de mí se derritió. Me sonrió de una manera que no pude evitar devolverle la sonrisa. Miré a Alicia, quien estaba radiante de alegría. Todo el mundo aplaudía y sonreía, excepto la madre de Gia. Ella estaba llorando. "Yo . . . no lo comprendo".

El Dr. Naram dijo, "es importante recordar que a Gia no le importa realmente *tu* comprensión, y tampoco le importan tus lágrimas. ¡Le importa *su* comprensión! Marmaa es una antigua tecnología de transformación. A través de estos marmaas, puedes comunicar mensajes que van directamente al subconsciente de manera que *ella pueda sentirse comprendida.* Cuando combinas esto con una cierta dieta, remedios herbales y remedios caseros, pueden ocurrir cosas asombrosas. Lo he visto funcionar ahora en miles de niños, con grandes resultados, durante treinta años. Ella te escuchará, te obedecerá, y será feliz y saludable".

El Dr. Naram pidió al Dr. Giovanni que llevara a Gia y a su madre a otra habitación para enseñarle los puntos marmaa, explicarle la dieta y responder a cualquier pregunta sobre las fórmulas de hierbas que le prescribió.

Cuando el Dr. Giovanni abrió la puerta, el Dr. Naram reconoció a una familia que estaba esperando en el vestíbulo. Detuvo todo para darles la bienvenida a la habitación y le dio al joven padre un gran abrazo. "Cada vez que veo a este hombre, siento que es mejor que ganar un Premio Nobel", exclamó.

Mirando a la madre de Gia, el Dr. Naram dijo: "Cuando conocí a este hombre hace unos quince años, estaba mucho peor que tu hija. Su madre había perdido toda esperanza". Hizo un gesto a la anciana madre, que también entró en la habitación, y luego puso su mano en el hombro del joven.

"No podía vestirse o hablar más de unas pocas palabras murmuradas. Y babeaba sobre sí mismo todo el tiempo. Todo lo que su madre quería era que fuera un niño normal. ¡Y después de años de trabajo, este chico se ha convertido en un hombre!".

La anciana madre habló: "Todavía no está al 100%".

El Dr. Naram dijo: "Sí, pero mira ahora. Después de todos estos años de seguir los secretos de sanación más profundos, ¡su cerebro ha crecido! Y créanlo o no, este chico que antes no podía decir ni su propio nombre, ahora está casado y tiene un trabajo. Está manteniendo un hogar con su esposa y una hija brillante". El Dr. Naram señaló a su esposa e hija que estaban a su lado, y añadió: "¡Su hija está haciendo tan bien los deberes escolares que es la mejor de su clase!".

"Mire", dijo el Dr. Naram a la anciana madre, "su hijo está felizmente casado con una esposa y tiene una hermosa hija. Ahora mire al Dr. Giovanni; es difícil para nosotros incluso conseguir que se case". Todo el mundo se rió, incluido el Dr. Giovanni.

El Dr. Naram miró a la madre de Gia y dijo: "Por favor, hable con esta familia. Inspírese en lo que es posible si realmente elige seguir los antiguos secretos de la sanación profunda. Se necesita tiempo, paciencia, compromiso y esfuerzo, pero pueden suceder cosas maravillosas".

Luego se volvió hacia mí. "Dr. Clint, habla con ellos y escucha su historia completa".

Seguí a las dos familias y al Dr. Giovanni hasta otra habitación. Sentí el impulso de grabar la historia increíble de este joven padre y su hermosa familia.

Más tarde, investigando en línea, me sorprendió leer que, según el Centro de Control y Prevención de Enfermedades (CDC) de los EE.UU., ¡ha habido un aumento del 600 por ciento en las tasas de autismo en los últimos veinte años! Descubrí que uno de cada setenta niños es diagnosticado con autismo en Estados Unidos. Ese número no incluye los millones de niños que son diagnosticados con desorden de atención (TDA/TDAH) y otros desórdenes mentales o sociales. Habiendo visto a Gia durante sólo unos minutos, me pregunté cómo era la vida para cada una de esas familias. Buscando los tratamientos disponibles para ellos, no pude encontrar ninguna mención de los antiguos métodos de sanación que el Dr. Naram estaba usando. Aprendí que mientras la medicina occidental no tiene cura para el autismo, a la mayoría de estos niños se les da alguna forma de prescripción de medicamentos, muchos de los cuales tienen efectos secundarios preocupantes. Revisando el video y las notas que había tomado, me pregunté cuánta gente podría beneficiarse del antiguo método de sanación que el Dr. Naram. estaba usando.*

❦

Una Atracción Mundial

Alicia y yo pasamos todo el tiempo que pudimos en la clínica. Cientos de personas venían cada día, y el Dr. Naram a menudo se quedaba hasta pasada la medianoche. Sentado en la cafetería o caminando por los pasillos, empecé a preguntar a los pacientes y a los médicos extranjeros sobre sus experiencias.

Quería saber por qué los médicos habían venido. Me preguntaba por qué los pacientes viajaban tan lejos para pasar sólo de cinco a diez minutos con el Dr. Naram. ¡En una sola semana, conté pacientes de ochenta y cinco países!

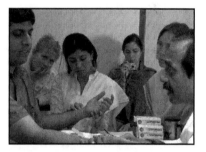

Alicia tomando una foto de la actividad que ocurre en la oficina del Dr. Naram

A mediados de semana, documenté más y más mis conversaciones por video, grabando entrevistas con pacientes y haciendo fotos de sus informes médicos cuando me lo permitían. Cuanto más escuchaba y veía, más me sorprendía que nadie hubiera capturado ya estas historias. Sentí que las grabaciones serían un buen regalo de agradecimiento al Dr. Naram por dejarnos unirnos a él. También me dio algo más que hacer aparte de esperar gustarle a Alicia.

La gama de dolencias con las que la gente afirmaba que el Dr. Naram les ayudaba era asombrosa, desde dolores en las articulaciones hasta infertilidad, enfermedades de la piel, desequilibrios

---

Material complementario: para un contexto mayor sobre cómo el Dr. Naram ayudaría a alguien con TDA/TDAH o autismo, por favor consulte los vídeos en el sitio de subscripción gratuita MyAncientSecrets.com. Como siempre, por favor recuerde la cláusula de exención de responsabilidad médica.

hormonales, enfermedades del corazón, hidrocefalia, condiciones mentales e incluso cáncer. Mientras escuchaba esto, una cuestión me seguía inquietando. *Los doctores en Estados Unidos generalmente se enfocan en un área de especialidad (como un especialista del corazón o un urólogo); ¿cómo era posible que el Dr. Naram lograra resultados tan grandes en tantas áreas diferentes? Todavía me preguntaba, ¿era todo por el efecto placebo?*

Descubrí que aunque las condiciones variaban mucho, la solución para cada una solía incluir un cambio de hábitos, empezando por

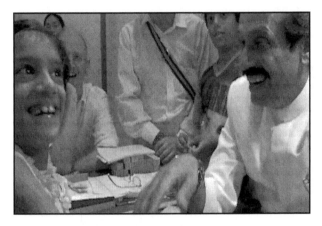

Captura de pantalla del vídeo, el momento inmediatamente después de que esta niña dijera "mami" por primera vez.

la dieta, y llevaba un tiempo antes de que los pacientes vieran los resultados. Muchos confesaron que habían intentado otros métodos en busca de una solución rápida antes de acudir al Dr. Naram. Con demasiada frecuencia, estas soluciones rápidas venían con una serie de efectos secundarios a largo plazo. Me dijeron que los antiguos métodos de sanación del Dr. Naram llevaban más tiempo, pero daban resultados reales a largo plazo, y una sanación más profunda sin efectos secundarios negativos.

Al tercer día, una pareja joven trajo a su hija de diez años, que nunca había hablado en su vida. El Dr. Naram trabajó con ella durante unos diez minutos, presionando ciertos puntos de su cuerpo mientras le pedía que respondiera. Con toda la sala mirando con tensa anticipación, esta niña soltó "¡mami!". La habitación estalló en aplausos cuando obviamente la alegría se mostró en la cara y los ojos de esta niña. Ella dijo "mami" de nuevo, y cuando miré a su madre, vi que estaba llorando.

Algunas personas me dijeron que conocían al Dr. Naram desde hacía más de treinta y cinco años y que se sentían parte de su familia. Otros le habían conocido más recientemente, pasando sólo cinco minutos con él, pero aún así habían tenido profundos resultados durante los meses siguientes después de tomar sus recetas de hierbas, remedios caseros, y/o cambiar su dieta. Me sorprendió que los maestros de tantas tradiciones espirituales diferentes enviaran a sus estudiantes y devotos al Dr. Naram para que les ayudara. Algunos vinieron para sanar enfermedades físicas y otros para desintoxicar sus cuerpos, preparando sus mentes para poder profundizar en su práctica de meditación y experiencia espiritual.

Estaba intrigado pero no tenía ni idea de qué hacer con todo esto. A pesar de las cosas increíbles que había visto, me estaba sintiendo cada vez más irritable. Era bastante obvio que las cosas entre Alicia y yo no iban a progresar más allá de la amistad. Recibía sutiles señales de que aunque ella estaba agradecida de tener esta experiencia, no estaba interesada en mí. Sentí una combinación de frustración, tristeza y resignación.

❀

Remedio Inesperado

En nuestro último día en la clínica, el Dr. Naram pidió hablar conmigo cuando terminara de ver a los pacientes. Aunque estaba muy emocionado por hablar con él, cuando llegó nuestra reunión, a la 1:30 a.m., se me hizo difícil concentrarme por causa de un punzante dolor de cabeza.

"¿Puedo hacerte una pregunta?" dije cuando finalmente nos sentamos. "¿Cómo puedo deshacerme de este dolor de cabeza? He estado comiendo sano, haciendo ejercicio, e incluso he tenido un masaje terapéutico hoy. Ni siquiera sé de dónde ha venido".

Sus ojos oscuros y curiosos se enfocaron en mí. "¿Dónde te duele?"

Centrándome en el punto de origen del dolor, señalé la base de mi cabeza y mi cuello.

"Ahh. Eso es un dolor de cabeza *vata*". No sabía que existían diferentes tipos de dolores de cabeza, los cuales se pueden identificar según el lugar donde sientes el dolor.

> *"Todo puede ser un veneno o una medicina, dependiendo de cómo lo uses".*
> – Jivaka
> (médico personal de Buda)

"Para ese tipo de dolor de cabeza, tu medicina es... aros de cebolla".

"¿Qué? ¿Aros de cebolla?". *¿Lo escuché correctamente?*

El Dr. Naram sonrió. "El maestro originario de mi linaje Siddha-Veda, Jivaka, enseñó cómo todo puede ser un veneno o una medicina, dependiendo de cómo se use. Por ejemplo, el agua es una medicina para noventa y dos enfermedades y un veneno para veintiséis. Incluso las cosas que haces, como tu trabajo, pueden ser una medicina o un veneno, dependiendo de si está alineado con el propósito de tu vida o no".

Explicó pacientemente, pero con una intensidad y entusiasmo que no hubiera esperado de alguien que había visto más de trescientos pacientes ese día.

"Hay tres tipos principales de dolores de cabeza y muchos subtipos diferentes. Los aros de cebolla no funcionan para todos los tipos de dolor de cabeza. Además, si los comes todo el tiempo, crearán toxinas en tu cuerpo. Así que, para una sanación a largo plazo y más profunda, puedo decirte qué más hacer. Pero para tu dolor de cabeza ahora mismo, comer aros de cebolla es una medicina temporal. Sólo pruébalo por ti mismo".

El Dr. Naram le pidió al chef que aún estaba allí que hiciera un poco de *pakoda* de cebolla fresca (se pronuncia *pah-koh- dah*; un plato indio similar a los aros de cebolla). Mi cabeza estaba palpitando. Mientras me metía en la boca las cebollas deliciosamente cocinadas, tenía curiosidad por saber qué pasaría. Para mi sorpresa y asombro, el dolor, que había estado creciendo en intensidad durante todo el día, rápidamente empezó a aliviarse de mi cuerpo y desapareció por completo en cinco minutos.

"¡Es increíble!". Le dije al Dr. Naram. Sin más dolor de cabeza y mi corazón abierto le pregunté: "¿Cómo ha funcionado?".

"Sabes Clint, me recuerdas mucho a mí mismo cuando era más joven".

"¿En serio? ¿Cómo es eso?". Me intrigaba saber en qué podíamos ser iguales.

Mi diario de notas

Antiguos secretos de sanación para un dolor de cabeza tipo Vata*

1) Determinar el tipo de dolor de cabeza: según el Dr. Naram, si el dolor es en la parte delantera de la cabeza, en los senos nasales, es probable que sea un dolor de cabeza Kapha. Si el dolor es agudo en la parte superior, o en un lado, es probable que sea un dolor de cabeza Pitta. Si el dolor es en la parte trasera, o en la base del cuello, es probable que sea un dolor de cabeza Vata.

2) Si se trata de un dolor de cabeza Vata, se puede dar estos antiguos remedios:

    c. Remedio casero: comer algunos aros de cebolla* o pakoda de cebolla (un plato indio de cebollas fritas).

    d. Marmaa Shakti: Cuatro dedos abajo de los lóbulos de las orejas a cada lado del cuello, presiona 6 veces.

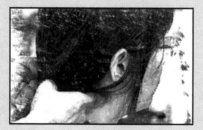

*Importante: el Dr. Naram sólo recomendó el remedio anterior para un tipo específico de dolor de cabeza, y no recomendó a las personas que tomaran aros de cebolla todos los días para "prevenir los dolores de cabeza", ya que sería tóxico para el cuerpo. Material complementario: para ver cómo el Dr. Naram ayudaría a varios tipos de dolores de cabeza, por favor visita el sitio web gratuito MyAncientSecrets. com y hazte miembro.

"Yo también estaba confundido y desorientado", dijo con una risa. Mi cara estaba en blanco. El Dr. Naram sonrió y puso su mano en mi brazo. Describió cómo su maestro le ayudó a ganar una tremenda claridad en su vida, enseñándole secretos ancestrales ya perdidos, para la transformación y la sanación profunda.

"Las cebollas son una de las tantas medicinas poderosas de la naturaleza. Hay muchos secretos como éste que puedo enseñarte. Pueden sorprenderte al principio, pero pueden cambiar tu vida para siempre. Es más, una vez que los conoces, ¡te conviertes en una poderosa influencia en este planeta para ayudar a los demás!".

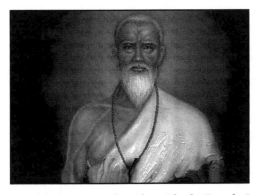

Ilustración del Maestro Jivaka. Obtenida de Google Imágenes.

Consideré mi visita a la India como un acontecimiento único, y pronto volvería a mi trabajo de investigación tecnológica en la universidad. Me preguntaba por qué me decía esto. Pensé, *¿no debería estar Alicia aquí para esta conversación en lugar de mí?* Cuando salí por la puerta la vi aprendiendo más sobre cómo leer los pulsos con el Dr. Giovanni, así que me sentí contento de que ella también estuviera recibiendo lo que necesitaba. Era tarde, pero el Dr. Naram pidió hablar conmigo una vez más antes de que me fuera de la India, invitándonos a Alicia y a mí para cenar en su casa.

Cuando llegué a mi dormitorio, me di cuenta de que junto con el dolor de cabeza, también la frustración del día se había desvanecido. Esa noche me quedé con una sensación de asombro. Mientras reflexionaba sobre todo, mis pensamientos se dirigieron a Alicia y luego al Dr. Naram. Él tenía la habilidad de ayudarme a olvidar mis carencias y mis limitaciones autopercibidas. Me abrió a un mundo de nuevas posibilidades. ¡Y me enseñó un remedio muy interesante para el tipo de dolor de cabeza que había tenido!

Al día siguiente, decidí investigar el linaje del Dr. Naram. No había mucha información disponible en inglés sobre el Maestro Jivaka, pero encontré una historia bien documentada. Contaba cómo Buda (Siddhartha Gautama) había convocado a todos los médicos y curanderos y les había puesto una prueba. Les pidió que fueran al bosque y volvieran con una bolsa llena de todo lo que encontraran que no fuera útil para la sanación. Algunos volvieron orgullosos con sus bolsas llenas, diciendo que no les servían ninguna de estas plantas en particular. Otros volvieron con bolsas más pequeñas. Sólo uno regresó sin nada. Cuando Buda le preguntó, Jivaka respondió que no pudo encontrar ni una sola cosa que no fuera útil para una condición de salud. Fue entonces cuando Buda pidió que Jivaka fuera su médico.

Siempre que Buda viajaba, Jivaka viajaba con él, ayudando a cuidar del séquito y de todos aquellos que venían en busca de la iluminación. En sus muchos viajes, Jivaka descubrió nuevas plantas y nuevos usos para ellas. Registró sus hallazgos en manuscritos que se han conservado durante siglos.

Leer esta historia me hizo sonreír. Parecía que el Dr. Naram se tomó la lección a pecho, que todo era útil para la sanación, incluso los anillos de cebolla.

Mientras estaba en la cama, me pregunté si el Dr. Naram conocería algún antiguo secreto de sanación que me ayudara a superar el rechazo y la angustia.

Tu diario de notas

Para profundizar y ampliar los beneficios que experimentarás al leer este libro, tómate unos minutos ahora y responde las siguientes preguntas para ti mismo:

¿Qué pensamientos, conversaciones, alimentos y/o actividades parecen ser como un veneno (que disminuyen tu energía) en tu vida?

_____

_____

_____

_____

¿Qué pensamientos, conversaciones, alimentos y/o actividades parecen ser como una medicina (que aumentan tu energía) en tu vida?

_____

_____

_____

_____

¿Qué otras percepciones o preguntas te han surgido y de qué te has dado cuenta mientras leías este capítulo?

_____

_____

_____

_____

CAPÍTULO 4

✿

¿Qué es lo más Importante?

"Podrías acercarte a casi cualquier persona y en vez de preguntarle '¿Cómo estás?' podrías preguntar '¿Dónde te duele?'".

– Henry B. Eyring

¿**R**ecuerdas la llamada de mi padre que mencioné en la introducción de este libro? A la mañana siguiente fue cuando sucedió. No podía perderme la tenue pero palpable angustia de su voz. "Hijo, ¿puedes venir a casa? Necesito hablar contigo".

Cuando le pregunté a mi padre qué pasaba, no me lo dijo. Sólo enfatizó que necesitaba hablar conmigo en persona.

"¿Qué tan pronto puedes llegar a Utah?" preguntó.

Así que, Alicia y yo decidimos regresar la noche siguiente. Ella regresaba a California y yo me iba a Nueva York, y después a Utah, donde vivían mis padres. Durante el resto del día, los pensamientos sobre mi padre llenaron mi mente.

Para que nos entiendas mejor, quiero compartir un poco sobre mi padre y nuestra familia. Mis padres criaron a ocho hijos, una casa llena. Yo era su sexto hijo, pero disfrutaba diciéndole a la gente que era su favorito. En la escuela un amigo me preguntó una vez: "¿Por qué hay tantos niños en tu familia, tus padres no tenían un televisor?".

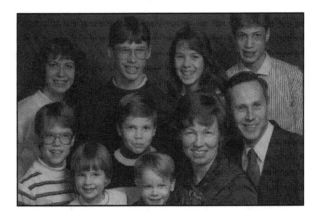

Mi familia cuando yo tenía unos 6 años; yo estoy en el centro,
mi padre y mi madre en la parte delantera de la derecha,
y mi hermana Denise en la esquina superior. izquierda.

La mayor parte del tiempo, me encantaba tener tantos hermanos y hermanas. Claro que nos peleábamos por tonterías, pero también nos reíamos mucho y sabíamos jugar y crear. Recuerdo que un día uno de mis hermanos mayores trajo a casa una cámara de vídeo y nos enganchamos a hacer vídeos divertidos. Perder a mi hermana mayor, Denise, por suicidio, nos unió al resto de nosotros. Una cosa que no hacíamos bien era hablar de nuestros sentimientos, pero sabíamos lo mucho que nos importamos los unos a los otros sin ni siquiera tener que decirlo.

Mis padres estuvieron fielmente casados por más de 40 años, en las buenas y en las malas de la vida. Cuando mi padre le propuso matrimonio a mi madre, le dijo: "Sabiendo lo que sabes de mí, ¿todavía quieres ser la madre de mis hijos?". Siempre pensé que era una forma divertida de proponerle matrimonio.

Aunque nunca tuvieron mucho dinero, llegaban a fin de mes. Me encantaba recibir una caja llena de ropa usada de un vecino o de una familia de la iglesia. Todavía recuerdo cuando descubrí que la mayoría de la gente iba a la tienda y pagaba mucho dinero por la ropa, y lo extraño que me parecía. Mis padres nos enseñaron el valor de la frugalidad, el trabajo duro, la oración, la honestidad y el compromiso.

Mamá y papá eran muy diferentes. A mi madre le gustaba hacer las cosas bien, con un talento para poner a la gente en acción. Me sorprendió lo eficiente que era y lo mucho que lograba cada día. Supongo que para criar a ocho niños, tenía que desarrollar esa habilidad. Mi padre, por otro lado, estaba más preocupado por cómo se sentía todo el mundo que por lo que estaban haciendo.

La pasión de mi padre era ayudar a los padres y maestros a entender lo que él llamaba "la pieza que faltaba en la educación". La pieza que faltaba, según él, es que en la escuela se enseñaba a los niños qué pensar, pero no cómo pensar. Tenía un lema que decía que "una sola idea puede cambiar la vida de un niño". Inspirado por Benjamín Franklin, le encantaba integrar la ética con la educación, enseñando a los niños a desarrollar su carácter y ayudándoles a aprender mejor cualquier materia. Su sueño era sintetizar los más de treinta años de su vida de trabajo en un libro que llamaría "La pieza que falta en la educación", como legado para sus nietos. Para ello, papá siempre tenía un montón de papeles en su escritorio, recopilando preguntas, actividades e historias que ayudan a guiar a los niños a pensar y a tomar buenas decisiones. En mis momentos más honestos, deseaba ser más eficiente en eso.

Papá tenía un sentido del humor divertido y modesto. Cuando era pequeño y estaba aprendiendo a atarme los cordones de los zapatos, le pregunté: "Papá, ¿puedes poner mis zapatos?". Respondió con una sonrisa: "Sí, puedo intentarlo, pero no estoy seguro de que me queden bien". Luego me enseñó amablemente a atarme los zapatos. Cuando uno de nosotros se acercaba por detrás y le daba un masaje, decía: "Te doy dos horas exactas para que termines".

¡Nos reíamos tanto! Por ejemplo, una vez mi padre estaba diciendo la oración familiar por la noche y se durmió a mitad de hacerlo. Nos sentamos allí esperando, confundidos. La mejor parte fue que cuando contó la historia, no pudo evitar reírse de sí mismo. Se reía tanto que lloraba por lo divertido que era todo el asunto, y nos reíamos con él. Me enseñó que la risa es una de las medicinas más poderosas para cualquier persona o familia. Por mucho que le gustara reír, nunca se reiría a expensas de los demás y nos

> *"Una sola idea puede cambiar la vida de un niño".*
> – George L. Rogers

> *"La risa es una de las medicinas más poderosas para cualquier persona o familia".*
> – George L. Rogers

paraba si lo hacíamos. Me enseñó con su ejemplo que si podíamos reírnos de nosotros mismos y de nuestros propios errores, estos serían de alguna manera más fáciles de superar.

A la gente le encantaba estar cerca de él. Cuando era adolescente, mis amigos me decían lo mucho que sentían que él se preocupaba por ellos. Cuando tenía unos dieciséis años, un amigo me sorprendió diciendo: "Es tan fácil estar con tu padre. Le miro a los ojos y me siento amado".

Era amable pero fuerte. No cedía cuando se trataba de un principio en el que creía. Una vez, cuando yo tenía unos doce años, descubrió que iba a copiar ilegalmente música y vídeos para dárselos a mi madre y a mi abuela como regalos de Navidad; ¡tenía sentido para mí como una forma de ahorrar dinero! Me di cuenta de lo mucho que lo desaprobaba cuando se enteró. Me dijo que la gente que creaba la música y los vídeos debía recibir un pago. Dijo, "nunca hagas nada de lo que te avergüences si se hace público". Entonces, entendiendo que no tenía mucho dinero, me llevó a la tienda y me ayudó aportando algo de dinero para que pudiera permitirme el vídeo y la música que quería copiar. Me corrigió, pero de una manera que me hizo sentir bien conmigo mismo.

Entender y apreciar a mi madre fue más difícil y complicado hasta algo más tarde en mi vida. Como era un niño sensible, noté que frecuentemente había cosas bajo la superficie que le preocupaban. No sabía cuáles eran, o si algunas de ellas eran por mi culpa, porque ella nunca hablaba de esas cosas, al menos no conmigo. En lugar de ello, se ponía a trabajar sin parar y a hacer listas de cosas que quedaban por hacer, como una forma de mantener una sensación de control y logro, manteniendo el funcionamiento de una familia de ocho hijos.

> *"Nunca hagas nada de lo que te avergüences si se hace público".*
> – George L. Rogers

Además de ser sensible, también era tímido y me tomaba las

cosas personalmente con facilidad. Cuando tenía nueve años, me enfadé mucho con mi madre cuando le escuché hablar por teléfono con una de sus amigas, riéndose mientras compartía una historia vergonzosa sobre mí. Por algo que otros niños podrían haber ignorado o reído con ella, me sentí herido y dañado. *Se suponía que ella me amaba, no que se reía de mí ante los demás.* Le eché la culpa del dolor que sentía y quería que ella también se sintiera herida. Me avergüenza admitirlo, pero es verdad. Al principio quería huir, pero decidí quedarme en casa y castigarla con mi silencio. Duró un día y medio, hasta que ella fue a mi habitación la noche siguiente.

"Clint, ¿qué está pasando?" preguntó. "No puedo ayudarte si no sé qué pasa".

Hice lo que pude para no hablar, y finalmente rompí a llorar. Me extendió la mano y me frotó la espalda con ternura, mostrando tanta compasión que ya no pude mantenerla como un monstruo en mi mente. Confesé por qué estaba sufriendo. Inmediatamente se disculpó y me abrazó fuertemente.

No me malinterpretes. Yo también tenía frustraciones con mi padre. Me molestaba cuando me confrontaba por hacer algo malo, como la vez que golpeé a mi hermana. Ella estaba llorando. Tirando firmemente de mí, me sentó en las escaleras y me preguntó: "¿Por qué golpeaste a tu hermana?".

> *"Nadie puede hacerte enojar. Tu reacción siempre viene desde tu interior".*
> – George L. Rogers

Me sentí totalmente justificado al compartir mi respuesta, "porque ella me ha hecho enfadar".

Hizo una pausa y dijo algo que cambió mi vida. "Hijo, nadie puede *hacerte* enojar, o *hacerte* sentir algo. Tu reacción siempre viene de tu interior. La gente puede controlar tus emociones sólo si se lo permites".

Aunque todavía me castigó por golpear a mi hermana, la verdad de su sabiduría me golpeó más profundamente. Fue un momento poderoso que derritió la ira que sentía. Tenía razón: nadie podía hacerme enojar. Yo era responsable de mis propias emociones. Fue un descubrimiento asombroso.

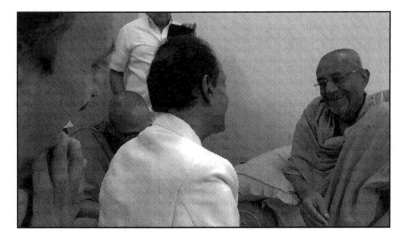

El Dr. Naram justo después de tomarle el pulso a Hariprasad Swamijii, un maestro espiritual para millones de personas que promueve el concepto de Atmiyata. Vinay los miraba a ambos con amor y devoción.

Bondad Inestimable

Mientras estaba en la India, la llamada de mi padre despertó muchos recuerdos como estos. Más tarde ese día, vi a Vinay, el asistente administrativo del Dr. Naram.

Viendo la mirada distante en mi cara, me preguntó: "¿Estás bien?".

"En realidad no", dije. "Estoy preocupado por mi padre".

Le conté lo de la llamada, y luego compartí algunas historias sobre mi padre. Vinay dijo, "estoy sorprendido, tu padre sigue un principio que aprendí de mi maestro espiritual, Hariprasad Swamijii, llamado *Atmiyata*" (pronunciado *Aht-me-yah-tah*).

"¿Qué es eso?".

"Esencialmente, el concepto de Atmiyata es que tratas a la gente con amor y devoción, sin importar cómo te traten. Me complace saber que la gente como tu padre sigue ese principio. Es diferente a lo que vemos en la televisión y en las películas sobre la cultura americana".

Estaba de acuerdo en que mi padre tenía una conciencia fuerte y clara, y le admiraba profundamente por ello. Siempre sentí que tenía mucho por cumplir, aunque dentro de mí sentía que no estaba a la altura de su ejemplo.

Lo que no le dije a Vinay fue que a menudo sentía el peso de las malas decisiones que tomé y de las que me avergonzaba. Nunca les hablé a mis padres sobre varias de ellas y esperaba que nunca lo descubrieran. No quería decepcionarlos.

"Atmiyata es cuando, sin importar cómo alguien te trate, puedes responder con amor y respeto".
— Hariprasad Swamijii

Con la esperanza de hacer que mis padres y mi familia se sintieran orgullosos de mí, logré muchas cosas. Me gradué como el primero de mi clase en la secundaria, hablé en la ceremonia de graduación y fui aceptado y becado en una gran universidad. Hice mucho trabajo de voluntario en África y en otras partes del mundo, pospuse parte de la universidad para hacer trabajo de misionero durante dos años, y fui el primero de mi familia en obtener un doctorado con una investigación de tesis premiada. Recibí varios premios y reconocimientos como joven investigador. Incluso fui elegido como uno de los doce jóvenes eruditos de todo el mundo para ser llevado a Bruselas para una "reunión de mentes jóvenes maestras" para debatir las posibles soluciones a los problemas del mundo. En ese momento, vivía en Finlandia, coordinando un proyecto financiado por la Unión Europea. Impartí cursos pioneros sobre cómo utilizar la tecnología y los nuevos medios de comunicación para la comunicación interreligiosa e intercultural, el desarrollo internacional y los esfuerzos de consolidación de la paz. A pesar de todo eso, los errores que cometí, en mi mente, superaban cualquier cosa buena que hubiera hecho.

Cuando mi padre me llamó esa mañana y dijo que necesitaba verme, por un momento me pregunté si había descubierto algo que yo había hecho mal.

Además de apoyarme, sabía que mis padres se preocupaban por mí, como hacen los padres. Y sabía que rezaban mucho por mí. Viajé y viví en diferentes países, pero no estaba nada cerca de casarme. Estaba explorando mi propia relación con la espiritualidad y la ciencia, pasando mucho tiempo lejos de casa y de todo lo que les era familiar. Una vez le confesé a mi padre que me sentía triste y solo, así que siempre se aseguró de preguntarme cómo estaba y si las cosas estaban mejorando. Creo que tuvo un cuidado extra por lo que había pasado con mi hermana. Me esforcé por mantenerme en contacto con ellos, pero la llamada de mi padre y su petición de reunirse conmigo me cogió desprevenido.

Era inusual que él concertara una cita conmigo. Yo era su hijo y podía llamarme cuando quisiera. Todo el día estuve confundido, y luego aún más preocupado cuando mi madre llamó más tarde esa noche.

"Por favor, no olvides el encuentro con tu padre", dijo mi madre con un tono de voz al que no estaba acostumbrado. "No sé de qué se trata, pero siento que es importante".

El misterio tendría que esperar. Pasaría otro día en Mumbai y luego una parada en Nueva York antes de averiguar lo que mi padre necesitaba.

Y antes de dejar la India, el Dr. Naram pidió reunirse conmigo una vez más para compartir algo que dijo que cambiaría mi vida.

Tu diario de notas

Para profundizar y ampliar los beneficios que experimentarás al leer este libro, tómate unos minutos ahora y responde las siguientes preguntas para ti mismo:

¿A qué luchas ocultas se están enfrentando aquellos que amas en este momento? ¿Qué podrías hacer para ayudarles?

_____

_____

_____

¿Qué sabiduría has aprendido de tus padres u otros, que te ha ayudado?

_____

_____

_____

¿En qué área de tu vida puedes practicar el arte curativo del Atmiyata?

_____

_____

_____

¿Qué otras percepciones o preguntas te han surgido y de qué te has dado cuenta mientras leías este capítulo?

_____

_____

_____

❀

CAPÍTULO 5

Un Gran Secreto para Tener Éxito en Cualquier Cosa

"Cuando ya no sabemos qué hacer, hemos llegado a nuestro verdadero trabajo y cuando ya no sabemos qué camino tomar, hemos comenzado nuestro verdadero viaje".

– Wendell Berry

La noche siguiente, antes de que Alicia y yo tomáramos un vuelo a los Estados Unidos, el Dr. Naram nos invitó a una cena de despedida. Aunque la comida era deliciosa, comí rápido, esperando tener más tiempo para hablar con él. Finalmente, dijo: "¿Podrías reunirte conmigo a solas en mi estudio? Quiero mostrarte algo muy especial".

Una vez que cerré la puerta del estudio detrás de mí, el Dr. Naram sacó varios paquetes envueltos en tela naranja. Al desatar la cuerda que los rodeaba, vi que contenían páginas viejas y gastadas con caracteres escritos a mano que no reconocí. En un tono silencioso, el Dr. Naram dijo, "estas son algunas páginas de los antiguos textos que me dio mi maestro". Pasaba cuidadosamente cada página, compartiendo cómo de preciados eran los manuscritos para él y cómo le habían guiado a los antiguos principios, fórmulas y métodos que usaba para ayudar a la gente.

Manuscritos antiguos que contienen secretos ancestrales de sanación.

Manuscritos antiguos que contienen secretos ancestrales de sanación.

Un trozo de papel amarillo al principio de cada texto, escrito en inglés, proporcionaba una breve descripción del contenido. Estaban escritos en varios idiomas: sánscrito, tibetano, nerali, nepalés y ardhamagadhi o magadhi prakrit. Había remedios caseros y fórmulas de hierbas para la diabetes, diferentes tipos de cáncer, problemas de cabello y piel, así como antiguos mantras y marmaas para manifestar felicidad, paz y abundancia. Incluso había fórmulas secretas para la juventud, usadas por una dama llamada Amrapali que, según explicó el Dr. Naram, tenía más de sesenta años pero parecía treinta años más joven. Era tan atractiva que un rey de treinta y cinco años se enamoró de ella a pesar de tener una esposa joven y hermosa. Tenía un fuerte deseo de tocar esos escritos tan antiguos, pero no quería arriesgarme a dañar el frágil papel.

"Toda mi vida ha consistido en seguir las instrucciones de mi maestro", dijo el Dr. Naram, "para poder decodificar los principios de estas antiguas páginas y llevarlos a la realidad física en el mundo moderno de una manera que cambia e incluso salva la vida de la gente".

Hubo una pausa larga mientras asimilaba esas palabras. Rompiendo el silencio, le hice una pregunta que ardía en mi interior desde hacía algún tiempo: "¿Cómo comenzó todo esto para ti?".

Mientras envolvía cuidadosamente las antiguas páginas en la tela naranja, el Dr. Naram me contó su historia.

"Hace treinta años, me gradué en la universidad como médico".

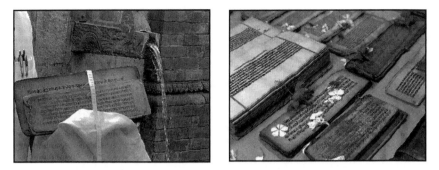

A la izquierda: El Dr. Naram sostiene uno de los textos antiguos que contiene los secretos de su linaje para una sanación más y más profunda.
A la derecha: Más manuscritos en una mesa.

"¿Qué?, antes de convertirte en un sanador ¿te formaste como médico?".

"Sí, me gradué con una licenciatura en 1978 en la Universidad de Mumbai, y con títulos avanzados en medicina ayurvédica en 1982 y 1984. Sólo era un médico sin sentido de pertenencia. Tenía el gran sueño de querer cambiar el mundo. Quería ayudar a la gente a alcanzar una salud vibrante, paz mental y energía ilimitada, pero yo mismo no tenía energía, salud o paz. Lo que es más, a pesar de toda mi educación, seguía trabajando sólo con la 'teoría del tal vez'. ¿Sabes lo que es una 'teoría del tal vez?'".

Me encogí de hombros y sacudí la cabeza.

"Supongamos que un paciente viene y dice que le duele el estómago. Diría: 'tal vez gas, tal vez acidez, o tal vez algún tumor', o 'tal vez algún problema con su esposa'. Daría un amplio espectro de remedios basados en suposiciones de "quizás" y él se iría. Volvía con el mismo problema un mes más tarde y yo decía, 'tal vez es psicosomático'. Pasaba horas consultando a mis pacientes sin obtener resultados. Estaba frustrado, deprimido, nervioso y ansioso. Me sentía como un fracaso. Comía cosas poco saludables para calmar mi ansiedad y gané mucho peso. Pesaba más de 100 kilos y empecé a cuestionarme si los remedios que usaba eran efectivos. O tal vez el problema era que no entendía a la gente. Quizás no entendía sus verdaderos desafíos, preocupaciones, miedos y ansiedades. Igual ese trabajo no era para mí".

Mientras el Dr. Naram hablaba de su infelicidad, yo reflexionaba sobre mi propia tristeza. No estaba siempre ahí, pero venía con la frecuencia suficiente como para hacerme cuestionar muchas cosas de mi vida. A veces aparecía como depresión; otras como impaciencia o irritación conmigo y con los demás.

"No ganaba dinero y no sentía ninguna satisfacción en el trabajo, ni alegría interior", continuó el Dr. Naram, "fue entonces cuando, un día, un milagro cambió mi vida para siempre. Estaba tratando a un paciente llamado Shanker, venía todas las semanas y nos sentamos juntos durante dos horas para tratar su problema y probar nuevas soluciones y remedios, pero nada funcionaba. De repente, después de dos años de consulta, Shanker dejó de venir y pensé que tal vez finalmente había sanado a alguien. Varios meses más tarde, le vi caminando con un aspecto feliz. Me pregunté, *¿le ayudé?* Su respuesta me sacudió hasta la médula".

"Shanker me dijo: 'No, Dr. Naram, usted no me ayudó. A pesar de todo el tiempo que me dedicaste, nunca me entendiste. Sólo me confundiste más y más'. Le respondí: 'Sé que mi problema es que no entiendo a la gente. Entonces, ¿cómo mejoraste?'".

Shanker explicó que había ido a ver a un gran maestro que tenía 115 años. El hombre le leyó el pulso y, en sólo dos minutos, le dijo exactamente lo que estaba pasando en su cuerpo, su mente y emociones, y le aconsejó qué hacer para curarse. El Dr. Naram no creía que esto fuera posible, pero no podía negar que Shanker se veía mucho mejor. Sus informes médicos mostraban mejoras drásticas en el diagnóstico de la artritis, presión sanguínea, osteoporosis y función renal. El Dr. Naram le preguntó: "¿Cómo puedo conocer a este maestro y verlo por mí mismo?".

"Shanker me dio la ubicación", continuó el Dr. Naram, "pero antes de ir, hice una lista de todos mis problemas: depresión, ansiedad, nerviosismo, diabetes, pérdida de cabello y obesidad. Más tarde, viajé para ver a este gran maestro y esperé mucho tiempo antes de que fuera mi turno. Mientras tanto, me preguntaba cómo este hombre de 115 años seguía viendo noventa clientes al día. Cuando finalmente fue mi turno, el maestro puso sus dedos en el pulso de mi muñeca y dijo:

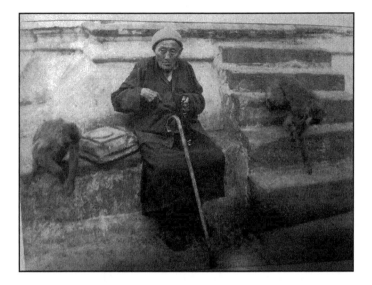

El maestro del Dr. Naram, Baba Ramdas, a la edad de 115 años.

'Alto nivel de azúcar en la sangre, también quieres que te crezca el pelo, perder peso y quieres cambiar de trabajo. Además estás deprimido, nervioso y confundido sobre el futuro".

El Dr. Naram hizo una pausa por un momento. "Me comprendió, y no puedo decirte lo bien que me sentí al ser profundamente comprendido de esa manera. Más tarde mi maestro me dijo, 'en los últimos seis mil años de la historia de la humanidad, la mayor necesidad que tiene la gente no es el amor, sino sentirse comprendido'".

Mientras el Dr. Naram compartía su historia, me preguntaba: *Además de ayudar a la gente con cosas como la presión arterial alta, la diabetes, la artritis, etc., ¿tendría ese maestro también secretos antiguos que pudieran convertir la tristeza en felicidad?*

El Dr. Naram continuó: "Baba Ramdas me entendió, y ese único encuentro cambió mi vida. Me dio una receta con algunas hierbas y algunos cambios en la dieta y me pidió que volviera en seis meses. El maestro me dijo que no tenía una solución rápida para mí. Si eso es lo que quería, debería ir a otro lugar. Lo que me ofrecía era una sanación más profunda que requería persistencia y paciencia. Hice exactamente lo que me dijo. Llevó tiempo, pero mi paciencia y compromiso dieron sus frutos. La receta funcionó como magia. Perdí peso, de 100 kilos a ahora 57. Mi nivel de azúcar en la sangre bajó significativamente, de 475 en ayunas a entre 96 y 105 en ayunas. Y mi pelo volvió a crecer. Cuando empecé tenía mucho tiempo pero no tenía pelo. Ahora tengo mucho pelo pero no tengo tiempo".

Los dos sonreímos. Mientras escuchaba su historia, dije: "Vaya... qué regalo".

> *"En los últimos seis mil años de la historia de la humanidad, la mayor necesidad que tiene la gente no es el amor, sino la comprensión".*
> – Baba Ramdas (Maestro del Dr. Naram).

"Sí, pero ¿sabes cuál fue el mayor regalo que me dio?".

"¿Qué?".

"Me enseñó, de una manera que nunca olvidaré, el mayor secreto para entendernos a nosotros mismos y a los demás. Y también me enseñó el secreto para tener éxito en cualquier cosa".

✿

Comprenderse a sí Mismo para Comprender a los Demás

El Dr. Naram explicó cómo el encuentro con este maestro le infundió el deseo de aprender todo sobre los secretos ancestrales de sanación. Pensó que aprenderlos era una forma de demostrar a su padre y a sus amigos que no era un fracasado miserable. Podía demostrarles que estaba haciendo algo que valía la pena y no desperdiciando su vida.

"Así que fui a este gran maestro y le dije: 'Me gustaría aprender este arte secreto y la ciencia de la sanación del pulso'".

"Baba Ramdas dijo: 'Muy bien, ven mañana'".

"Así que fui al día siguiente, y le dije de nuevo, 'me gustaría aprender este arte secreto y la ciencia de la sanación del pulso'. A lo que volvió a contestar: 'Ven mañana'. Él continuó diciendo que me enseñaría "mañana", así que vine mañana... ¡durante cien días!".

El Dr. Naram contó que estaba muy confuso y que, en el día cien, decidió que ya había tenido suficiente. Así que se comprometió: *"si no me enseña hoy, me pararé frente a él como una roca. Moriré, pero no me moveré"*.

Se paró frente a Baba Ramdas y le dijo: "He venido a aprender y no me iré hasta que aceptes enseñarme".

Baba Ramdas dijo: "¿Quién decide?".

"Yo decido", dijo el Dr. Naram.

"Ese es tu problema", respondió Baba Ramdas.

El Dr. Naram estuvo de pie frente al maestro de 115 años como una roca durante horas. "Era increíble cómo, mientras veía a los pacientes, también me miraba a mí. Mientras estaba allí, le vi tomarles el pulso y luego leerlos como un libro, uno tras otro. Finalmente, después de cuatro horas, obviamente necesitaba urgentemente ir al baño. Me vio menear el cuerpo y apretar las piernas para intentar aguantarlo, y me dijo: 'Dr. Naram, creo que le gustaría ir al baño'. Dije que sí y él dijo: 'Entonces ve al baño'. Le dije: 'Pero me gustaría aprender de ti'. Dijo: 'Entonces ven mañana'".

La forma en que el Dr. Naram contó la historia, con sus gestos y expresiones faciales, me hizo reír.

Me miró y me dijo: "Puede que te de risa, pero empecé a llorar. Y en ese momento, algo le pasó al maestro. Dijo, 'ok, deja de llorar'. Le dije: '¿Qué hago?'. Él dijo: 'Ven, hoy empieza tu entrenamiento'. Con algo de esperanza y sorpresa, le dije: '¿Qué debo hacer primero?'. Él respondió: 'Ir al baño'. Así que fui al baño enseguida. Volví y dije: 'Bien, ¿qué debo hacer para empezar mi entrenamiento?'. Este gran maestro me preguntó: '¿Cuánta gente ha usado el baño hoy hasta ahora?' Adiviné: '¿Quizás treinta o cuarenta?'. Dijo: 'Muy bien, ve a limpiar el baño'".

Esto confundió al Dr. Naram. Después de todo, era un Dr., y esto era demasiado. El Dr. Naram le dijo a Baba Ramdas, "señor, creo que debe haber entendido mal, vine a aprender a leer el pulso, no a limpiar el baño".

Baba Ramdas respondió rápidamente: "Oh, quieres aprender a leer el pulso. No hay problema, ven mañana".

Entonces el joven Dr. Naram fue rápidamente a limpiar el baño.

"Sólo más tarde comprendí que Baba Ramdas necesitaba primero romper mi ego y ayudarme a enfrentar mis miedos. Este fue el mayor regalo que podría haberme hecho. Esto es un secreto: nuestros dos mayores obstáculos en la vida (para vernos a nosotros mismos o a los demás claramente) son el ego y el miedo. Si tenemos un gran ego o miedo, no podemos ver lo que está pasando en el cuerpo, la mente y las emociones de un paciente. El ego y los miedos nos impiden vernos a nosotros mismos con claridad, así que ¿cómo podemos ver lo que está pasando en los que vienen a nosotros? No podemos sentir lo que están sintiendo o entender lo que están experimentando. No podemos entendernos a nosotros mismos ni a nadie más hasta que no seamos capaces de enfrentarnos a nuestro ego y a nuestros miedos. Hasta entonces, nuestra visión está nublada y borrosa. Baba Ramdas me dijo, 'sanador, primero sánate a ti mismo', y mi sanación comenzó con la limpieza de los baños".

Al oír su historia, empecé a cuestionarme:

¿Cómo me afecta mi propio ego?

¿Cómo afectan mis miedos a mi vida?

¿Cómo me ciegan ambos para no verme a mí mismo o a los demás con claridad?

¿Cómo influyen en mi forma de ser, en mis relaciones, en mi familia, en el trabajo, o en mi vida espiritual?

Recordé una experiencia que tuve unos meses antes del viaje a la India. Estaba dirigiendo un proyecto de la Unión Europea en mi universidad en Finlandia y estaba muy orgulloso de ello. Era el único estadounidense y el investigador más joven que acudía a las reuniones de Bruselas. Sin embargo, no todos se sentían bien con mi papel. Un estudiante de posgrado de los Países Bajos me escribió un correo electrónico para decirme lo mucho que le disgustaba la forma en que estaba ocupándome de mis obligaciones.

Me sentí incomprendido y enojado. *Todos los demás me felicitaban, así que, ¿qué le pasaba a este tipo?* En lugar de escuchar y hacer más preguntas para entender su punto de vista, le ataqué señalando las formas en que su argumento era miope, tratando de invalidar su opinión. Le dije que algunas personas del proyecto no estaban satisfechas con el trabajo que él hacía.

No sólo perdí la oportunidad de aprender algo sobre mí mismo y mejorar el proyecto, sino que no lo comprendí con claridad. Sólo más tarde descubrí que él estaba deprimido y experimentando un bajón en su vida personal. En lugar de ser parte de la solución, hice su problema más grande.

> *"Nuestros dos mayores obstáculos en la vida (para vernos a nosotros mismos o a los demás con claridad) son el ego y el miedo".*
>
> – Dr. Naram

Escuchando al Dr. Naram, contemplé cuántas veces en mi vida había fallado en ver las cosas con claridad debido a mis miedos y mi ego. Mirando hacia atrás, me di cuenta de lo confuso e inseguro que me sentía a menudo, queriendo gustar a la gente, queriendo parecer más exitoso de lo que era. Incluso mentía sobre cosas estúpidas para tratar de influir en la percepción que alguien tenía de mí, o para ocultar un error que había cometido. Todas estas cosas eran subproductos de problemas más profundos: el miedo y el ego.

Me pregunté:

¿Cómo sería mi vida si no estuviera influenciado por mi miedo y el ego?

¿Cómo cambiaría para mejor?

"Te admira tanta gente de todo el mundo", le dije al Dr. Naram. "¿Cómo evitas que tu ego nuble tu juicio en medio de tantos elogios? Y con situaciones en las que tu reputación está en juego, ¿cómo evitas tener miedo?".

"Estaría mintiendo si dijera que el miedo y el ego no van y vienen", respondió el Dr. Naram. "Cuando Gia, la chica con autismo severo, me arañó y empecé a sangrar mientras todos miraban, me puse nervioso por un momento. No estaba seguro de que mis secretos antiguos funcionaran con ella y sentí la necesidad de probarme a mí mismo frente a toda esa gente".

"¿De verdad?". Me conmovió su honestidad tan vulnerable.

"Sí", dijo el Dr. Naram, "pero sólo duró un momento. Luego hice dos cosas que mi maestro me enseñó que me trajeron de vuelta a mi centro".

"¿Qué quieres decir? ¿Qué hiciste?".

"Primero, mi maestro me enseñó a llevar mi mente al lugar del silencio, la quietud y la soledad. Esto me devuelve al centro de lo que soy, y cuando actúo desde ese lugar, los resultados son mucho mejores. En

> *"¿Cuál es el secreto para volver a tu centro? El silencio, la quietud y la soledad".*
> – Dr. Naram

ese lugar, no tengo nada que temer o probar, y veo que en realidad no se trata de mí en absoluto. Se trata de servir al Dios que hay dentro de la persona que está delante de mí. Cuando me siento descentrado o no sé qué hacer, vuelvo a mi centro: silencio, quietud y soledad".

No lo entendí. Era como si estuviera hablando un idioma extranjero. Me llevaría años entender lo que quería decir, por mi propia experiencia. En ese momento, sin embargo, simplemente esperaba que lo siguiente que compartiera tuviera más sentido.

"¿Qué fue lo segundo que tu maestro te enseñó a hacer?".

El Secreto para Tener Éxito en Cualquier Cosa

El Dr. Naram continuó: "Limpié el baño con prisa, ansioso por empezar a aprender a leer el pulso. Cuando volví para anunciar que había terminado, Baba Ramdas parecía sorprendido".

"Me dijo: 'Déjame comprobarlo'.

'¿Qué quieres comprobar?'.

'Quiero comprobar tu trabajo'".

El Dr. Naram se sintió cohibido mientras su maestro inspeccionaba el cuarto de baño. "Muy mal trabajo, Dr. Naram", dijo Baba Ramdas. "Si no sabes cómo limpiar el baño, ¿cómo vas a limpiar las toxinas y los bloqueos en el cuerpo, la mente, las emociones y el alma de las personas?".

El Dr. Naram hizo una pausa, me miró y dijo: "A partir de este experimento, mi maestro me enseñó este gran secreto: lo que sea que hagas en tu vida, ya sea limpiar el baño, preparar comida o revisar al paciente, ¡hazlo al 100 por ciento!".

Le pregunté, "¿pero no hay gente que da el 100 por ciento y aún así no tiene éxito?".

"Eso puede ser cierto, pero la mayoría de la gente no da el 100 por ciento, porque son perezosos o tienen miedo de fracasar. Cuando empiezas a dar realmente el 100 por ciento en todo lo que haces, una calidad diferente de disfrute entra en tu vida, el miedo disminuye, y empiezas a ver resultados muy diferentes".

Mientras el Dr. Naram hablaba, mi mente vagaba de nuevo.

Si fuera honesto conmigo mismo, ¿Había dado el 100 por ciento en todo lo que había hecho?

¿He dado el 100 por ciento alguna vez en algo que he hecho?

¿Hice todo mi esfuerzo sin importar quién estaba mirando o lo importante que era?

Por desgracia, se me ocurrieron muchos ejemplos en los que la respuesta era "no", ya sea porque no valoraba algo lo suficiente o porque estaba haciendo demasiadas cosas a la vez. A menudo me escondía detrás de una computadora o un teléfono y me distraía fácilmente de estar presente con personas que estaban en la misma habitación que yo.

El Dr. Naram continuó: "Según mi maestro, no podemos controlar las elecciones de los demás o incluso los resultados de nuestras propias elecciones; sólo podemos permitir que se desarrollen".

"Pero podemos controlar lo que elegimos", dije, tratando de completar su pensamiento, "y dar el 100 por ciento en todo lo que hacemos".

"¡Ya lo tienes!" dijo con placer mientras yo entendía el primer secreto de las antiguas enseñanzas.

> *Secreto del éxito #1: "Lo que hagas en la vida, da tu 100 por ciento" (aunque sea limpiar los baños).*
> – Dr. Naram

Mientras el Dr. Naram hablaba, me di cuenta de que se dirigía a mí con el mismo entusiasmo e intensidad que cuando habla a una sala de mil personas. Estaba dando el 100 por ciento al compartir esta historia conmigo, y su ejemplo me impresionó más profundamente que sus palabras.

Mi diario de notas
El secreto de Marmaa Shakti para estar más tranquilo, presente y concentrado*

A lo largo del día, con el dedo índice de tu mano derecha presiona 6 veces el punto que hay entre tus cejas.

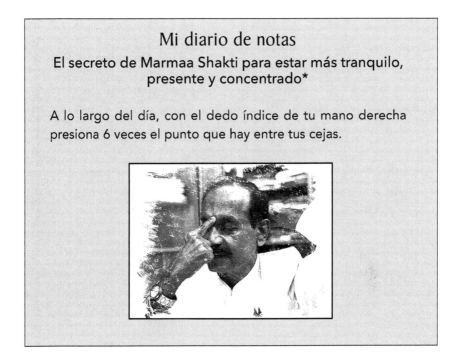

"Pero, ¿cómo hago eso, cuando mi atención está repartida entre tantas cosas?".

"¿Quieres que te muestre un punto marmaa para ayudarte a estar más calmado, presente y centrado?".

"Sí, por favor".

Demostró el punto que presiona para sentirse más tranquilo y presente para poder dar el 100 por ciento a cada persona en cada momento.

El Dr. Naram dijo, "Tú me preguntaste al principio, ¿cómo aprendiste estos secretos para una sanación más profunda? Bueno, la respuesta simple es que, hace más de treinta años seguí las palabras de mi maestro. Mi maestro me dijo que diera el 100 por ciento en todo lo que hiciera, así que volví de inmediato y limpié el inodoro con mi 100 por ciento.Cuando salí, dije, 'Ok, ahora quiero empezar a aprender', a lo que mi maestro respondió, 'Tu entrenamiento ya ha comenzado'".

Mantenerse Joven a Cualquier Edad

El Dr. Naram estudió el arte y la ciencia del Siddha-Veda con su maestro durante mil días. Aprendió secretos que se perdieron para el mundo pero que se mantuvieron vivos dentro de un linaje ininterrumpido de maestros. El Dr. Naram decidió pasar el resto de su vida dedicado a tres temas: diagnóstico a través de la lectura del pulso para iniciar la sanación y las seis claves para una sanación más profunda; los secretos para vivir más de 100 años con salud vibrante; y el "antiguo sistema de logros" para ayudar a la gente a descubrir, lograr y disfrutar lo que más desean.

Por encima de todo, el Dr. Naram quería entender cómo era posible que Baba Ramdas fuera tan joven.

"Lo creas o no, en mi país cuando tienes cincuenta y cinco o sesenta años, empiezas a pensar en la jubilación", dijo. "Cuando tienes sesenta, te retiras y tienes poco entusiasmo por la vida. Cuando tienes sesenta y cinco años, te encuentras en una cola, esperando la muerte".

Este hombre era tan diferente. Tenía 115 años y un gran entusiasmo por vivir, ¡algo que no había visto antes!

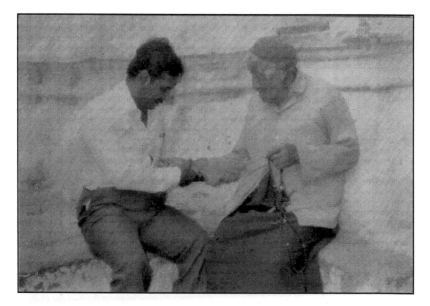

De joven el Dr. Naram siendo examinado con la lectura del pulso por su amado maestro Baba Ramdas.

Secreto para el éxito #2:
"Haz tu trabajo como si
fuera una oración. Hacer
el trabajo que amas te hace
sentir joven, sin importar tu
edad".

— Dr. Naram

La forma en que el Dr. Naram lo describió fue graciosa: gente esperando en la fila para la muerte. Sin embargo, su declaración resonó. Muchas de las personas que conocía habían desarrollado serios problemas de salud a los cincuenta, sesenta y setenta años. Asumí que así era la vida: envejeces, tu cuerpo empieza a doler y a descomponerse, y luego mueres.

El Dr. Naram dijo, "Cuando la gente le preguntaba a mi maestro, '¿qué edad tienes?' él decía, 'tengo 115 años de juventud, y muchos años por delante'. Y al mismo tiempo, estaba sano, alerta y seguía trabajando duro".

Mientras que asimilaba eso, me maravillé ante la expectativa diferente que el Dr. Naram tenía de la vida al ver a su maestro sentirse 'joven' a los 115 años.

"¿Puedo compartir contigo otro secreto de un millón de dólares?".

"Sí".

"Mientras que en muchos países la gente trata de jubilarse y salir del trabajo, en mi linaje somos amantes del trabajo. Para nosotros, el trabajo es como una oración. Hacer el trabajo que amas te hace sentir joven, sin importar tu edad".

"¿Cómo lo hizo tu maestro?" pregunté. "¿Cuál era su secreto para ser joven a cualquier edad?".

"Ahora estás haciendo una pregunta de un billón de dólares. Sólo prepárate, si te enseño esto, cambiará tu vida para siempre".

"Bien". Me puse aún más alerta, abriendo mi cuaderno en una página en blanco.

"Con tan solo compartir partes de este secreto ahora con miles y miles de personas de todo el mundo, de 108 países, llegan resultados que ellos llaman 'milagros'. Después de intentar tantas otras cosas que no funcionaron, cuando aplican tan sólo parte de este secreto, a menudo experimentan una sanación más profunda. Su diabetes se reduce o desaparece. Su dolor de artritis disminuye y pueden empezar a caminar de nuevo. O su hombro congelado se despega, su hijo con TDA o TDAH mejora, su pelo vuelve a crecer si estaba calvo, duermen mejor, pierden peso, su depresión disminuye, sus alergias y el asma desaparecen, su piel mejora, su energía y resistencia aumentan, y tantas otras cosas".

"No sólo es el secreto de cómo mi maestro vivió hasta una edad tan avanzada, sino también de cómo siguió teniendo tanta flexibilidad, poder mental, entusiasmo y salud vibrante".

"¿Qué hizo?", pregunté. "¿Puedes compartirlo conmigo?".

El Dr. Naram dudó por un momento, luego se inclinó hacia mí y dijo con una voz silenciosa pero enérgica: "El Siddha-Veda tiene seis claves secretas de sanación profunda, que pueden transformar el cuerpo, la mente y las emociones de cualquiera; las seis claves son aquellas que te han mostrado cómo situaciones 'imposibles' se hacen posibles".

Se escuchó el sonido de una bocina. Se detuvo y miró por la ventana. Ahí estaba nuestro taxi, para llevarnos a Alicia y a mí al aeropuerto. Pregunté rápidamente, "¿qué son?, ¿cuáles son las seis claves de la sanación profunda?, ¿cómo puedo aprenderlas?".

"Ven mañana", dijo con un brillo en los ojos.

"Pero no puedo. Me voy a Nueva York y luego a Utah".

Sonrió, se detuvo de nuevo, y luego dijo lentamente, "Por alguna razón Dios te ha traído a mí, y a mi a tí, ¿no crees?".

Yo asentí, y él continuó, "la próxima vez que nos encontremos, si nos volvemos a encontrar, quizás compartiré contigo estas seis poderosas claves que mi maestro compartió conmigo, el secreto ancestral ya perdido para mantenerse joven a cualquier edad".

Nos dirigimos hacia afuera, donde Alicia ya estaba esperando el taxi. Cuando abrí la puerta del coche para entrar, el Dr. Naram me llamó y me dijo: "Estaría muy bien que te reunieras con Marianjii en Nueva York".

> *"El Siddha-Veda tiene seis claves secretas de sanación profunda, que pueden transformar el cuerpo, la mente y las emociones de cualquiera".*
> – Dr. Naram

Tu diario de notas

Para profundizar y ampliar los beneficios que experimentarás al leer este libro, tómate unos minutos ahora y responde las siguientes preguntas para ti mismo:

¿Cómo sientes que el ego y el miedo impactan en tu vida?

_____

_____

_____

_____

¿Cómo crees que tu vida podría cambiar para mejor si se viera menos afectada por el miedo y el ego?

_____

_____

_____

_____

¿Qué otras percepciones o preguntas te han surgido y de qué te has dado cuenta mientras leías este capítulo?

_____

_____

_____

_____

❦

CAPÍTULO 6

¿Pueden el Ghee de Vaca y los Puntos Secretos de tu Cuerpo hacer que tu Presión Arterial sea Normal en Minutos?

"La razón no tiene poder en la expresión del amor. Tu tarea no es buscar el amor, sino simplemente buscar y encontrar todas las barreras dentro de ti mismo que has construido contra él".

– Rumi

Ciudad de Nueva York

La despedida de Alicia en el aeropuerto de Mumbai fue agridulce. Aunque me decepcionó que no comenzáramos una relación, me alegró que ella estuviera contenta con lo que experimentó en la India y que tuviera una visión más clara de adonde quería llevar su vida.

Aunque estaba ansioso por ver a mi padre, me alegré de haber hecho una escala de dieciocho horas en Nueva York. Eso me daría tiempo suficiente para ver algunos de los lugares de interés y conocer a Marianjii, que estaba con el Dr. Naram el primer día que lo conocí en Los Ángeles. Tal vez ella podría ayudarme a responder algunas de mis preguntas.

Antes de aterrizar en el aeropuerto internacional de John F. Kennedy, había visto la ciudad de Nueva York sólo en programas de televisión y películas. El clima estaba claro y fresco, al contrario de Mumbai, y me alegré de haber traído un abrigo y guantes. Cogí el metro hasta Times Square, reconociendo por la televisión el lugar donde cae la bola en la víspera de Año Nuevo, rodeado por todos lados por las luces parpadeantes de las pantallas gigantes que anuncian productos y espectáculos de Broadway. Pasé junto a miles de personas en las calles, hablando docenas de idiomas diferentes, todos mirando las pantallas y los escaparates.

Mientras caminaba por las calles, me sentía como una hormiga, hecha diminuta por el muro sin fin de los rascacielos. Gente, vistas, sonidos y olores llenaban las calles. Sólo cuando llegué a Central Park los edificios dieron paso al verde. Compré algunas nueces calientes a un vendedor ambulante mientras disfrutaba su acento neoyorquino.

Caminé hasta la famosa tienda Macy's, que reconocí de cuando era niño y veía el desfile del día de acción de gracias en la televisión, y de cuando veía con mi familia una y otra vez *Milagro en la calle 34*. Al entrar en la librería Borders, situada en el Madison Square Garden, entré en calor con una bebida caliente y me paseé por las estanterías y mesas que exhiben cientos de libros. Mis ojos fueron atraídos por uno del cual no había oído hablar antes, con un título que no entendía: *El alquimista*. Lo compré sin saber por qué.

Para la primera hora de la tarde ya había visto el edificio Empire State, la Quinta Avenida, el edificio Chrysler, el Rockefeller Center, el puente de Brooklyn, la sede de la ONU, el Museo Metropolitano de Arte y un bullicioso Wall Street. Me sorprendió lo mucho que vi de la ciudad de Nueva York en un sólo día, y lo mucho que quedaba por ver.

Entonces tuve un momento para hacer una pausa. Una sensación extraña me invadió al acercarme al lugar donde antes se encontraban las antiguas Torres Gemelas del World Trade Center que cayeron durante los ataques terroristas del 11 de septiembre del 2001. Mirando a través de la valla, vi agujeros en el suelo donde una vez estuvieron los edificios. Aunque los escombros habían sido recogidos y el sitio estaba siendo transformado en un monumento, sentí los ecos de la devastación. Todos los que conozco que estaban vivos en ese momento recuerdan dónde estaban cuando los aviones se estrellaron contra esos edificios. Todos vimos en las noticias las torres incendiarse y caer al suelo mientras la gente cubierta de polvo se apresuraba a escapar. Yo estaba en el apartamento de mi hermana menor cuando ella dijo: "¿Oíste? Nueva York está siendo atacada". Vimos salir humo de la primera torre cuando un avión se estrelló contra la segunda. Horrorizado, me pregunté quién nos atacaba, por qué y cómo podía protegerme a mí y a mi familia.

Ese día murieron allí 2977 personas de 115 naciones diferentes, incluyendo 441 trabajadores de emergencia que respondieron a la llamada de ayuda; entre ellos había bomberos, paramédicos, policías y técnicos médicos de emergencia. Me sorprendió saber que muchas más personas murieron después del ataque debido a las toxinas a las que estuvieron expuestas.

Saliendo de este sombrío lugar conmemorativo, caminé hasta Battery Park. Vi algo completamente familiar, aunque nunca antes lo había visto en persona: la Estatua de la Libertad. Mirando a la dama icónica que sostenía su libro y su antorcha, pensé en las muchas cosas

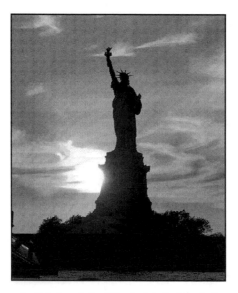

La Estatua de la Libertad en la Isla de la Libertad (Nueva York).

diferentes que los Estados Unidos representaba para la gente de todo el mundo. ¿Qué significaba para mis amigos de Europa, para la gente de la India que acababa de conocer, para los nativos americanos que estaban aquí mucho antes que los inmigrantes, y para los terroristas que estrellaron esos aviones en las Torres Gemelas?

Pensando profundamente, y con mis sentidos sobrecogidos, llegué a la Estación Central y tomé el tren al Condado de Westchester. Mientras el tren se detenía en una estación tras otra, vi una parte de Nueva York rara vez representada en las películas. Una vez que dejamos atrás los rascacielos, había un verde interminable rodeando hermosos lagos y ríos, intercalados con pequeños pueblos y ciudades. Finalmente, en un momento de paz y soledad, mi mente se enfocó en mi próximo encuentro con Marianjii.

Me Salvó la Vida

Marianjii nació en Irán de padre ruso y madre persa. Ahora vivía en Nueva York y había estado ayudando al Dr. Naram durante varios años. Estaba nervioso por encontrarme con ella en su casa. Tenía una personalidad fuerte y directa, y aunque ya nos habíamos visto una vez, me preocupaba que yo no le gustara.

Como si pudiera leer mis sentimientos no expresados, cuando llegué, como de la nada, Marianjii me dijo que no le importaba si le gustaba a la gente o no. "Diría muy poco de mí si solo ayudara a los que me gustan o a los que me quieren", dijo.

Para mitigar mi incomodidad, comencé a hacer preguntas. Mientras cenábamos la sopa de frijoles mungo, me contó sobre su vida. Marianjii atribuyó al Dr. Naram el haberle salvado la vida en más de una ocasión, incluyendo una vez durante un viaje al extranjero.

"Durante el viaje, el Dr. Naram me preguntó si mi presión sanguínea era alta". Yo respondí: "No, mi presión sanguínea siempre es baja".

"Cuando era niña", me dijo, "mi madre sufrió un grave accidente cerebrovascular. Estaba completamente paralizada y no podía ni siquiera cerrar los ojos para dormir; tuvieron que cubrirlos con un trozo de tela oscura para que pudiera descansar. Yo pensaba que ella era invencible y que tenía todas las respuestas; y ahora, al verla ahí tirada tan vulnerable, me sentí muy triste, pequeña e indefensa".

"Diría muy poco de mí si sólo ayudara a los que me gustan o a los que me quieren".
– Marianjii

Pensé en mi propia madre. A pesar de nuestros desafíos, siempre me pareció muy fuerte, casi imparable. *¿Cómo sería si un día encontrara a mi madre inmovilizada e impotente? ¿Qué haría yo?* Me alegré cuando Marianjii siguió hablando. Quería sacudir ese pensamiento de mi cabeza.

"No quería que la gente me viera llorando" dijo Marianjii, "así que me escondí detrás de las cortinas. Estaba tan confundida, que seguí girando y dando vueltas mientras las cortinas se arremolinaban y me enganchaban el pelo. El dolor de que me tiraran del pelo era la única sensación que podía sentir, casi de sobriedad, aportando una sensación de presencia a la experiencia, que de otro modo sería entumecedora. Mi madre sólo tenía treinta y nueve años. Quedó lisiada y paralizada del lado derecho por el resto de su vida después de eso. Desde ese momento, siempre recordé que lo que le hizo daño a mi madre fue la presión sanguínea alta".

Dado que la presión arterial alta causó la apoplejía de su madre, a Marianjii le preocupaba la hipertensión, por lo que se medía la presión arterial a menudo.

Cuatro horas antes de volar a casa, el Dr. Naram preguntó de nuevo si tenía la presión sanguínea alta. Marianjii estaba tan segura de que su presión sanguínea estaba bien que le pidió que la revisara para tranquilizar su mente. Se sorprendió al descubrir que estaba extremadamente alta... ¡220/118! Podría fácilmente causar un derrame cerebral o algo peor. Subir a un vuelo de diecisiete horas estaba fuera de discusión.

"El Dr. Naram me miró seriamente y me preguntó si le permitiría ayudarme. Mi miedo y los recuerdos de la lucha y el sufrimiento de mi madre inundaron mi cerebro. Estaba muy abrumada y ansiosa. No podía calmarme".

El Dr. Naram le dijo que se acostara con la cabeza en una almohada.

Aplicó una cucharada de ghee en la parte superior de su cabeza, golpeando ligeramente, permitiendo que el ghee penetrara en su cráneo. Luego aplicó otra bola de ghee en cada sien simultáneamente, moviendo sus dedos en un movimiento circular en el sentido de las agujas del reloj. A continuación, puso una cucharada de ghee en su ombligo, y luego en el arco de cada pie. Hizo todo el proceso dos veces.

"En este punto, el Dr. Naram volvió a comprobar mi presión sanguínea", dijo Marianjii. "Había bajado casi cuarenta puntos, ahora se encontraba en 182/104. El Dr. Naram repitió el proceso una vez más, y

Mi diario de notas
Secretos ancestrales para mantener una presión sanguínea normal*

1) Marmaa Shakti – Poner una cucharada de ghee en la parte superior de la cabeza, en el ombligo y en la planta de los pies. También, aplicar ghee en un movimiento circular en las sienes, presionando hacia abajo en el último movimiento. Respirar profundamente, descansar de cinco a diez minutos, y volver a comenzar el proceso.

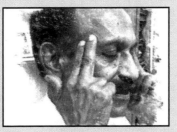

2) Remedios herbales: Marianjii tomó una fórmula de hierbas creada para mantener una presión sanguínea saludable, que incluía ingredientes como la corteza de arjuna y centella asiática; y una fórmula herbal para calmar la mente, que incluía ingredientes como el hisopo de agua, el gotu kola, el regaliz y el ashwagandha*.

*La información (incluyendo los ingredientes clave) para las fórmulas de hierbas mencionadas en este libro están en el apéndice. Material complementario: para ver la demostración de este marmaa, por favor consulta el sitio de membresía gratuita.

mi presión arterial volvió a bajar a 168/94. Aún no se sentía cómodo con los resultados, sabiendo que tenía que soportar un largo viaje de vuelta a Nueva York. Repitió el proceso una vez más, y después me situé más cerca de mi presión arterial normal, 120/75".

"Vaya, es increíble", dije.

"Sé que puede parecer simple o incluso primitivo para algunos", dijo, "pero la sanación antigua puede ser extremadamente efectiva. Y no es sólo para emergencias. Marmaa, además de las otras claves de Siddha-Veda, puede hacerse regularmente para obtener resultados a largo plazo. Gracias a estos secretos, he mantenido una presión sanguínea normal durante casi siete años sin la ayuda de ningún medicamento".

"¿Puedes contarme más sobre el origen del Siddha-Veda?".

"El antiguo arte y ciencia de la sanación del Siddha-Veda es una de las más antiguas e intrincadas formas de medicina registradas. Los textos antiguos que contienen técnicas e instrucciones de sanación han sido transmitidos por los maestros sanadores a estudiantes elegidos durante generaciones. La naturaleza nómada de los maestros jugó un papel importante en la recolección de información. Los médicos viajeros están expuestos a diferentes entornos, enfermedades y culturas. También aprenden de los locales sobre sus métodos de sanación y las hierbas medicinales regionales.

"Los antiguos manuscritos fueron entregados al Dr. Naram por su maestro, Baba Ramdas, que en ese momento era el sostenedor del linaje. Vivió hasta los 125 años, y antes de pasar a la siguiente vida, le otorgó la cabeza del linaje al Dr. Naram. Junto con los manuscritos, el Dr. Naram recibió el título de *Siddha Nadi Vaidya*, que significa "Maestro de sanación a través de la lectura del pulso".

"La forma en que el Dr. Naram me bajó la presión sanguínea en menos de una hora sin medicamentos es algo que la mayoría de los médicos modernos no entienden, pero cualquiera que quiera aprender este método puede hacerlo fácilmente y beneficiarse de él".

Sirviendo a los Que Sirven

Dos visitantes vinieron a la casa de Marianjii el mismo día que yo llegué: Marshall Stackman y José Mestre. Fueron los co-fundadores (junto con Rosemary Nulty y Nechemiah Bar-Yehuda) de una organización sin fines de lucro llamada *Serving Those Who Serve* (STWS): "Sirviendo a aquellos que sirven". Juntos lideraron un esfuerzo para ayudar a los bomberos, policías y otros ayudantes afectados por el 11 de septiembre (11-S). Resultó ser una de esas reuniones que deseaba que durara más tiempo.

"Después de que el polvo se asentó, la mayoría de la gente volvió a su vida diaria", explicó Marshall. "Pero más de treinta mil miembros de primeros auxilios, inhalaron humos tóxicos o los absorbieron a través de la piel, lo que afectó sus pulmones, su digestión, su sueño y sus mentes, haciendo sus vidas mucho más difíciles".

José dijo: "Fue mi conexión con el Dr. Naram lo que me dio la idea de que tal vez la sanación antigua podría ayudar donde otros métodos resultaron ser insuficientes. Había asistido a un taller con el Dr. Naram que me dio claridad sobre lo que quería hacer con mi vida. Sabía que quería ayudar a estos bomberos y a los demás de primeros auxilios". Compartió cómo estas personas valientes sufrían de una variedad de afecciones, tales como depresión, problemas pulmonares, TEPT (Trastorno de Estrés Postraumático), manchas negras en sus pulmones y pérdida de memoria, sólo por nombrar algunas. Marshall y José se enorgullecían de mostrarme un montón de relatos escritos de bomberos y otros que se beneficiaron de los suplementos de hierbas del Dr. Naram, proporcionados sin costo alguno para ellos.

Me hablaron de Virginia Brown, una exoficial de la policía de Nueva York que trabajó durante ocho meses en la Zona Cero mientras se limpiaban los escombros. Ayudaba en una unidad de trauma y apoyaba en la seguridad, y a pesar de llevar una máscara la mayor parte del tiempo, desarrolló una tos persistente. Su capacidad pulmonar disminuyó, las toxinas afectaron sus huesos y articulaciones y no podía dormir bien. Uno de los trabajadores médicos le habló del programa de STWS y no dudó en apuntarse. Después de tomar las hierbas durante dos años, su médico se quedó atónito.

Me mostraron una carta que ella había escrito: "Hay muchos policías y otros trabajadores de la Zona Cero con problemas similares que han empeorado. Muchos murieron. Conozco a algunos que contrajeron cáncer, enfisema y diferentes dolencias pulmonares que no desaparecieron. Pero mi capacidad pulmonar estaba mejorando. El Dr. estaba asombrado. ¡Mis huesos también mejoraron en lugar de empeorar! Realmente creo que tiene mucho que ver con las fórmulas herbales del Dr.

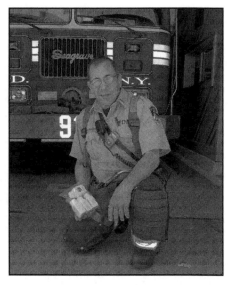

Bombero del FDNY que se benefició de las fórmulas de hierbas.

Naram, porque los que conozco que no las tomaron sólo empeoraron. Incluso después de retirarme, sigo tomando las hierbas, y en general, siento que contribuyen de manera positiva a mi salud. Duermo mucho mejor y todo mi cuerpo se regula mejor. Muchas gracias por todo ello".

Mientras escuchaba, pensé que la historia era bonita, y debido a las cosas que ya había visto, parte de mí quería creer que era todo cierto. Al mismo tiempo, me di cuenta de que historias como ésta son sólo anecdóticas, por lo que necesitaba más pruebas. Tal vez mejoró por otras razones. Pregunté: "¿Hay pruebas sólidas que demuestren que fueron las hierbas las que la ayudaron? Seguramente el gobierno debe haber proporcionado la mejor atención médica posible a los héroes del 11-S. ¿No podría ser que otra cosa que estuviera tomando fuera lo que realmente había ayudado?".

"No hubo ninguna falta de cuidado o de ayuda a estas personas", dijo José. "Los médicos se presentaron de todas partes para dar apoyo. Se esforzaron al máximo, pero la gente seguía sufriendo. Cuando otros métodos no eran suficientes para ayudarles, las fórmulas de hierbas del Dr. Naram hacían maravillas".

"Pero no te fíes de nuestra palabra", dijo Marshall. Me entregó un artículo ya revisado por expertos y publicado en una revista médica (*Alternative Therapies in Health and Medicine: "Terapias alternativas en salud y medicina"*) que documentaba un estudio de los primeros encuestados del II-S que participaron en el programa piloto patrocinado por el STWS. "El estudio fue realizado por dos médicos muy respetados, quienes documentaron las experiencias de los bomberos y de otros socorristas que usaron las fórmulas herbales del Dr. Naram comparados a los tratamientos médicos convencionales".

Según los investigadores, los que tomaron las hierbas experimentaron "mejoras significativas". Dijeron que los resultados observados en "esta población de alto riesgo y expuesta a toxinas" se notaron especialmente "para síntomas específicos que se había informado que no mejoraban con el tratamiento médico convencional, entre ellos la tos, la dificultad para respirar, la fatiga, el agotamiento, la falta de bienestar, la dificultad para dormir y otros síntomas". El informe describió la ausencia de efectos secundarios negativos de las hierbas, con la excepción de un pequeño porcentaje que tuvo ligeras molestias gástricas durante unos días al comenzar el tratamiento. Los participantes en el estudio vieron una mejora significativa en los síntomas médicos no resueltos anteriormente; ya no necesitaban inhaladores, su sueño mejoró considerablemente, la inmunidad mejoró, la tos se detuvo, los quistes desaparecieron, los puntos negros en sus pulmones desaparecieron, la memoria mejoró, la depresión y la fatiga disminuyeron, su energía se incrementó y recuperaron la esperanza.

"Tenemos tantas historias como esta que puedo compartir contigo", dijo Marshall. "El 98 por ciento de los participantes en el estudio dijo que recomendarían el programa de remedios herbales a cualquier amigo con síntomas similares. Y lo hicieron, por lo que el programa está creciendo, y por eso vinimos a hablar con Marianjii. Necesitamos averiguar cómo conseguir más hierbas y conseguirlas regularmente".

"Por lo general, en un país en desarrollo hay crisis", añadió José, "como gente que fallece de hambre en la India o en África y países como Estados Unidos o Europa ofrecen ayuda. Este es uno de los primeros ejemplos que conozco donde alguien de un país llamado en

desarrollo está ayudando a las personas de una potencia mundial como los
Estados Unidos y haciendo una labor
humanitaria tan estupenda. El Dr.
Naram ayudó y sigue ayudando a la
gente de los Estados Unidos durante

*"Tengo la sensación de
que hay una razón por la
que fuiste guiado a esto".*
– Marianjii

nuestra crisis de una manera que necesitamos desesperadamente, ¡y
cubriendo él mismo los gastos!".

Quería oír más, pero había una bocina muy alta afuera. Una vez
más, un taxi me estaba esperando para llevarme al aeropuerto.

Marianjii me acompañó hasta la puerta. Mirándome a los ojos,
me dijo: "Tengo la sensación de que hay una razón por la que fuiste
guiado a esto. Tal vez hay una relación que existía incluso antes de
tu nacimiento. Quién sabe, tal vez fuimos guiados a ti por algo que
estás destinado a hacer en tu vida y en la nuestra".

Sin estar seguro de cómo responder, le agradecí su tiempo y me
subí al taxi. Cuando miré por la ventana de atrás hacia su casa, noté la
diferencia entre cómo me sentía ahora y cuando llegué. Tenía mucho
en que pensar. La forma en que Marianjii, Marshall y José hablaron
sobre el Dr. Naram y su trabajo, con tanta convicción sincera, me
hizo cuestionar mi propio escepticismo. Mi encuentro con ellos me
hizo reflexionar sobre mis creencias acerca de cosas tales como qué
alimentos eran buenos para mí, cuánto tiempo era posible que alguien
viviera y por qué yo estaba ahora vivo. Tal vez mis creencias eran
limitadas, basadas en información errónea y me estaban impidiendo
ver algo mejor.

Ver que estos métodos funcionan en otras personas era notable,
pero aún tenía dudas. Todavía pensaba que el éxito del tratamiento
del Dr. Naram se debía al efecto placebo o quizás a un truco que sólo
estaba disponible para el Dr. Naram. Quería saber más.

Tu diario de notas

Para profundizar y ampliar los beneficios que experimentarás al leer este libro, tómate unos minutos ahora y responde las siguientes preguntas para ti mismo:

¿Te has expuesto a algo que haya sido tóxico física, mental y/o emocionalmente?

_____

_____

_____

_____

¿Sientes que has sido guiado a este libro sobre la sanación antigua por alguna razón?

_____

_____

_____

_____

¿Qué otras percepciones o preguntas te han surgido o de qué te has dado cuenta mientras leías este capítulo?

_____

_____

_____

_____

❦

CAPÍTULO 7

Un Momento que Cambió mi Vida

*"El lugar en el que te encuentras ahora mismo,
Dios lo marcó en un mapa para ti".*

– Hafiz

Utah

Cuando llegué a la casa de mis padres en Midvale, Utah, mi padre me saludó en la puerta. Inhalé el aroma del pan casero que mi madre acababa de sacar del horno. Ella me saludó calurosamente desde la cocina antes de volver a las muchas tareas de su lista. Pude notar que tanto ella como mi padre estaban aliviados de que estuviera allí. Al mirar a mi padre a los ojos, noté que debajo de su gentil sonrisa había una profunda preocupación, y al dirigirme a su oficina vi una incomodidad física en su forma de caminar.

Cuando cerró la puerta detrás de nosotros, me senté en la silla frente a su escritorio y él se sentó a un lado. Hubo un silencio largo mientras miraba al suelo. Parecía estar pensando cómo empezar.

Sus ojos se movieron lentamente hacia arriba para encontrarse con mi mirada confusa.

"No se lo he dicho a tu madre", empezó, "y no se lo he dicho a tus hermanos o hermanas todavía". Hubo una larga pausa cuando sus ojos volvieron a mirar al suelo. Su entrecejo se arrugó y su cara se tensó con una consternación profunda. Mis ojos se abrieron de par en par con la preocupación y la incertidumbre que me atenazaba. Levantó su mirada del suelo, haciendo contacto visual conmigo sólo por una fracción de segundo antes de cambiar rápidamente su mirada al espacio vacío a mi lado. Levantó su mano derecha hasta la frente, frotándose lentamente con los dedos. Aunque su mano cubrió parcialmente su cara, vi sus ojos llenarse de lágrimas. Luchando por sacar las palabras, finalmente dijo, "ni siquiera sé si voy a vivir esta semana".

Mi boca estaba abierta, pero me quedé en silencio, conmocionado mientras se frotaba las lágrimas de los ojos. *¿Lo había escuchado correctamente?* Esto me tomó completamente desprevenido. Sentí como si alguien me hubiera golpeado en el estómago. La cabeza me daba vueltas. Todo lo que tenía en mente antes de este encuentro se desvaneció en la distancia en completa insignificancia. Mi corazón latía con fuerza. *No podía perder a mi padre. No estaba preparado. No tan pronto. No de esta manera.* Necesitaba saber más.

"¿Qué está pasando, papá?".

"No sé cómo decirte esto". Le costó mucho hablar, tanto como a mí me costó escuchar. "Tengo tanto dolor en todo mi cuerpo que siento como si alguien me hubiera golpeado contra la pared. Por la noche permanezco despierto con tanta agonía que...". Nuevamente frunció el entrecejo y su cara se tensó mientras su mirada se posaba en el suelo.

"¿Qué, papá?".

Con los ojos aún mirando al suelo y sacudiendo la cabeza de lado a lado lentamente dijo: "Sé que ningún hijo debería tener que escuchar esto de su padre, pero honestamente tengo tanto dolor que no sé si quiero vivir para ver la mañana".

Sentí que sus palabras se hundieron en mi corazón como rocas. Mi padre ha sido siempre una persona positiva. Rara vez hablaba de sus problemas, y si lo hacía, siempre le daba un toque de optimismo, de que las cosas estaban mejorando, o de que tenía buena gente ayudándole. Nunca antes le había oído pronunciar una frase tan sombría como esta. Y no podía controlar mis sentimientos.

Mi padre miró hacia arriba mientras yo me limpiaba las lágrimas que caían por mis mejillas. Levantó la mano derecha y la puso suavemente en mi hombro.

Perder a mi hermana cuando era niño tuvo tal impacto en mí, que no podía soportar perder a mi padre también. Siempre asumí que estaría en mi futura boda y le leería historias a mis futuros hijos. Había tantas preguntas que nunca le hice y cosas que nunca hice con él, porque asumí que habría tiempo. ¿Era posible que ahora tan sólo me quedaran unos pocos días valiosos con él?

Con mi mente enloquecida, traté de enfocarme en lo que era más importante en ese momento. Me recompuse lo suficiente para preguntarle: "¿Cómo puedo ayudarte, papá?".

"Sí, necesito tu ayuda, hijo", dijo. "Siempre has sido responsable y necesito que alguien sepa dónde están mis registros, cuentas y contraseñas. En caso de que no amanezca vivo una mañana, no quiero ninguna confusión o cabos sueltos con los que tu madre tenga que lidiar".

Habló con propósito, manteniendo la compostura, pero era evidente que estaba agotado y deprimido. Cuando abrió el cajón de su escritorio para sacar la carpeta con sus contraseñas, noté algo más detrás de ella. Normalmente sobre su escritorio había una pila de papeles. Los recopilaba para su sueño de escribir un libro que abarcara el trabajo de su vida. Ahora estaban a un lado, escondidos en el escritorio. Una caja de zapatos llena de botellas de varios medicamentos ocupaba ahora su lugar.

"Hijo, a estas alturas eres el único a quien le digo esto porque no quiero que los demás se preocupen, pero necesito poner todo en orden".

No quería aceptar lo que decía sobre el final de su vida, pero sabía que anotar sus contraseñas le daría tranquilidad. Escuché lo mejor que pude.

Entonces empecé a preguntarle de nuevo. "¿En qué tratamientos estás? ¡Debe haber algo más que podamos hacer que ayude!".

"Estoy visitando a cuatro médicos altamente calificados, que están intentando todo lo que se les ocurre. Dos de los cuatro especialistas me dijeron este mes que no sabían qué más podían hacer por mí. Dijeron que intentaron todo lo que sabían y que ya se les habían acabado las ideas. Los otros dos tampoco tienen mucha esperanza".

Mi padre había estado sufriendo durante años, pero como nunca se quejó, no teníamos ni idea de que estaba tan mal. Tenía setenta y un años, pero a los veinticinco se le diagnosticó artritis reumatoide, para la cual se le dieron medicamentos fuertes. Los efectos secundarios causaron otros problemas serios, y lo enviaron a otros médicos y le recetaron más medicamentos. Ahora tomaba doce medicamentos para multitud de cosas, entre las que se incluían el colesterol alto, la presión arterial alta, el dolor de pecho, el dolor de piernas, la diabetes, los problemas para dormir, los problemas gastrointestinales, el insoportable dolor de la artritis, la baja energía, el aumento de la depresión y la pérdida de memoria, resultado de una demencia temprana. Su propia madre tuvo un severo Alzheimer y temía que también le afectara a él. Además de eso, tenía dos stents en su corazón y se había hablado de una cirugía de bypass.

A falta de otra solución, y en medio de un sentimiento de desesperación, dije: "Papá, no te he contado mucho sobre mi viaje a la India. ¿Puedo compartir más sobre lo que presencié allí?".

No había dicho mucho antes porque yo mismo no sabía cómo darle sentido. Pero ahora le conté a mi padre todas las historias que podía recordar, de cosas que podrían darle la esperanza de que la curación era posible.

"Además, papá, para el Día del Padre quiero darte algo", dije, respirando profundamente. "Quiero comprarte un billete de avión para que veas al Dr. Naram, donde quiera que él esté de viaje".

Pensé que la posibilidad de conocer al Dr. Naram le daría esperanza a mi padre, pero en cambio parecía más agotado. Con tanto dolor en su cuerpo, sólo pensar en volar lo agotó. Pero más que eso, no podía imaginar que con sólo tocar su pulso, alguien podría ayudarlo. Especialmente cuando pruebas extensas y atención de los mejores médicos no podían.

"Ya he probado terapias alternativas", dijo. "He probado la homeopatía, la reflexología, la acupuntura, la medicina china y más. Todas prometían grandes resultados, pero en mi caso nunca me dieron mucho alivio. De verdad, hijo, sólo quiero que recuerdes dónde están mis contraseñas".

"Papá, tan sólo confía en mí en esto. ¿Podemos al menos intentarlo?". La tensión que sentí debió ser evidente en la intensidad de mi petición. "A estas alturas", dijo, forzando una sonrisa, "la buena noticia es que al menos no tengo nada que perder".

California
De Vuelta en la Ciudad de Los Ángeles

La verdad era que no sabía si el Dr. Naram podía ayudar a mi padre, pero no tenía otro sitio al que acudir. Me conecté a Internet, encontré la agenda del Dr. Naram, llamé al número de teléfono, y reservé una cita para mi padre en Los Ángeles. No perdí el tiempo.

Cuando llegamos, ya había una multitud de gente esperando. Varias docenas de personas estaban llenando formularios o esperando que les llamaran. Mi padre parecía cansado y pálido por el viaje y el dolor en su cuerpo. El tiempo de espera, me dijeron, era entre tres y seis horas.

Había incluso más gente de lo habitual debido a un evento en el que el Dr. Naram habló el día anterior. Me sorprendió escuchar de otros que mientras estaba en el escenario, recibió una ovación de pie de seis minutos. Mientras mi padre y yo esperábamos, de vez en cuando alguien salía de su consulta con el Dr. Naram y se acercaba a mí.

Me preguntaban: "¿Es usted el Dr. Clint?".

"Sí, pero no soy médico. Soy un investigador universitario", aclaré.

"El Dr. Naram me pidió que compartiera mi historia con usted".

Les preguntaba su nombre y hablábamos de lo que les había llevado al Dr. Naram. Me sorprendió de nuevo lo lejos que viajó la gente para verlo, viniendo de todo el mundo. Me di cuenta de que eran muy diversos, gente de casi todas las razas, grupos étnicos, religiones y estatus socioeconómicos.

Mi padre parecía demasiado cansado para participar en las conversaciones, así que los llevé al lado de la habitación para hablar. Entre conversaciones, regresaba con mi padre para compartir lo que había aprendido.

Una paciente reveló que en la primera cita que tuvo con el Dr. Naram, él describió todo lo que le pasaba sin que ella mencionara una palabra. Esto incluía la identificación de problemas en dos de sus vértebras. Me mostró informes médicos y escáneres que confirmaron lo que él identificó en su pulso. Otro hombre se sorprendió de cómo el Dr. Naram sabía de su diabetes y bloqueo cardíaco sólo al sentir su pulso. El Dr. Naram predijo correctamente, casi en un cien por ciento, cuál era su nivel de azúcar en la sangre y describió con precisión cuán bloqueada estaba su arteria. El dueño de un hotel de la zona me dijo que tenía una enfermedad celíaca grave. Antes de ver al Dr. Naram, el comer comida con cualquier tipo de gluten le causaba un dolor increíble. "Ahora puedo comer una pizza entera y beber un par de cervezas sin problemas".

Tenía curiosidad por saber qué causó que toda esta gente, los americanos en particular, estuvieran abiertos a este método de sanación alternativa. Le pregunté al Dr. Giovanni, quién yo sabía que había entrenado con el Dr. Naram en la India durante algún tiempo. Me cuestionó lo que le dije y contestó que no sabía por qué el enfoque del Dr. Naram se llamaba "alternativo", ya que era mucho más antiguo que la medicina occidental. Dijo que, en todo caso, lo que el Dr. Naram y otros sanadores tradicionales estaban haciendo debería ser considerado como lo original, y la medicina occidental debería ser la alternativa. Prefería el término "sanación complementaria", ya que estas modalidades no tienen porqué estar en conflicto.

Mientras hablaba con el Dr. Giovanni, vi a mi padre moviéndose en su silla con evidente incomodidad.

Al percibir la confianza de este médico en el método del Dr. Naram, le confié algo que me preocupaba. "Sé que para la mayoría de la gente, el Dr. Naram describe con precisión lo que sienten al tocar su pulso. Pero también he hablado con otros que dijeron que se le pasó algo importante cuando les tomó el pulso, y se sintieron decepcionados".

"¿Con cuánta gente has hablado, en total?", me preguntó.

"Hasta ahora, entre la India y aquí, probablemente unas cien".

"Y de esa gente, ¿cuántos dijeron que se le pasó algo por alto?".

Después de reflexionar, respondí, "tal vez dos o tres".

"En primer lugar, ¿no es notable que su promedio sea tan alto? De acuerdo con el tamaño de su muestra, eso es un 97 por ciento de precisión. Eso es, además, en un corto período de tiempo y con una amplia variedad de problemas. ¿Sabes que en la medicina occidental, incluso después de extensas pruebas nosotros los médicos a menudo no podemos identificar la fuente del problema? Por ejemplo, podemos ver que existe una presión arterial alta al medirla, pero sólo un 20 por ciento de las veces podemos identificar la causa. Eso significa que el 80% de las veces simplemente hacemos nuestra mejor suposición y prescribimos medicamentos para controlarla. Si los medicamentos causan demasiados efectos secundarios, entonces probamos otro medicamento para ver si funciona mejor. No digo que el Dr. Naram sea perfecto o que no cometa errores. Por muy capaz que sea, sigue siendo humano. Sólo reconozco que el porcentaje de veces que logra identificar correctamente el problema principal, y ayudar a la gente a sanar cuando siguen sus consejos, es muy alto".

"Y otra cosa que debes saber es que el Dr. Naram utiliza un paradigma y un vocabulario diferente, de los de la medicina occidental, para describir los problemas. Tiene un método antiguo para entender y clasificar las enfermedades y lo que él llamaría 'enfermedad'. Algunas personas a lo largo de los años también me han preguntado por qué se le pasó algo por alto en su pulso. Cuando volví a mirar las notas del Dr. Naram, vi que identificó el problema principal correctamente según la perspectiva de su antigua ciencia curativa, aunque no haya nombrado la enfermedad según el léxico occidental. Por ejemplo, en su linaje, no tienen un problema llamado cáncer. No ven el cáncer como el problema. Lo que llamamos cáncer, lo ven como un síntoma de un desequilibrio más profundo que llaman *tridoshar*. Y estos maestros sanadores utilizan métodos sofisticados y probados en el tiempo para

> *"¿Cómo puede llamarse 'alternativa' a la sanación antigua, ya que es miles de años más antigua que la medicina occidental? En todo caso, podría llamarse 'sanación complementaria', estas modalidades no tienen porqué estar en conflicto en absoluto".*
> – Dr. Giovanni

resolver ese desequilibrio, con una amplia experiencia que muestra que éste y sus síntomas pueden entonces desaparecer gradualmente". No entendí completamente lo que dijo, así que hice más preguntas. Pero más que sus respuestas, fue su confianza la que alivió algo de mi preocupación. Buscaba tantas garantías como fuera posible de que no estaba loco al traer a mi padre aquí. Cada vez que volvía a sentarme al lado de mi padre, él forzaba una sonrisa antes de volver a cambiar de postura en su silla. Esta vez, le traje un poco de agua. Sosteniendo débilmente la taza con ambas manos, bebió con gratitud.

Se me acercaron varios pacientes originarios de lugares como la India, Pakistán y Bangladesh, pero que ahora vivían en Estados Unidos. Además de escuchar su experiencia con el Dr. Naram, aprendí mucho más sobre cómo eran sus vidas. Una madre me dijo: "Mi esposo y yo vinimos a Estados Unidos con la esperanza de que eso beneficiara a nuestros hijos. Más tarde se me rompió el corazón al observar como mis hijos perdieron el interés en nuestra cultura, fe y tradiciones indias. En cambio, se volvieron adictos a sus teléfonos y computadoras y se interesaron más por sus amigos que en la escuela". Le preocupaba que sus hijos rompieran la tradición y no cuidaran de ella y su marido en la vejez.

Había un grupo de jóvenes de la India y Pakistán que ahora estudiaban y trabajaban en California. Una cosa u otra los llevó eventualmente al Dr. Naram para que los ayudara.

"Los chicos como nosotros a menudo tenemos problemas con nuestra identidad", me dijo un joven, "sin sentir que pertenecemos a ninguna de las dos culturas". Incluso cuando entraron en las mejores universidades de América, algunos se sintieron atraídos por las drogas, el alcohol, el sexo y las relaciones con personas que sus padres no aprobaban. Esto los hacía sentir distantes de sus familias. "A menudo luchamos por encontrar un trabajo decente, siendo relegados a puestos inferiores y esperando trabajar más duro por menos paga y menos respeto debido a nuestro estatus de residencia". Me entristeció oír que a veces los empleadores pedían a las jóvenes favores sexuales, simplemente para mantener el trabajo que les permitía quedarse en el país.

Una estudiante dijo: "estoy estresada por la escuela y las relaciones, y tomo comida que no es buena para mí. Se me diagnosticó un desequilibrio hormonal y gané mucho peso. Luego tuve acné y otros problemas de la piel. Hace unos años, fui modelo para revistas, y ahora ni siquiera quiero salir. No me siento bien conmigo misma y me preocupa no casarme nunca. En mi frustración, he empezado a sentirme resentida hacia mis padres y mi herencia por la presión de ser perfecta cuando no lo soy".

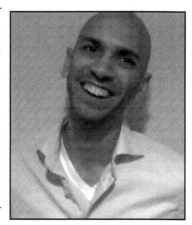

Samir, un joven abogado de Boston que superó el vitíligo.

Sus palabras me tocaron. También sentía la presión de ser perfecto cuando sabía que no lo era.

Entonces la historia de un joven abogado me inspiró. Sus padres eran de la India. Se mudaron a los Estados Unidos cuando era joven, así que no sentía una fuerte conexión con la India. De alguna manera, él despreciaba la cultura de sus padres. "Entonces, mientras estaba en la facultad de derecho", dijo, "desarrollé un problema llamado vitíligo, que hace que crezcan manchas blancas en la piel. Se extendió primero a mis brazos, luego a mis manos y a mi cara. Muchos jóvenes con esta condición tienen problemas de autoestima y se preocupan de que afecte su capacidad de casarse. No había tratamientos occidentales que ofrecieran una cura. Así que me pareció improbable que el Dr. Naram pudiera ayudar".

Pero Samir lo intentó de todas formas. "Poco a poco al principio el color comenzó a volver, y dos años más tarde, ¡todas las manchas blancas se habían ido! Hay

"Si no me hubiera tomado el tiempo de experimentarlo por mí mismo, no habría creído en la sanación antigua. Pero me ha dado más respeto por mi cultura, mi herencia y mi procedencia que de otra manera no tendría."

– Samir

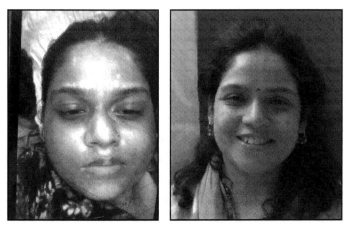

Izquierda: Mujer con vitíligo durante 10 años. A la derecha: Meses después de la disciplina con la dieta y las hierbas del Dr. Naram.

Mi diario de notas
Tres antiguos secretos de sanación para tener una piel reluciente*

1) Marmaa Shakti – en ambos lados del nudillo superior del dedo anular de la mano derecha, presiona y suelta 6 veces, muchas veces al día.

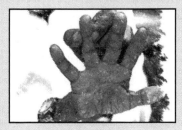

2) Remedios herbales – Samir usó una crema y tomó algunos suplementos herbales para la piel, que incluían ingredientes como el neem, la cúrcuma, el aceite de coco, el tulsi y la pimienta negra.*

3) Secretos de la Dieta – Comer sólo alimentos sin gluten, sin lácteos y sin azúcar.

*La información (incluyendo los ingredientes clave) para las fórmulas de hierbas mencionadas en este libro están en el apéndice. Material complementario: para descubrir más secretos para una piel maravillosa, por favor visita el sitio gratuito de membresía MyAncientSecrets.com.

muchos indios americanos como yo que han crecido sobre todo en América y que no tienen mucho respeto por nuestra cultura india. Los métodos del Dr. Naram", dijo, "me han cambiado en más de un sentido. Si no me hubiera tomado el tiempo de experimentarlo por mí mismo, no habría creído en ello". Viendo que la solución a este problema no se encontraba en ninguna parte de la medicina occidental, sino que provenía de un especialista indio de la antigua ciencia de sanación, dijo, "gané un respeto por mi cultura, mi herencia y mi procedencia que de otra forma no tendría".

A continuación, una agradable pareja de jóvenes musulmanes se me acercó. "Dejamos nuestro país natal para vivir en América, con la esperanza de tener más paz y oportunidades", me dijo el marido. "Al llegar aquí mucha gente nos trataba mal, temiendo que fuéramos terroristas. Nos costó mucho hacer nuevos amigos y mostrar que el verdadero Islam es sobre la paz. Vinimos a América con la esperanza de tener una familia y criar a los niños, pero ese sueño se hizo añicos". Los médicos diagnosticaron al joven con azoospermia, lo que significaba que su conteo de esperma era cero.

"Lo intentamos durante seis años", me dijo. "Fuimos a muchos especialistas y gastamos casi ochenta mil dólares en todo tipo de terapias para tener un bebé, pero la medicina occidental no tenía solución para nosotros. Nos estaba agotando financiera y emocionalmente. Estábamos devastados. Entonces conocimos al Dr. Naram. Seguimos todo, exactamente como nos dijo, para una sanación más profunda, y en un año, volví a hacerme pruebas y mi conteo de esperma era de cinco millones. Los doctores dijeron que era un milagro, cuestionando si la prueba había sido correcta". Me mostró los informes médicos del antes y el después. "En dos años, mi esposa estaba embarazada", su voz se quebró de emoción mientras hablaba, "y hoy vinimos sólo para mostrarle al Dr. Naram nuestro bebé y darle las gracias". Notando las lágrimas que caían por las mejillas de su esposa, extendió la mano para abrazarla y acariciar su espalda suavemente, ambos mirando juntos a su bebé "milagroso".

Un hombre Sikh llamado Gurcharan Singh, con un turbante y una barba larga, se unió a mí. Me dijo que estaba involucrado en la

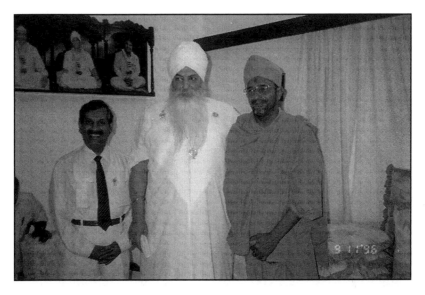

El Dr. Naram con Yogui Bhajan Singh y H.H. Hariprasad Swamiji.

política en Bakersfield, California. Aprendí que los Sikh son unas de las personas más incomprendidas de América. Este hombre sentía fuertemente que el Dr. Naram los entendía. "El Dr. Naram me ha ayudado a mí, a mi familia y a mis amigos a superar muchos desafíos como el colesterol alto, la artritis, la diabetes, la presión arterial alta y el desequilibrio hormonal". Por gratitud, hizo arreglos para que el alcalde de Bakersfield, California, le diera al Dr. Naram un premio por su apoyo y contribuciones a la comunidad Sikh. "¿Sabes que uno de los pacientes del Dr. Naram era Yogi Bhajan Singh, tal vez el sikh más conocido del mundo?" dijo.

Me interesaba mucho lo que Gurcharan y otros podían contarme, porque quería saber si el Dr. Naram podía ayudar a mi padre. Cuando fui por primera vez a la India, mi escepticismo era de un 80 por ciento y mi curiosidad de un 20 por ciento. Ahora tenía suficientes pruebas de que la mayoría de la gente estaba mejorando, pero no sabía en qué proporción producía un cambio duradero. Tampoco sabía si la sanación se debía a la posibilidad de que el Dr. Naram les convencía de que mejorarían, y así sucedía. En este punto, después de ver y escuchar numerosos casos notables, diría que mi escepticismo bajó a cerca del 50 por ciento. Aunque todavía me sentía cauteloso, el otro 50 por ciento era una mezcla de curiosidad creciente y una loca esperanza de que lo que el Dr. Naram hacía era una forma predecible de sanar a la gente, o al menos, de que pudiera ayudar a mi padre. Sólo que, aunque yo tenía más esperanza con cada experiencia que escuchaba, el dolor en el cuerpo de mi padre iba empeorando. Reservé una habitación en el hotel y llevé a mi padre a descansar allí hasta que se acercara su turno.

✿

Un Sanador que Necesita Sanación

Cuando volví a la sala de espera, un señor mayor, con barba y en buen estado físico, se me acercó. Con un cálido y firme apretón de manos, se presentó como el rabino Stephen Robbins. Además de ser rabino y cabalista, practicante de una antigua tradición espiritual judía, era también psicólogo clínico. Fue el cofundador de la Academia de Religión Judía en California, el primer seminario transdenominacional de la Costa Oeste.

Varios años antes, Stephen tuvo varias experiencias cercanas a la muerte debido a una serie de enfermedades. Antes de las enfermedades, estaba sano y era atlético, capaz de levantar 136 kilos. Luego la distrofia muscular comenzó a carcomer su masa muscular. Los médicos le dieron dosis masivas de cortisona, lo que causó una horrible osteoporosis. Además, se contagió de gripe, sus pulmones colapsaron dos veces, y murió – dos veces – antes de ser resucitado. Sus varias crisis de salud interrumpieron la función de su hipotálamo, glándula pituitaria, y todo el sistema endocrino hasta el punto de que su cuerpo no producía testosterona u hormona del crecimiento (HGH) por su cuenta. Sin eso, sus células no podían regenerarse.

"Hice todo lo que pude, pero nada funcionó", dijo Stephen. "Los medicamentos y tratamientos apenas me mantenían en equilibrio. En 2005, contraje otra infección pulmonar, y mis pulmones colapsaron de nuevo".

Stephen pasó semanas en el hospital antes de poder respirar de forma independiente. Justo cuando se preparaba para ir a casa, se enfermó severamente de herpes, lo que afectó los discos de su espalda. El herpes afectó los nervios del lado derecho del torso tan fuertemente que vivía con un dolor insoportable todo el tiempo. "Experimentaba dolores nerviosos que se sentían como rayos de adelante hacia atrás y de atrás hacia adelante, dolor de piel similar a sentir ácido, así como dolor muscular que causaba espasmos que dificultaban el movimiento y la respiración".

"Después de tomar metadona y analgésicos durante siete meses, sonaba como un idiota y me sentía como si fuera a ser un vegetal para el resto de mi vida. Los médicos no sabían qué hacer".

Las cosas siguieron empeorando hasta que un amigo animó a Stephen a ver al Dr. Naram.

"Todo el concepto de ser capaz de diagnosticar a una persona en sólo unos momentos parece irracional para la mente occidental, donde estamos comprometidos con el paradigma occidental de los análisis de sangre, resonancias magnéticas y múltiples médicos. El modelo de sanación del Dr. Naram, sin embargo, no se basa en estar enfermo, sino en estar bien. Es un enfoque totalmente diferente en el que tu cuerpo, mente y espíritu son capaces de participar contigo en una sanación más profunda".

Me miró a los ojos y dijo: "he sido rabino y sanador desde que tenía dieciséis años, y ahora a los sesenta y un años, al conocer al Dr. Naram ha sido la primera vez en mi vida que he podido dejarme llevar y entregarme a otras manos para curarme. Fue un momento profundo".

Preguntándome cómo se relacionaría su experiencia con la de mi padre, escuché atentamente. Stephen llegó a la India a la clínica del Dr. Naram en una silla de ruedas, débil y desesperado. Tuvo que traer HGH (hormona del crecimiento) sintética sólo para mantenerse vivo, instruyendo a su anfitrión que debía ser refrigerado. Para empeorar las cosas, su anfitrión accidentalmente destruyó todo el suministro poniéndolo en el congelador. Stephen estaba devastado. Llamó a sus doctores estadounidenses para buscar una solución, pero no había nada que pudieran hacer. Recurrió al Dr. Naram.

El Dr. Naram preparó una mezcla especial de hierbas curativas, basada en los principios de su antiguo linaje, para regenerar la HGH y restaurar los niveles de testosterona.

"No tenía otra opción, así que seguí sus instrucciones al pie de la letra. Al final de la primera semana, estaba fuera de la silla de ruedas, sintiéndome más fuerte cada día. En la tercera semana, me hice un análisis de sangre para ver qué estaba pasando. Y fue entonces cuando vi lo que considero el milagro de los milagros. Después de todo ese trauma, los nuevos análisis de sangre mostraron algo notable. Por primera vez en años, mi cuerpo estaba produciendo su propia hormona de crecimiento humano, ¡y a niveles equivalentes a los de personas mucho más jóvenes que yo! "Antes, también tomaba testosterona sintética, pero ahora mi cuerpo está produciendo testosterona de nuevo por sí mismo. Mi tiroides ha vuelto a la normalidad. Mi páncreas, gracias a Dios, es normal. Mi timo y mi sistema inmunológico están apoyados por las hierbas curativas y están funcionando bien".

"La sanación continuaba, y cuando bajé del avión, mi esposa no me reconoció. Había perdido 13 kilos y estaba más fuerte. Dijo que me veía como cuando nos conocimos, hacía treinta años. Mi cabello era también más oscuro y grueso. Era increíble".

Desde entonces, el rabino había vuelto al gimnasio. Para mostrar esto, se subió la manga de la camisa hasta el hombro y flexionó su

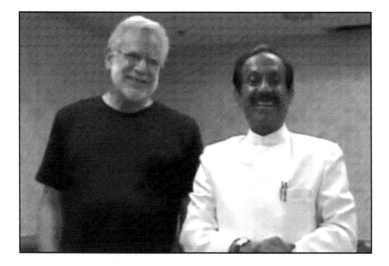

El rabino Stephen Robbins con el Dr. Naram.

ahora sólido bíceps. No pude evitar sonreír con él. La imagen de un rabino encantado mostrándome su bíceps flexionado con una alegría infantil en sus ojos nunca me abandonará.

Preguntándome cómo podría describir su experiencia de sanación a mi padre, le pregunté a Stephen, "¿cómo le explicas esto a la gente que no lo entiende, que puede pensar que tu experiencia suena imposible?".

> *"La sabiduría del Siddha-Veda es profunda, comprende la composición completa del ser humano; no desde lo que podríamos describir en términos científicos occidentales, sino que se comprende de acuerdo con la ciencia antigua".*
> – Rabino Robbins

"Hay múltiples medios para encontrar la verdad", respondió. "No existe la 'mala medicina', pero sí la medicina equivocada, usada en el momento equivocado y aplicada de manera equivocada. El Dr. Naram proporciona apoyo para la sanación de una manera que ayuda al cuerpo, a la mente y al espíritu a sanar más profundamente. Muchas de las fórmulas del Dr. Naram son fórmulas "antienvejecimiento", aunque odio usar ese término. Se trata más bien de un refuerzo para la juventud. En mi experiencia, las hierbas curativas ayudan al cuerpo a producir y quemar energía de una manera saludable en vez de autodestructiva. El vigor y la energía que siento como resultado de tomarlas es asombroso".

Concluyó con estas conmovedoras palabras: "la sabiduría del Siddha-Veda es profunda, y no sólo porque es antigua. El simple hecho de que algo sea antiguo no significa que sea verdadero o sabio. Conozco a algunos ancianos que son muy tontos, y hay ciertas viejas creencias religiosas que son muy destructivas. Pero hay sabiduría, una profunda sabiduría, en el Siddha-Veda que entiende la composición completa del ser humano; no de lo que ahora describimos en términos científicos occidentales, sino que se entiende de acuerdo a la ciencia antigua. Los principios son verdaderamente efectivos para una sanación más profunda, y son el resultado de milenios de experiencia y práctica".

Mi diario de notas

Cuatro antiguos secretos curativos para apoyar los niveles de hormonas saludables en los hombres (ej. HGH o Testosterona)*

1) Remedios a base de hierbas – Stephen tomó algunas fórmulas de hierbas creadas para apoyar la función saludable de las hormonas, que incluían ingredientes como semillas de sésamo, tríbulus, tinospora india, raíz de ashwagandha, rizoma kudzu indio y semillas de frijol terciopelo (mucuna pruriens)*.

2) Marmaa Shakti – En el antebrazo izquierdo, cuatro dedos por debajo de la muñeca en el lado del dedo meñique, presiona ese punto 6 veces, muchas veces al día.

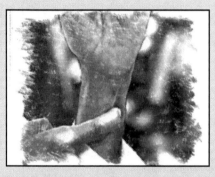

3) Remedio casero – El secreto Maharaja del Dr. Naram: mezclar y tomar a primera hora de la mañana 3 almendras (remojadas durante la noche, desechar las pieles), 3 dátiles, 3 vainas de cardamomo (remojadas durante la noche, luego liberar las semillas internas), 3 cucharaditas de hinojo, 1/4 cucharadita de polvo de Brahmi, 1/4 cucharadita de polvo de Ashwagandha, 1/2 cucharadita de polvo de Kaucha, 1/2 cucharadita de polvo de Shatavari, y 1 cucharadita de ghee de vaca.

4) Dieta – El Dr. Naram recomienda evitar los alimentos agrios y fermentados.

*La información (incluyendo los ingredientes clave) para las fórmulas de hierbas mencionadas en este libro están en el apéndice. Material complementario: para descubrir más secretos sobre la salud y virilidad de los hombres, por favor visite el sitio gratuito para miembros de MyAncientSecrets.com.

No Todo el Mundo estaba Feliz

Después de agradecer al rabino Robbins, volví a la sala de espera para ver si estaba más cerca del turno de mi padre y hubo un remolino de conmoción. Un hombre estaba gritando, "¡no quiero esperar!". La tensión en la habitación se elevó con su voz. "¿Sabes quién soy?", preguntó. "Soy uno de los primeros indios reconocidos por Forbes; he dado millones a la escuela de medicina de la UCLA. No quiero esperar".

Los otros que esperaban no querían dejarlo entrar primero sólo porque era rico y ruidoso, pero para evitar más angustia los asistentes lo llevaron a escondidas a ver al Dr. Naram lo antes posible. El Dr. Naram me contó más tarde lo que pasó.

Al tocarle el pulso, el Dr. Naram le contó sus problemas de salud, el más frustrante de todos fue un hombro congelado que le causaba un intenso dolor. El hombre había intentado cualquier cantidad de tratamientos y remedios, sin resultados. Por mucho que hubiera contribuido a la prestigiosa escuela de medicina, los médicos no podían ayudarlo. Empezaba a perder la esperanza de recuperar el movimiento completo de su brazo.

El Dr. Naram le aseguró que había un remedio y procedió a preguntarle directamente a la cara, "la pregunta es: ¿qué precio está dispuesto a pagar?".

El hombre no se sorprendió. Con su brazo bueno sacó su chequera y firmó un cheque en blanco. "Ya he gastado tanto dinero en la mejor atención médica sin resultados, que si usted arregla esto, puede ponerle precio. ¿Cuánto quiere? ¿Diez mil, veinte mil, cincuenta mil?".

El Dr. Naram sonrió y dijo con calma: "para todo hay un precio; a veces pagamos con dinero, a veces pagamos en términos de tiempo o esfuerzo. Para esto, no se puede pagar el precio con dinero. Mi pregunta para usted es, ¿qué precio está dispuesto a pagar?".

El hombre parecía confundido. "Ya se lo dije, si lo arregla, le pagaré lo que sea. Lo que sea necesario. ¡Pagaré lo que sea!".

El Dr. Naram lo miró directamente y dijo: "bien, si va a hacer lo que sea necesario, entonces... ¿Podrá esperar?".

"¿Qué quiere decir?".

"¿Qué precio estás dispuesto a pagar?".
— Dr. Naram

"Ese es el precio que tiene que pagar hoy", el Dr. Naram me lo explicó. "Dijo que haría cualquier cosa, pagaría cualquier precio; entonces le pregunté, ¿esperará?".

Vacilante, aceptó, pero aún así quería más explicaciones. El Dr. Naram dijo: "hoy quiero que espere". Se detuvo a pensar, y luego dijo, "seis horas".

"¿Puedo ir a mi habitación a dormir, y luego volver?" preguntó.

"Claro, vaya y espere seis horas, luego vuelva, y sólo entonces veremos si puedo ayudarle".

El hombre salió de la oficina del Dr. Naram mucho más tranquilo pero confundido.

Unos momentos después llamaron a mi padre; dijeron que casi era su turno, así que fui rápidamente a buscarle.

Unos Seis Minutos Largos

Mi padre caminó conmigo con cuidado desde la habitación del hotel hasta la zona de conferencias y hasta la puerta del Dr. Naram. Mientras esperábamos fuera, admitió que no sabía cómo empezar a explicarle al Dr. Naram todo lo que le estaba pasando. Durante todo el día, vi a la gente entrar y salir de la oficina del Dr. Naram, pasando sólo cinco o seis minutos dentro. Papá me mostró la hoja de papel con la lista de sus medicamentos y dijo: "no puedo ni leer toda esta lista en tan poco tiempo".

Le envié un mensaje al Dr. Naram diciéndole que traería a mi padre, pero no dije nada sobre su condición. Supongo que le estaba poniendo a prueba. Aunque ya había oído y visto muchos casos asombrosos, todavía había una parte de mí que se preguntaba, *¿era esto un engaño?*

Vi a mi padre entrar lentamente en la habitación, ligeramente encorvado y visiblemente dolorido. El Dr. Naram le dio la bienvenida con una gran sonrisa mientras yo esperaba ansiosamente afuera.

Aunque pareció una eternidad, tan sólo unos seis minutos después la puerta se abrió, y me sorprendió lo que vi. Mi padre parecía distinto y caminaba de forma diferente. Levantó la cabeza y se puso más erguido, con una mirada de asombro en sus ojos.

"¿Cómo lo sabía?", preguntó mi padre. "Ha sido realmente asombroso".

"¿Qué ha pasado? ¿Qué es lo que él sabía?" pregunté.

"No necesité decirle nada. El Dr. Naram puso sus dedos en mi muñeca y en minutos, describió mi situación de forma más sucinta y precisa de lo que nunca hubiera podido hacerlo yo. Incluso si tuviera a mis cuatro doctores en la misma habitación para hablar de mi caso, lo cual nunca sucede, no podrían haber descrito con tanta precisión lo que estoy experimentando como lo acaba de hacer el Dr. Naram".

Escuché, sin saber qué decir o cómo procesar lo que sentía.

Mi padre dijo: "también me preguntó sobre mi profesión. Parecía genuinamente interesado y me dijo que era un trabajo importante que debía hacer y por el que tenía que vivir. ¡Todo esto fue muy alentador! Todavía no sé qué hacer con ello, pero ahora supongo que ya veremos, ¿no?". Miró a su alrededor y preguntó: "¿qué hago ahora?".

Me sorprendió ver el impacto positivo que tuvo en mi padre el hecho de ser tan bien comprendido. Estaba de mejor humor e incluso empezó a creer que podía ser curado. Verlo en este estado de anticipación hizo que mi respiración se detuviera. Traté de ocultarlo, pero en cuestión de momentos pasé de estar nervioso a eufórico y de nuevo a nervioso.

Irónicamente, justo cuando mi padre empezó a sentirse esperanzado, yo me volví vacilante. *¿Estaba engañando a mi padre y dándole falsas esperanzas? ¿Realmente el Dr. Naram tenía una solución para él? ¿Estaba haciendo lo mejor para mi padre o estaba desperdiciando los últimos días de su vida persiguiendo una cura inexistente?*

Tu diario de notas

Para profundizar y ampliar los beneficios que experimentarás al leer este libro, tómate unos minutos ahora y responde las siguientes preguntas para ti mismo:

¿Qué precio estás dispuesto a pagar por lo que quieres (en términos de tiempo, energía, esfuerzos, dinero, disciplina, etc.)?

_____

_____

_____

_____

¿Por qué vale la pena pagar ese precio?

_____

_____

_____

_____

¿Qué otras percepciones o preguntas te han surgido y de qué te has dado cuenta mientras leías este capítulo?

_____

_____

_____

_____

CAPÍTULO 8

✿

La Fuente de la Juventud

"Hay una fuente de juventud: es tu mente, tus talentos, la creatividad que traes a tu vida y a la vida de las personas que amas. Cuando aprendas a aprovechar esta fuente, realmente habrás vencido a la edad".

– Sophia Loren

Los Angeles, California

Después de que mi padre subiera a la habitación del hotel a descansar, uno de los empleados del Dr. Naram se acercó a mí y me dijo: "El Dr. Naram quiere hablar con usted. ¿Tiene un par de minutos?".

El Dr. Naram me saludó con una gran sonrisa. "Bueno, ¿cómo estás?" preguntó, con un tazón de sopa de frijoles mungo frente a él.

Le agradecí por entender a mi padre tan bien y por la esperanza que le había dado. También quería expresar mis preocupaciones, pero el Dr. Naram intervino antes de que yo lograra expresarlas: "Tu padre es increíble, ¿eh? Es un hombre muy bueno, lo que me ayuda a entender de dónde lo sacaste tú. Tiene una misión importante con los niños, y creo que podemos ayudarle. Aún tiene trabajo en esta vida que necesita completar".

Le pregunté directamente: "¿Crees que hay esperanza para él? Dime la verdad".

"La verdad, tal y como yo lo veo, es que tu padre tiene dos opciones. Puede seguir haciendo lo que está haciendo y vivir unos meses más con dolor antes de morir. O puede cambiar su curso usando las seis claves de sanación más profundas del Siddha-Veda. Haciendo eso, podría vivir muchos años más con flexibilidad, energía y presencia de la mente. ¿Cuál prefieres?".

"Por supuesto que la segunda opción. ¿Pero cómo?", pregunté, sorprendido por la confianza que el Dr. Naram tenía en el pronóstico de mi padre.

"¿Recuerdas cómo conocí a mi maestro?", el Dr. Naram preguntó.

"Sí, ¿cómo podría olvidarlo?".

"¿Cuántos días me dijo mi maestro que viniera mañana?".

"Cien días".

"Sí, cien días, o tres meses. Durante esos tres meses que estuve fuera de su habitación, no me quedé ahí sentado. Estaba haciendo una investigación, como la que tú estás haciendo ahora. Hablé con los pacientes sobre sus problemas; vi a personas que sufrían de diabetes crónica, artritis, problemas cardíacos, problemas renales, osteoporosis, diferentes tipos de cáncer, problemas hepáticos; y muchas otras cosas. Hablé con personas que regresaron después de meses o años de hacer lo que Baba Ramdas les dijo que hicieran y vieron grandes transformaciones en ellos como resultado directo de una sanación más profunda. ¿Recuerdas cuántos años tenía mi maestro?".

Antes de que pudiera responder, dijo: "¡Ciento quince años! Tenía mucha curiosidad por lo que él hacía de forma diferente a los demás, así que pasé los últimos treinta y seis años aprendiendo los secretos de mi maestro y usándolos para ayudar a la gente. ¿Te gustaría saber cuál es, según él, el secreto de la fuente de la juventud?".

Asentí con la cabeza. ¿Quién no querría saberlo?

Lentamente, continuó, "no estoy exactamente seguro de por qué estoy compartiendo esto contigo, Clint, pero tengo la sensación de que tal vez seas un instrumento para ayudar a muchos otros".

No sabía cómo responder a eso. Mientras estaba a punto de creerle todo lo que decía, me vino a la mente un atisbo de preocupación de que quizás acabaría descubriendo que todo era un fraude y de que se aprovechaba de las esperanzas de los desesperados. Cuanto más me acercaba a él y más me preocupaba, en cierto modo también me volvía más cauteloso. Si fuera un fraude, ¿acabaría desacreditando su "clínica" de una vez por todas? En lugar de ayudarle a promover su método de sanación antigua, ¿me convertiría en un instrumento para proteger a otras personas de él?

El Antiguo Secreto para Mantenerse Joven

El rostro del Dr. Naram reflejaba una profunda paz interior y confianza mientras me miraba directamente a los ojos. Me dijo que con estos secretos cualquiera puede experimentar una salud vibrante, energía ilimitada y paz mental a cualquier edad. Dijo: "Primero, debes tener una idea clara de lo que es la 'juventud'. Sólo entonces puedes saber el secreto de permanecer joven".

Mientras el Dr. Naram continuaba, sacó unas fotos para mostrármelas.

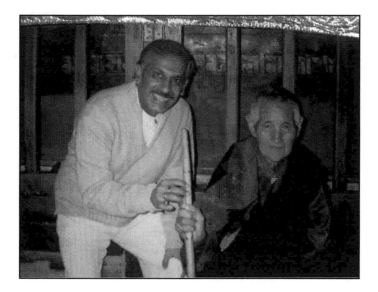

El Dr. Naram con un querido maestro de 139 años de juventud, en el Himalaya.

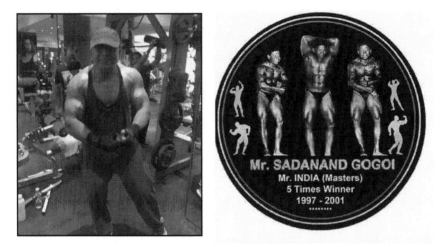

Sadanand Gogoi a los 75, cinco veces ganador del Mr. India.

"Aquí hay una foto del querido Babaji, uno de los hermanos de mi maestro. Vive en el Himalaya y tiene 139 años de juventud".

Sacó otra foto. "Aquí está Sadanand Gogoi, que se convirtió en el Mr. India a los sesenta y cinco años. Este es su cuerpo ahora, a la edad de setenta años".

Miré fijamente el cuerpo musculoso que parecía pertenecer a alguien de cuarenta años.

El Dr. Naram dijo: "Está usando los antiguos secretos para construir el cuerpo, los músculos y la mente, sin dañar sus riñones. El sueño de este hombre, después de ganar Mr. India, ¡es competir por Mr. Universo!".

Mirando cariñosamente otra foto, el Dr. Naram me habló de Kusum Atit, que ahora tenía ochenta y seis años de juventud. Ella fue una de sus primeras pacientes. Cuando le conoció, a la edad de 56 años, no podía caminar, tenía alta presión sanguínea, osteoporosis y artritis, y estaba planeando un reemplazo de cadera. "¿Qué crees que le pasó cuando empezó a usar los secretos de la juventud?".

Me encogí de hombros.

"¡La mujer que antes no podía ni caminar ganó el primer premio en un concurso de baile en Bombay!" dijo triunfante. "Me sorprendió. ¡Sentí una alegría como no te puedes imaginar!".

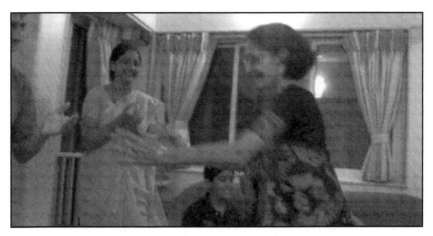

Kussum, 86, bailando con alegría después de curar su artritis.

Me mostró otra foto de su maestro. "Esto fue cuando tenía 115 años, y tuve la bendición de pasar diez años con él antes de que dejara su cuerpo. Murió a la edad de 125 años. A lo largo de mi entrenamiento, recibí de él multitud de secretos, sabiduría, poderosos conocimientos y verdades. Ahora déjame compartirlas contigo".

Me preguntó: "¿Qué significa para ti la juventud, Clint? ¿Cómo sabes si una persona es joven o vieja?".

Le di algunas ideas: "¿Quizás su apariencia?, ¿su estado mental?, ¡la calidad de su piel o su pelo?".

El Dr. Naram sonrió, "mi maestro dijo que una persona puede tener veinte años de vejez o cien años de juventud. ¿Cómo puede una persona ser mayor a los veinte años y otra joven con cien?".

"¿Cómo?".

"Todo depende de la *flexibilidad*", dijo. "Alguien sólo puede tener veinte años de vejez si es físicamente rígido, mentalmente terco y emocionalmente seco. O una persona puede tener cien años de juventud si es físicamente flexible, está mentalmente alerta y dispuesto a aprender, y emocionalmente lleno de amor. Interesante, ¿no crees?".

Hice una pausa para asimilarlo. "¿Así que 'la juventud' es sobre la flexibilidad en la mente, el cuerpo y las emociones?".

Dijo: "¡Sí, Clint, exactamente! Así es como mi linaje entiende la juventud".

Necesitaba una aclaración. "¿Así que el secreto para ser joven a cualquier edad es aprender a ser flexible?".

Asintió y añadió que la juventud es posible a cualquier edad si tu estilo de vida está alineado con tu naturaleza interior. "Los 'jóvenes' están llenos de esperanza. Los 'viejos' pierden la esperanza. Si ves las noticias, todo es sobre el miedo, los desastres, sobre un 'momento difícil que se avecina'. Mucha gente proyecta cosas horribles en el futuro y eso los pone ansiosos. Sus experiencias de vida a menudo les dejan heridos, con miedo, con el corazón roto y cerrados. Ser joven a cualquier edad es estar lleno de esperanza en el futuro, esperanza para uno mismo, esperanza para la humanidad. Y puedes ser 'joven' así, incluso a los 115 años".

El Dr. Naram dijo entonces, "Ahora, el propósito final de los antiguos secretos de sanación que mi maestro me enseñó es este: primero, se trata de ayudar a la gente a mantener o mejorar la salud y la flexibilidad en su cuerpo, mente, emociones y espíritu. Las herramientas antiguas proporcionan una oportunidad de experimentar una sanación más profunda y un sentimiento de juventud a cualquier edad.

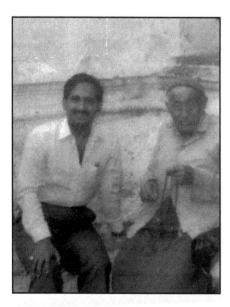

El Dr. Naram con su amado maestro y profesor, Baba Ramdas.

Segundo, esta transformación le da a la gente la energía para descubrir lo que más desean en sus vidas. Aprenden a alinearse con su naturaleza interna y el propósito de la vida".

"Así que, si esa es tu definición de juventud", pregunté, "todavía no tengo claro cómo alguien puede vivir hasta una edad tan avanzada".

"La mayoría de las personas pueden vivir más de cien años si lo desean. Todo lo que necesitas son las seis claves del Siddha-Veda para una sanación más profunda".

"¿Cuáles son esas seis claves?", pregunté.

Dijo: "Ya has visto algunas de las claves en el trabajo. Veamos cuántas puedes identificar".

"Creo que una debe ser los remedios caseros. Como los aros de cebolla que aliviaron mi dolor de cabeza. El secreto es que cualquier cosa puede ser una medicina o un veneno si sabes cómo usarlo".

> *"La juventud es una condición alcanzable a cualquier edad cuando alguien es físicamente flexible, está mentalmente alerta y dispuesto a aprender, y emocionalmente lleno de amor".*
> – Baba Ramdas
> (Maestro del Dr. Naram)

"Sí, ¡muy bien, Clint! ¿Y recuerdas el remedio casero secreto para la energía ilimitada a cualquier edad que te di durante nuestra entrevista?".

"No me acuerdo". El Dr. Naram me dio de nuevo el remedio casero "súper bebida energética" que su maestro usaba para sentirse joven a la edad de 115 años. Esta vez me lo tomé más en serio.

"¿El segundo instrumento está relacionado con las fórmulas de hierbas?".

"Sí", respondió. "Mi maestro me enseñó secretos sobre cómo cultivar, cosechar, preparar y combinar hierbas según procesos antiguos que facilitan una sanación más profunda. Así es como se convierten en hierbas curativas".

Cuando hablaba de hierbas curativas, pensé en las pastillas que acumulaban polvo en un cajón en casa, las cuales había guardado después de sólo dos días de usarlas. Hice una nota mental para aprender más sobre ellas.

"Marmaa es el tercer instrumento del Siddha-Veda", dijo. Lo escribí, aunque todavía no estaba exactamente seguro de lo que era o cómo funcionaba.

"¿Cuáles son los otros tres?", pregunté.

"Los compartiré contigo más tarde. Necesito ver al resto de la gente que aún está esperando. ¿Por qué no vienes esta noche, cuando haya terminado las citas, y presencias una sesión de marmaa por ti mismo?".

Acepté regresar, y luego llevé a mi padre al aeropuerto.

Mientras estábamos en la puerta del aeropuerto, le di un abrazo. Ambos nos sentimos cautelosamente esperanzados sobre el futuro. Estaba convencido de hacer todo lo que el Dr. Naram sugirió: la dieta, las hierbas, todo. Sin embargo, había una recomendación que lo intimidaba mucho. El Dr. Naram lo invitó a ir a la India para unos tratamientos en profundidad llamados *panchakarma*.

Antes de entrar, mi padre preguntó: "¿Quieres saber la verdadera razón por la que vine contigo a Los Ángeles?".

Me encogí de hombros. "¿No era para ver al Dr. Naram?".

"No", sacudió la cabeza. "No creí que fuera capaz de ayudarme. Vine porque me preocupaba en qué te estabas metiendo".

Me abrazó fuertemente, luego me miró profundamente a los ojos y dijo: "Veamos qué sucede... pero pase lo que pase, espero que sepas cuánto te quiero".

Mi diario de notas
La receta secreta del Dr. Naram para la súper energía*

Remedio casero...

1) Poner estos ingredientes en remojo durante la noche en agua:
   - 3 Almendras crudas
   - Cardamomo 3 vainas (o unas 30 semillas)
   - Semillas de hinojo 3 cdas.

2) En la mañana agregar:
   - 3 Dátiles (y si quieres, 3 albaricoques, 3 higos),
   - 1/4 cucharadita de canela
   - 1/4 cucharadita de polvo de Brahmi
   - 1/4 cucharadita de polvo de Ashwaganda
   - 1 cucharadita de ghee de Vaca
   - 2 hilos de Azafrán

3) Pelar y desechar las cáscaras de almendra y de cardamomo (liberando las semillas).

4) Mezclar o moler todos los ingredientes con agua caliente y disfrutar.

*Material complementario: para ver cómo se hace esto, por favor, consulte los vídeos en el sitio gratuito de miembros de MyAncientSecrets.com.

Tu diario de notas

Para profundizar y ampliar los beneficios que experimentarás al leer este libro, tómate unos minutos ahora y responde las siguientes preguntas para ti mismo:

¿Qué significa "juventud" para ti? ¿Qué significa sentirse joven a cualquier edad?

_____

_____

_____

_____

Si la "juventud" se refiere a la "flexibilidad", ¿cuáles son algunas áreas de tu vida en las que podrías ser más flexible?

_____

_____

_____

_____

¿Qué otras percepciones y preguntas te han surgido o de qué te has dado cuenta mientras leías este capítulo?

_____

_____

_____

_____

❦

CAPÍTULO 9

¿Milagros Médicos Modernos de una Ciencia Antigua?

"Sólo hay dos maneras de vivir tu vida. Una es como si nada fuera un milagro. La otra es como si todo fuera un milagro".

– Albert Einstein

Después de dejar a mi padre, volví al hotel para la sesión de marmaa del Dr. Naram. Me alegró ver que el Dr. Giovanni también estaba allí. Aunque ya era más de medianoche, el Dr. Naram entró en la habitación con una vitalidad refrescante. Si no hubiera estado allí todo el día, nunca hubiera adivinado que había visto a más de cien personas ese día. Parecía como si estuviera empezando.

Después de saludar a varias personas, se dirigió al centro de la sala y preguntó: "¿Para cuántos de ustedes es ésta su primera experiencia con marmaa?".

Casi todos levantaron las manos.

"OK, entonces, ¿qué es marmaa? Es una antigua tecnología de transformación profunda, que trabaja en todos los niveles del cuerpo, la mente, las emociones y el espíritu".

El Dr. Naram dijo que podíamos leer más sobre este enfoque de sanación en el Mahabharata, uno de los principales textos épicos en sánscrito de la antigua India. Según la historia, hubo una gran guerra que no se parecía en nada a los conflictos modernos. Esta guerra tenía reglas. Empezaba y terminaba a cierta hora del día. Mientras que el dharma, o deber del soldado era luchar, el dharma de los sanadores del linaje del Dr. Naram era sanar. No se preocupaban de si el soldado era bueno o malo, sino que ayudaban a la gente, sin importar quiénes fueran, sin importar en qué lado estaban luchando.

"Los sanadores de mi linaje no tenían enemigos, al igual que nosotros no tenemos religión. Nuestra 'religión' es simplemente ayudar a la humanidad".

Describió cómo estos maestros iban al campo de batalla cada día después de que la lucha terminara y veían quiénes no podían caminar, quiénes habían sido alcanzados por las flechas o quiénes se habían caído de un elefante y se habían roto un hueso. A menudo, ayudaban usando marmaa, una tecnología de miles de años de antigüedad, para brindar un alivio instantáneo.

"Hoy en día, no existe la guerra del Mahabharata, pero mi trabajo es hacer que estés en forma para que puedas ir a cumplir con cualquiera que sea tu deber en la vida".

El Dr. Naram explicó que para entender esta tecnología antigua, que es tan poderosa, necesitamos saber que no tiene nada que ver con la religión. "Piensa en ello como si fuese electricidad", dijo. "Enciendes las luces y funcionan, sin importar tu religión o creencia. A las luces no les importa si eres musulmán, cristiano, hindú o ateo. Las claves de sanación de mi linaje también son universales. El instrumento de sanación de marmaa puede ayudar a cualquiera que tenga problemas crónicos y agudos, como dolor de espalda, rigidez, dolor de cuello, hombro congelado, nervios pellizcados, ciática, dolor de tobillo, dolor de rodilla o incluso, la incapacidad de caminar.

"Lo creas o no", dijo, "En un par de minutos, los puntos marmaa tocan los centros de energía sutil y comienzan a liberar el bloqueo". Empiezas a ver resultados y sientes menos o ningún dolor. "¿Cuántos de ustedes tienen dolor?".

La mayoría de la gente en la habitación levantó la mano.

Les enseñaré algunos marmaas que pueden hacer en casa. Algunos marmaas sólo los puedo hacer yo o alguien a quien he entrenado. "Lo que puede parecer magia a primera vista es una ciencia. La forma de

> *"Esta tecnología antigua no tiene nada que ver con la religión. Al igual que la electricidad, simplemente funciona, sin importar tu religión o creencia. Es universal".*
>
> – Dr. Naram

beneficiarse de este proceso de miles de años de antigüedad es teniendo claro lo que se quiere. ¿Qué quieres de tu cuerpo, de tu mente, de tus emociones, de tu vida? Pero, ¿y si no sabes lo que quieres?". Hizo una pausa, mientras algunas personas del público asentían.

"Bueno, si no lo sabes, aquí está el marmaa para descubrir lo que quieres. Cierra los ojos. Imagina un marco blanco sobre tu ojo derecho. Luego presiona la punta de tu dedo índice derecho seis veces. Después pregúntate: "¿Qué quiero?" y observa qué imagen aparece en tu marco en blanco".

Tomé un video mientras el Dr. Naram demostraba el procedimiento. Yo estaba escéptico, no creía que apretar un punto en mi dedo me diera claridad en algo. Pero cuando pensé que nadie me estaba mirando, presioné la punta de mi propio dedo por si acaso ayudaba. No era consciente de que me pasara nada salvo una presión en el dedo.

"La mayoría de ustedes lo están haciendo incorrectamente. Cuando hagan marmaas, siéntense en la posición de poder, con los dos pies firmemente en el suelo y la espalda recta".

Estaba sentado encorvado con las piernas cruzadas, así que me senté derecho y puse los pies en el suelo. El Dr. Naram esperó hasta que todos estuviéramos en esa posición, y luego continuó. "El 'deseo' que hay en ti tiene que ser un ancla positiva. No puede ser lo que no quieres o lo que estás evitando. Déjame darte un ejemplo muy poderoso".

Los Sueños se Hacen Realidad

"Mi madre no podía caminar. Tenía artritis, osteoporosis y degeneración de las articulaciones", dijo el Dr. Naram. "Como no podía caminar, tenía que usar el baño y el retrete mientras estaba en la cama. Eso fue hace treinta años. Yo estaba dispuesto a ser un buen chico indio, quedarme en casa para limpiar y alimentarla todos los días. Pero ella no quería que nuestras vidas pasaran de esa manera".

"Decidí usar los métodos antiguos con ella", dijo el Dr. Naram. "Decidí que si ni siquiera podía ayudar a mi propia madre con ellos, ¿para qué servían?".

> *"Los antiguos métodos de sanación se aprovechan al máximo si se define primero´ ¿lo que quieres?´".*
> – Dr. Naram

"Permítanme compartir con ustedes un poderoso secreto que mi maestro me enseñó. La calidad de tu vida depende de la calidad de tus preguntas. La mayoría de nosotros hacemos las preguntas equivocadas. Yo solía preguntar, ´¿Por qué estoy gordo?´ Mi maestro me dijo: ´Pregunta errónea, Dr. Naram´. Estaba concentrado en lo que no me gustaba. Me dijo que las preguntas poderosas se centran en lo que quieres, no en lo que no quieres. Así que presioné la punta del dedo de mi madre y le pregunté: ´Mami, ¿qué quieres?´".

"Ella respondió: ´No quiero dolor´. Tener un "deseo" que está formulado negativamente no funciona bien". Mientras movía su cabeza, el Dr. Naram dijo: "Hay algo conocido como mente consciente", y moviendo la mano cerca de su corazón dijo, "y hay una mente subconsciente". Entonces, señalando por encima de su cabeza terminó, "también hay una mente superconsciente".

"Es esta mente superconsciente la que puede guiarte si sabes cómo acceder a ella. Cuando abres un canal claro, se te da una respuesta a la pregunta. Marmaa es una tecnología para estimular y hacer que todos los poderes de la conciencia trabajen para ti. Y un secreto es centrarse en una imagen positiva de lo que quieres, en lugar de una negativa de lo que no quieres".

Cuando el Dr. Naram presionó el punto marmaa de nuevo en el dedo de su madre y replanteó la pregunta: "Mamá, si supieras que no hay dolor, ¿qué harías?".

Ella dijo, "Yo caminaría".

El Dr. Naram explicó que hay que crear el futuro y dejar ir el pasado. Ese es uno de los principios importantes: crear, ver el futuro, dejar atrás el pasado y al mismo tiempo, no perder de vista el presente. La realidad de la madre del Dr. Naram en ese momento era que no podía caminar. Tenía artritis y osteoporosis e incluso los especialistas decían que no podía caminar. El Dr. Naram dijo de nuevo, "pero lo más importante era, ¿qué quería?".

El Dr. Naram nos dijo que una vez que su madre tuvo una idea de algo positivo, que podía imaginar, le pidió que cerrara los ojos. Presionó otro punto marmaa más abajo en su dedo y le preguntó: "Si supieras que puedes volver a caminar, ¿a dónde te gustaría ir?".

Ella respondió: "Me gustaría ir al Himalaya".

Cada vez que ella daba una respuesta, el Dr. Naram decía, "Muy bien", y le daba seis palmaditas a un punto marmaa cerca de su corazón. Le hizo imaginar un marco blanco sobre su ojo derecho y le preguntó: "¿Te ves caminando por el Himalaya?".

Ella asintió con la cabeza y él respondió: "Muy bien", dándole una palmadita en el corazón otra vez. En ese momento, el padre del Dr. Naram, que estaba mirando, se enfadó mucho. "¡Qué tontería! ¿Estás loco? ¿Por qué le das falsas esperanzas a tu madre? Tu madre no puede caminar. Ya lo sabes. ¿Por qué hablas del Himalaya? Olvida el Himalaya. Ni siquiera puede caminar hasta el baño. Necesita una cirugía de reemplazo de rodilla y cadera y estás diciendo tonterías

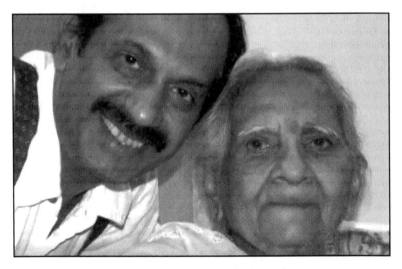

El Dr. Naram con su querida madre.

sobre el Himalaya. ¡No puede caminar! ¿Por qué no puedes entender esto?", gritó.

El Dr. Naram continuó: "Le dije a mi padre: 'Lo importante es lo que tu esposa, mi madre, quiere'. ¡No lo que tú crees que ella quiere!' Mi padre era un hombre muy duro y esta fue la primera vez que me enfrenté a él".

> *"La calidad de tu vida depende de la calidad de tus preguntas".*
> – Dr. Naram

"Mi padre respondió: 'Es una idiota; no sabe lo que quiere. No sabe que no puede caminar'".

Eso fue demasiado para el Dr. Naram. Miró fijamente a su padre y dijo con una firmeza que habría hecho que un tigre se detuviera en su camino. "Ella está eligiendo esto. Es su vida y es su elección".

Tras decir esto, su padre levantó las manos y salió de la habitación.

El Dr. Naram dijo, "Mi padre estaba muy enfadado conmigo, creyendo que estaba engañando a mi madre dándole falsas esperanzas".

Aunque no lo dije en voz alta, entendí las dudas del padre del Dr. Naram. Me preguntaba si la nueva esperanza que tenía mi padre se materializaría en resultados positivos o era sólo una cosa más que le decepcionaría.

El Dr. Naram describió la creación de un plan para su madre. Consultó a su maestro sobre qué secretos de sanación más profundos podrían ayudarla a caminar de nuevo. Su maestro le dijo: "Hay dos cosas a considerar: una es el presente y la segunda es el futuro". Es importante mirar lo que está sucediendo hoy pero no dejar que eso te impida creer o ver cómo las cosas pueden ser mucho más diferentes y mejores en el futuro. No te atasques en la realidad que percibes hoy. El viaje de mil millas comienza con un solo paso. Así que da ese primer paso, luego otro, y así sucesivamente. Y pronto te sorprenderás de dónde terminas".

Durante el curso de varios años, la madre del Dr. Naram tomó ciertas hierbas, cambió su dieta y regularmente presionó los puntos marmaa mientras visualizaba su sueño.

Entonces un día, después de algunos años trabajando juntos con disciplina en su plan de sanación profundo, el Dr. Naram recibió

> *"Concéntrate en lo que quieres, no en lo que no quieres".*
> – Dr. Naram

una llamada telefónica de ella. "¡Pankaj, lo conseguí! Estoy aquí en el Himalaya, estoy realmente aquí".

Llegó al templo que quería visitar y acampó en uno de los picos. "Aunque estaba postrada en la cama a los sesenta y siete años, ahora a los ochenta y dos, estaba caminando por el Himalaya", dijo el Dr. Naram. "Mientras que otros montaban a caballo o eran llevados en 'balkis' por hombres fuertes, ella caminaba. Llevando una pequeña botella de agua en la mano, se le cruzaron otros mucho más jóvenes a caballo, que le preguntaron: "¿Qué clase de hijo barato tienes que no te da dinero para montar a caballo, pobre anciana? Si tu hijo no te consigue un caballo, nosotros podemos pagarlo".

Ella dijo: "No, mi hijo puede comprarme un caballo, pero yo elijo caminar. Es un gran hijo porque me dio el don de caminar".

"Ese fue uno de los días más felices de mi vida". Con los ojos húmedos y una gran sonrisa, el Dr. Naram dijo: "Ella me dijo: 'Te bendigo, Pankaj. Comparte estos secretos ancestrales con todo el mundo, para que puedas ayudar a otros como yo'". Todos en la sala aplaudieron. "La bendición de mi madre significaba todo para mí".

Mientras contaba la historia, pensé en el estado de mi padre y en lo que podría ser posible para él. También pensé en mi madre. La amaba, pero no la entendía. Esto creaba conflictos a veces. Escuchando la historia del Dr. Naram me preguntaba:

¿Qué era lo que más quería mi madre en su vida?

¿Qué sueño tendría ella y deseaba que se hiciera realidad? ¿Y qué es lo que más querría mi padre si alguna vez mejorara? ¿Cuál era su sueño?

El Dr. Naram sonrió mucho y dijo: "Mi maestro me enseñó un secreto que no tiene precio: que todas las mujeres son inteligentes y todos los hombres son idiotas, incluyéndome a mí". Se rió. "¿Sabes lo que es el *shakti*? Shakti es un poder creativo femenino divino. Mi maestro me enseñó secretos ancestrales para que cualquier mujer pueda desarrollar el shakti dentro de ella. Para un hombre, en el momento en que respetas a las mujeres, sólo entonces eres inteligente y el shakti también viene a ti. Lo que nos lleva de vuelta a lo que *tú* quieres".

El Dr. Naram regresó al centro de la sala y guió a todos a través de los mismos pasos que había dado con su madre, para que pudieran tener una visión clara de lo que querían.

"¿Pero cómo funciona esto?", preguntó alguien. Yo me preguntaba lo mismo.

Mi diario de notas

La receta secreta del Dr. Naram para unas articulaciones sanas y flexibles*

1) Remedio casero: Mezcla los siguientes ingredientes y tómalos a primera hora de la mañana: Fenogreco en polvo 1/2 cdta. (cucharadita de postre), Cúrcuma en polvo 1/2 cdta., Canela en polvo 1/4 cdta., Jengibre en polvo 1/2 cdta., ghee 1 cdta.

2) Marmaa Shakti: En la palma de la mano izquierda, entre el dedo medio y el anular, cuenta 4 dedos hacia abajo, y presiona este punto 6 veces, muchas veces al día.

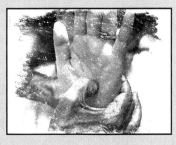

3) Remedios herbales: La madre del Dr. Naram usaba una crema y tomaba algunas pastillas para mantener las articulaciones sanas, que incluían ingredientes como corteza de árbol alado, incienso indio, hojas de castaño, jengibre y resina de goma guggul.*

*Material complementario: Para descubrir más sobre los antiguos secretos de las articulaciones, por favor, consulta el sitio gratuito para miembros de MyAncientSecrets.com.

El Dr. Naram sonrió y respondió: "Buena pregunta. Ahora, consciente o inconscientemente, todos estamos programados. Nuestro subconsciente ha sido programado por nuestros padres: cómo pensar, cómo hablar, qué hacer. También estamos programados por la escuela, por nuestra sociedad, por los periódicos y ahora por internet. La pregunta es, ¿podemos reprogramarnos para tener buena salud, buena vitalidad, buenas relaciones y libertad financiera? La respuesta es sí. Marmaa es una tecnología que nos ayuda a reprogramarnos, para alinear nuestras vidas con nuestro verdadero propósito. No sólo puede hacer desaparecer el dolor, sino que puede hacer que logres lo que quieras".

¿Es eso realmente cierto?

¿He sido programado por mi pasado para creer o actuar de cierta manera? Si es así, ¿esa programación no está alineada con el propósito de mi vida?

El Dr. Naram dijo: "Cuando descubres lo que quieres, se transfiere de la mente consciente a la mente subconsciente y luego a la mente superconsciente. Entonces, la creación ocurre. Es poderosa más allá de cualquier cosa que puedas imaginar. Lo he hecho más de un millón de veces. Este es mi trabajo, mi misión, mi pasión. Sólo sé unas pocas cosas, y las hago muy bien. Marmaa es una de ellas. Y uno de los usos poderosos del marmaa es ayudarte a descubrir lo que quieres".

Luego hizo una pausa, como si quisiera añadir algo importante. "Puedo ayudar a quitar los bloqueos, pero tienes que ver la visión de lo que quieres, el resultado de lo que quieres ver en tu vida, tu futuro. Este trabajo debe ser hecho por ti. En cierto modo, soy como una partera. Te ayudo a dar a luz, pero tu haces nacer al bebé. Ahora, ¿quién quiere ser el primero?".

No Puedes Recuperar a tu Vieja Esposa

Muchas manos se levantaron, y el Dr. Naram eligió a Teresa, una mujer de Canadá en silla de ruedas. La había conocido a ella y a su esposo, Vern, más temprano ese día y me parecieron la pareja más peculiar. Teresa era extremadamente dulce e inteligente. Vern parecía que debería estar en la portada de una revista de caza o pesca, no esperando en una sala como ésta.

Ambos tenían algo de sobrepeso y me preguntaba cómo su discapacidad afectaba a su relación. Desde mi punto de vista, parecía que tenían una profunda conexión, del tipo con el que la mayoría de la gente sueña. Aunque Vern pasó todo su matrimonio cuidando de ella, me dijo que ella era la que lo cuidaba a él. Su comunicación estaba llena de amor y respeto, y no podían dejar de tocarse. Eran adorables.

Fue el profundo amor de Vern por Teresa lo que le inspiró a buscar y a hacer cualquier cosa para ayudarla. Habían intentado muchas cosas que él esperaba que la ayudaran, pero sin éxito. Su amor lo obligó a traer a su esposa a Los Ángeles desde Canadá, por si estos antiguos métodos pudieran ayudarla. A principios de ese día había escuchado a Vern rogarle al Dr. Naram muchas veces, "Por favor, por favor haga algo para ayudar a mi esposa". Esperaron pacientemente durante casi ocho horas en la clínica. Observé a Vern ayudar a Teresa mientras ella luchaba por levantarse de la silla de ruedas. La apoyó mientras cojeaba con una muleta en cada mano hasta el centro de la habitación. Sus pies se golpeaban hacia adentro y no podía doblar las rodillas, por lo que su caminar era más bien un caminar de pato. Desplazó su peso a un lado de su cuerpo y luego giró sus caderas para balancear su otra pierna hacia adelante.

El Dr. Naram la llevó a través del mismo proceso que hizo con su madre, preguntándole a Teresa qué quería. Ella tenía claro que quería caminar sin muletas. Una vez que pudo visualizarlo en su mente, el Dr. Naram la hizo acostarse sobre una sábana en el suelo. No podía hacerlo sola y le preocupaba no poder levantarse. El Dr. Naram le aseguró que estaría bien y Vern vino a ayudar. Mientras Teresa estaba acostada de espaldas, el Dr. Naram le hizo un gesto a Vern para que la observara de cerca. Tomó una cinta métrica y le puso un extremo en el ombligo, y luego midió la distancia hasta su dedo derecho del pie. "¿Cuánto es eso?" El Dr. Naram le preguntó a Vern.

"Parece que son 92.7 cm".

Entonces el Dr. Naram movió la cinta de medir al final del dedo del pie izquierdo. "¿Cuánto es eso?".

"Son 100.33 cm".

"¡Así que una diferencia de 7.62 cm! Un importante efecto secundario de venir aquí es que después del marmaa sentirás que se liberan hormonas que pueden hacerte sentir muy, muy feliz. Así que si no quieres sentirte feliz, por favor no vengas aquí".

Todos sonrieron, especialmente Teresa.

"Ahora date la vuelta". Le hizo un gesto para que se pusiera boca abajo. Le costó esfuerzo, pero con determinación lo logró.

Presionó sus dedos en su espalda en un patrón que era ligero y suave, golpeando seis veces en diferentes lugares. Parecía como si estuviera tocando un piano. Le pidió al Dr. Giovanni que le levantara la blusa y le pusiera un poco de crema en la parte baja de la espalda para ayudar con un proceso llamado *dard mukti* (se pronuncia *dard muk-ti*). *Dard* puede ser traducido como "dolor" y *mukti* significa "libertad de". Esta crema fue creada según los antiguos principios para ayudar a aliviar diferentes tipos de molestias musculares o articulares. El Dr. Naram la frotó con un movimiento circular y luego le dijo que se diera la vuelta.

¿Eso es todo? Me preguntaba. *¿Cómo podría algo tan rápido y delicado crear alguna diferencia?*

Teresa se dio vuelta sobre su espalda, y el Dr. Naram le midió las piernas.

"¿Cuánto mide la derecha?" preguntó el Dr. Naram.

"96.52 cm ", dijo Vern.

"¿Y la izquierda?"

"También 96.52 cm", dijo Vern, sonando confuso.

El Dr. Naram le dijo cómo caminar después del marmaa, seis pasos comenzando con su pie derecho. Teresa se levantó con algo de ayuda, con las muletas todavía en el suelo, y todos la miramos con anticipación. Vern se paró cerca, para atraparla si se caía, pero el Dr. Naram le dijo que se alejara más. Le pidió que cerrara los ojos de nuevo y se viera caminando. Presionó más puntos detrás de cada rodilla, luego le dio un golpecito en la espalda y le dijo: "Ahora, camina hacia tu

Mi diario de notas

Los secretos del Marmaa Shakti del Dr. Naram para descubrir lo que quieres*

1) Cierra los ojos e imagina un marco blanco delante de tu ojo derecho.

2) Presiona la parte superior (la yema del dedo) del dedo índice de la mano derecha 6 veces, y pregúntate: "¿Qué quiero?".

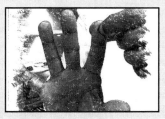

3) Permite que cualquier pensamiento, sentimiento o imagen llegue a ti. Escribe lo que quieres que sea. Golpea el lado izquierdo de tu pecho con la palma de la mano derecha abierta 6 veces y di, "muy bien".

4) En el dedo índice de la mano derecha, presiona 6 veces la segunda zona (o zona media, por debajo de la primera línea) de tu dedo, y pregúntate, "Cuando tenga eso, ¿qué haré?".

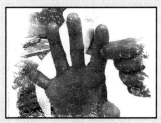

5) Permítete sentir cualquier pensamiento, emoción o imagen que venga. Anótalos.

6) Da 6 palmaditas con tu mano derecha en el lado izquierdo de tu pecho, justo arriba del corazón, y di para tí mismo "Muy bien".

*Material complementario: Para ver un video que demuestra este proceso, por favor consulta el sitio gratuito de membresía de MyAncientSecrets.com. (Se puede encontrar más sobre este proceso en el capítulo 14).

marido". ¡Por primera vez en años, dio un paso sin muletas! Luego dio otro, lento pero recto. Se tambaleó pero siguió moviéndose. Cuando llegó a Vern, se abrazaron. Toda la habitación aplaudió excepto Vern, cuya boca y ojos se abrieron de par en par en el momento en que la abrazó tiernamente.

"¿Cómo te sientes ahora?" el Dr. Naram le preguntó a Teresa.

Ella respondió: "De un sesenta a un setenta por ciento mejor".

"¿En serio?" Vern preguntó. Asintió con entusiasmo.

El Dr. Naram dijo: "Muy bien. Ahora, ¿qué pasaría si hicieras algo... algo que no has hecho en mucho tiempo? ¿Qué sería eso?".

Teresa respondió: "Incluso el simple hecho de sentarme y levantarme ha sido imposible".

El Dr. Naram le pidió que cerrara los ojos y se visualizara sentada y levantándose fácilmente sin ayuda de su marido.

"He eliminado el bloqueo físico, pero ahora tienes que eliminar el bloqueo del sistema de creencias. ¿Puedes verte sentada y levantada?".

"Sí".

"Muy bien, ¡ahora hazlo!".

Se sentó, torpemente, y luego tropezó un poco, intentando de una manera, y luego de otra, y funcionó. Se puso de pie, completamente sola.

Vern dijo: "Es la primera vez que lo hace en más de siete años". Todos aplaudieron.

El Dr. Naram le dijo a Vern: "Ahora tienes una nueva esposa. Cada mañana la verás feliz y entusiasta. ¡No vuelvas a quejarte de que tu esposa es ahora demasiado joven y energética! No digas, 'Devuélveme a mi vieja esposa'. ¡Eso no es posible!".

"Muchas gracias", dijo Teresa, con los ojos brillantes. Caminó, sin muletas, hacia el Dr. Naram y le dio un abrazo de corazón. Lágrimas fluyeron por sus mejillas cuando su marido vino a abrazarlos con sus grandes brazos, besándole la frente. Por un momento pensé que también iba a besar la frente del Dr. Naram.

El Dr. Naram le dijo: "Esta sensación o habilidad se mantendrá. Especialmente, si además de las hierbas y recomendaciones de la dieta, vienes para tres o cuatro sesiones más de marmaas en los próximos meses y años. Y puedes hacer esto regularmente en casa". El Dr. Naram demostró un marmaa que todos podían hacer en casa para ayudar en su proceso de sanación más profundo.

El Dr. Naram le pidió a Teresa que volviera a caminar. Lo hizo y todos estallaron en aplausos. Pudimos ver la clara diferencia con respecto a hacía sólo unos minutos. Era la primera vez en mi vida que veía algo así, y no sabía cómo asimilarlo. Las únicas historias que escuché sobre gente lisiada o paralizada que se curaba y caminaba, estaban asociadas con Jesús. Sin embargo, aquí estaba el Dr. Naram diciendo que aunque esto parecía un milagro, había una antigua ciencia detrás de ello. "A veces los resultados son inmediatos, como con Teresa", dijo. "Y a veces tardan años de paciencia y persistencia en manifestarse, como en el caso de mi madre. Aunque el tiempo que tarda puede diferir, los resultados de una sanación profunda son predecibles".

Luego, volviéndose a todos nosotros, dijo: "Esto es real. Una rigidez real y un bloqueo limitaron enormemente su capacidad de caminar. Liberar el estrés, ya sea físico, mental o emocional, es una experiencia fenomenal. Es difícil darle sentido a un cambio tan grande en un momento tan breve. Si estás en la oscuridad tanto tiempo y luego hay luz, ¿qué haces? Puede ser desorientador al principio, pero es real. ¿Les gustaría que compartiera con ustedes lo que estoy haciendo y cómo está funcionando?". Todos asintieron con la cabeza.

※

Bloqueos y Avances

"Déjame empezar con una metáfora. En la vida en general, en la vida de cualquiera, hay bloqueos. Pueden ser físicos, emocionales, de relaciones, espirituales y financieros. Cuando nos bloqueamos, nos atascamos, la vida se atasca y empieza a apestar. Podemos pasar cinco o diez años en ese estado, haciendo poco o ningún progreso. Nos preguntamos: '¿Por qué no están pasando las cosas?' La respuesta es: tenemos un bloqueo".

El Dr. Naram agarró una silla y la puso en el medio de la habitación.

"Supongamos que esta silla es un bloqueo. Si quiero ir de aquí a usted, Dr. Clint, no puedo, porque hay un bloqueo. Entonces, ¿cuáles son las opciones? Puedo ir por aquí, por debajo, por encima o... ?".

"Puedes quitar el bloqueo", gritó Teresa.

"Exactamente. En la vida, sabemos que hay un bloqueo, pero la mayoría de la gente no sabe de qué tipo es. ¿Cuál es la naturaleza del bloqueo? ¿Qué edad tiene el bloqueo? ¿Cuán poderoso es el bloqueo? Ahora bien, con el pulso y con marmaa, estoy entrenado para saber cuál es el bloqueo".

El Dr. Naram continuó juguetonamente: "Haz la pregunta: 'Oh, Sr. Bloqueo ¿quién es usted?'". Mientras hablaba, sacó un trozo de papel de su bolsillo. "Y supongamos que este bloqueo me dice que está hecho de papel". Demostró cómo rasgar el papel con facilidad y caminar a través de él.

"Fácil. Pero la vida no siempre es tan simple. Supongamos que el bloqueo me dice que está hecho de madera. ¿Qué herramientas necesito para quitarlo?".

La gente gritaba ideas: ¿Sierra?, ¿Hacha?, ¿Fuego?

"Así que hay diferentes instrumentos que pueden ser utilizados. ¿Tiene sentido?".

La mayoría de la gente asintió con la cabeza. "

Ahora supongamos que el bloqueo está hecho de acero. ¿Necesitamos instrumentos diferentes?".

La gente asintió con la cabeza.

"Así que de manera similar, hay diferentes marmaas y otros instrumentos para asegurarse de que todo el bloqueo desaparezca. También puedes pensar en el bloqueo como una puerta, que sólo necesita que encuentres las llaves correctas para abrirla y pasarla. Por ejemplo, para los dolores articulares como los que tenía mi madre, existe el remedio del ghee. Si una puerta cruje, ¿qué hacemos? Le ponemos aceite. Así podemos preguntarle al ghee, 'Oh señor Ghee, ¿quién es usted?'. Entonces el ghee responde: 'Estoy rejuveneciendo. Estoy reduciendo o equilibrando vata, pitta y kapha. Hago que tu piel brille sin maquillaje, calmo tus emociones, mejoro tu sueño, y ayudo a tus articulaciones a trabajar con suavidad'. El ghee es mágico. Mi maestro me dijo una vez que nunca debería robar nada, pero si debía robar algo, que fuera ghee. No me dijo que robara, sólo enfatizaba lo importante que es el ghee".

"No importa la naturaleza del bloqueo, hay seis claves de sanación profundas para eliminarlo y reequilibrar tu sistema. Mucha gente trata de encontrar un atajo o una solución rápida, buscando la solución más barata o rápida. Por lo general, no funciona. Al contrario, ¡puede empeorar las cosas!".

"¿Qué quieres decir?", Teresa preguntó.

"Déjame darte un ejemplo práctico. Mi padre tenía presión sanguínea alta y diabetes... es cosa de familia. ¿Qué hace la mayoría de la gente? Toman un medicamento que suprime los síntomas en lugar de eliminar el bloqueo. No te libera de la diabetes o de la presión arterial alta o de lo que sea el problema. Todavía tienes diabetes o presión arterial alta. Todo lo que haces es suprimir los síntomas y a menudo terminas con efectos secundarios".

El Dr. Giovanni habló para añadir un punto: "Como médico alopático, tuve situaciones similares con muchos pacientes que tomaban medicamentos modernos".

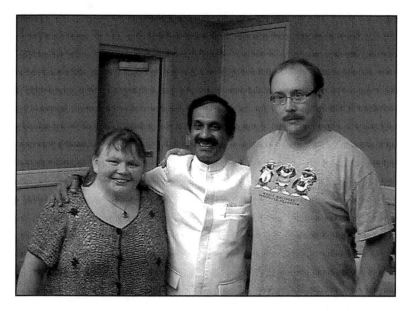

El Dr. Naram con Teresa y Vern después de su experiencia de marmaa shakti.

"¿Qué significa *médico alopático*?", Teresa preguntó.

"Buena pregunta. *Alopatía* o *medicina alopática* es otro nombre para la medicina moderna occidental. Me entrené en una universidad de medicina moderna en Italia como este tipo de médico, y mientras daba este tipo de medicamentos, me di cuenta de que no estaba ayudando a los pacientes a salir del problema, del bloqueo. Sólo estaba adormeciendo el dolor o suprimiendo los síntomas. La medicina alopática es buena, pero la medicina moderna no es la autoridad final. Hace un buen trabajo con muchas cosas, pero en última instancia, tu cuerpo y tu salud son tu responsabilidad. ¿Preguntas cuáles pueden ser los efectos secundarios de los tratamientos que te administran, qué efectos secundarios pueden surgir como resultado de los medicamentos o la cirugía? ¿Investigas para ver si tienes otras opciones? No hay nada malo en la medicina alopática moderna o en cualquier camino de sanación. Es tu elección. Sólo asegúrate de hacer suficientes preguntas para saber las ramificaciones de cada opción, para poder tomar la decisión correcta para ti".

El Dr. Naram se volvió hacia mí, aunque habló con todos. "Mis dos tíos no sabían que tenían otra opción. Estaban tomando fuertes medicamentos para la presión arterial alta y la diabetes, hasta que murieron jóvenes de un derrame cerebral, insuficiencia renal y daño cerebral. Al ver esto, mi padre, con quien tuve dificultades toda mi vida, finalmente dijo: 'No, no quiero un atajo que sólo suprima los síntomas. Pankaj, ¿puedes ayudarme? Elijo descubrir una forma de volverme sano, de revertir la diabetes, de revertir la presión sanguínea y de volverme fuerte .´Cuando los antiguos métodos de sanación le funcionaron, volvió a sentirse frustrado conmigo, esta vez diciendo: '¿Por qué no conociste a tu maestro diez años antes? ¿Por qué no me convenciste antes de que esto podría funcionar? ¡Podría haber evitado tanto sufrimiento y haber hecho mucho más!'" el Dr. Naram se rió con el recuerdo.

> *"Shakti es el poder, ya dentro de ti. Marmaa va al interior y ayuda a sacarlo. El sanador es sólo una partera, pero tú das a luz a tu propio bebé".*
>
> – Dr. Naram

"Para lograr lo que mi padre hizo, necesitaba quitar completamente el bloqueo, y para eso necesitas las claves correctas. Sin medicamentos y sin cirugía, mis maestros han estado eliminando con éxito los bloqueos que causan todo, desde presión sanguínea alta, diabetes y autismo hasta cáncer y depresión".

"¿Cuáles son las seis claves de una sanación más profunda?", Teresa preguntó.

"Muy buena pregunta. Uno es marmaa. Otra es la de los remedios caseros: cómo ver algo como una medicina o un veneno, dependiendo de cómo lo uses. Y saber qué alimentos crean bloqueos o ayudan a eliminarlos. Si quieres ir más rápido y más profundo, hay ciertas fórmulas de hierbas curativas que funcionan según la antigua ciencia para sanar a la gente cada vez más profundamente. No pretenden ser una solución rápida, sino a largo plazo. Son muy seguras y funcionan de manera sutil pero profunda al abordar los problemas desde la raíz. Eliminan los bloqueos y equilibran tu cuerpo para que pueda trabajar de forma natural, tal como se supone que debe hacerlo".

La explicación de los bloqueos era bastante simple, pero aún no entendía cómo esta ciencia antigua ayudaba a resolver tantos problemas que la ciencia occidental aparentemente sólo suprimía.

"*Shakti*" significa "poder", el poder divino de hacer o crear cosas. Ya está en ti. Marmaa va al interior y ayuda a sacarlo. El sanador es sólo una partera, pero tú das a luz a tu propio bebé. Marmaa trabaja junto con las otras claves para que puedas experimentar una salud vibrante. Cada día, agradezco a mi maestro por enseñármelas".

El Dr. Naram continuó trabajando con una persona tras otra. Finalmente, sólo quedó una persona afuera. El hombre rico con el hombro congelado al que se le había pedido que esperara seis horas.

Quitar los Bloqueos que Causan Dolor

Cuando el Dr. Naram entró en la habitación, vi a este hombre levantarse para conocerlo. Escuché al Dr. Naram preguntarle en voz baja cuánto quería aliviar su hombro congelado y qué precio estaba dispuesto a pagar.

Mi diario de notas
Beneficios mágicos del Ghee de Vaca*

Entre muchos otros beneficios, puede ayudar a:

- ◆ lubricar y rejuvenecer tu cuerpo, mente y emociones;
- ◆ equilibrar vata, pitta y kapha;
- ◆ hacer que tu piel brille sin maquillaje;
- ◆ calmar tus emociones;
- ◆ mejorar el sueño;
- ◆ ayudar a que tus articulaciones funcionen sin problemas;
- ◆ y muchos, muchos más...

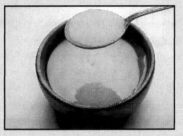

Dos remedios caseros que usan el Ghee para aportar sus muchos beneficios en tu vida:

1) Para apoyar las articulaciones principales , la piel, la digestión y el poder cerebral, tome una cucharadita de ghee a primera hora de la mañana con el estómago vacío, y una cucharadita por la noche.

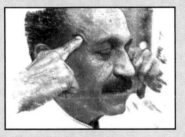

2) Para dormir bien: toma un poco de ghee en tus dedos índices y frota en movimiento circular en sentido de las agujas del reloj en tus sienes. Después, con ambos dedos índice, presiona las sienes 6 veces.

*Material complementario: Para ver una receta sobre cómo preparar ghee según un proceso especial antiguo y algunos estudios científicos interesantes sobre cómo al comer cantidades moderadas de ghee no parece aumentar el colesterol, por favor visite el sitio gratuito para miembros de MyAncientSecrets.com.

"Le dije que estoy dispuesto a pagar cualquier precio, sólo que usted no quiere aceptar mi dinero".

El Dr. Naram dijo: "Sí, no puedes comprar esto con dinero. Estoy muy orgulloso de que hayas pagado un precio en términos de tiempo. Ahora, para una sanación más profunda, tendrás que pagar el precio en términos de servicio. Serás la última persona a la que ayudaré esta noche, y serás la primera en servir a todos aquí". La esposa del hombre parecía sorprendida, y todos vimos con diversos grados de sorpresa como su marido ayudaba a otras personas toda la noche con sus zapatos, dándoles agua, sujetando la cinta de medir, y encontrando genuinamente maneras de ayudar a los que venían antes que él. Casi a las dos de la mañana, después de que todos los demás se habían ido, finalmente fue su turno.

El Dr. Naram procedió a hacerle dos marmaas diferentes. Primero, hizo que el hombre se acostara en el suelo como Teresa. Después, le hizo sentarse en una silla, mirando hacia atrás. Antes de que el Dr. Naram empezara el segundo marmaa, le pidió al hombre que levantara el brazo con el hombro congelado tan alto como pudiera. Sólo pudo levantarlo hasta la mitad antes de gritar: "¡Ay!".

Cuando se le preguntó por cuánto tiempo había experimentado este problema, el hombre respondió que habían sido años. El Dr. Naram preguntó si quería levantar su brazo seis pulgadas más alto. El hombre asintió, diciendo que le encantaría.

El Dr. Naram le pidió que cerrara los ojos y se visualizara levantando el brazo seis pulgadas más arriba. "¿Puedes verte a ti mismo, en tu mente, levantando el brazo seis pulgadas más alto?", preguntó.

En voz baja dijo que sí.

El Dr. Naram le dio un golpecito en la frente, diciendo: "Muy bien". Presionó algunos puntos, ajustó el cuello del hombre y movió su brazo hacia atrás hasta que hubo un ligero chasquido. El Dr. Naram le pidió que levantara el brazo, y comenzó a hacerlo. Llegó al punto en el que se detuvo antes, con una mirada en su rostro que anticipaba resistencia y dolor. Esa mirada se transformó en una expresión de pura sorpresa cuando su brazo continuó levantándose. Miró con asombro, al igual que nosotros, como su brazo pasó por encima de su cabeza, ahora con total movimiento.

El hombre bajó su brazo y trató de levantarlo de nuevo para asegurarse de que era real. De nuevo, rango completo de movimiento. "No puedo creerlo, no puedo creerlo", repitió. Su esposa se acercó para darle un abrazo, asombrada por el cambio. No era sólo la falta de dolor. La agitación y la ira de su marido se fundieron en suavidad, bondad y gratitud.

Me pregunté en cuántos niveles de sanación trabajaba el Dr. Naram, y cómo esta sanación más profunda iba más allá de la dolencia o manifestación física.

Cada experiencia de esa noche me dejó con una profunda sensación de posibilidad y asombro. Como presencié tantos ejemplos variados de transformación, mis pensamientos cambiaron. Estaba menos preocupado por que esto fuera real y más curioso sobre cómo funcionaba este antiguo sistema de sanación. Inevitablemente me preguntaba, *¿funcionaría para mi padre?*

Una Invitación Inesperada

Una vez que la sesión de marmaa se completó, le pedí al Dr. Naram si podía mostrarle algunas de las imágenes de video que había tomado durante el día. Mientras miraba a cada persona compartir su experiencia, la sonrisa del Dr. Naram se extendió más allá de lo normal.

Vi lo emocionado que se puso al escuchar sus historias. Dijo tiernamente, "Ahora, tal vez, puedas empezar a entender por qué amo mi trabajo y cómo puedo dormir tan bien por la noche".

Me miró directamente y me preguntó: "Clint, ¿sabes cuál es una de las cosas más grandes de ti, una de tus mayores fortalezas?".

Me sorprendió. No nos conocíamos tan bien. ¿Cómo podía conocer mis puntos fuertes? "¿Qué?", pregunté yo.

"Tienes una presencia que abre a la gente".

Recibir cumplidos no es algo que haga bien, así que no sabía cómo responder. "¿En serio?", le respondí en voz baja.

"Sí, te he estado observando y te he estado probando. He estado pidiendo a la gente que hable contigo y que vuelva después para informarme".

No sabía qué pensar. ¿Me estaba poniendo a prueba? Pensé que yo estaba probándolo a él. De repente me sentí incómodo de saber que me estaba poniendo a prueba sin mi conocimiento o permiso. Al mismo tiempo, tenía curiosidad por saber por qué pensaba en mí lo suficiente como para querer "probarme" en primer lugar, y además qué le mostraban los resultados de sus "pruebas".

Continuó: "Tu ser, quién eres, permite a la gente abrirse y compartir sus vidas, sus experiencias".

Hubo un silencio incómodo. Intenté responder, pero no salió nada. Nunca antes había pensado en mí de esta manera.

Entonces me miró de nuevo y dijo, "¿A dónde vas después de esto?".

"Vuelvo a mi trabajo de posdoctorado e investigación en Finlandia", dije.

El Dr. Naram dijo, "Bien. Yo también me voy a Europa muy pronto. Estaré en Alemania, Italia y Francia. ¿Te gustaría ver algo realmente asombroso?".

"¿Qué tienes en mente?".

"¿Puedes reunirte conmigo en Europa?". Sacó su agenda.

Miré mi propio horario y vi que tenía algunas fechas libres mientras él estaría en Italia. Aunque tenía curiosidad, no sabía cómo encajaría mi interés en lo que él hacía con el resto de mi vida. Y la verdad era que aunque esperaba que ayudara a mi padre, todavía tenía dudas al respecto porque contradecía mucho de lo que me habían enseñado desde joven.

El Dr. Naram notó mis dudas. "Si vienes, será una de las experiencias más sorprendentes de tu vida".

Tu diario de notas

Para profundizar y ampliar los beneficios que experimentarás al leer este libro, tómate unos minutos ahora y responde las siguientes preguntas para ti mismo:

¿Qué porcentaje del tiempo te concentras en lo que no quieres versus lo que sí quieres?

_____

_____

_____

Sigue el proceso descrito en este capítulo para descubrir lo que quieres. Después de presionar el punto marmaa y hacer la pregunta, ¿qué es lo primero que te viene a la mente, qué es lo que quieres?

_____

_____

_____

Cuando tengas eso, ¿qué harás?

_____

_____

_____

¿Qué otras percepciones y preguntas te han surgido o de qué te has dado cuenta mientras leías este capítulo?

_____

_____

_____

❦

CAPÍTULO 10

¿Puede una Mujer Menopáusica Tener un Bebé después de los 50 Años?

"Ante un conflicto entre el corazón y el cerebro, sigue a tu corazón."

– Swami Vivekananda (místico indio, 1863 – 1902)

Milán, Italia

M e considero una persona afortunada y bendecida, porque aunque mis padres nunca tuvieron mucho dinero, pude arreglármelas para lograr becas, encontrar trabajos y diferentes formas de viajar. Siempre he tenido un alma viajera. Cuando me preguntaban por qué me gustaba tanto viajar, yo respondía: "Me siento vivo cuando veo cómo gente de diferentes partes del mundo vive de diferente manera". ¡Y es verdad!, porque cuando viajo, estoy predispuesto a entender más sobre el ser humano, que sobre mi propia cultura. Sumergirme en otras culturas es la forma más rápida de descubrir lo que no puedo ver inmediatamente de mí mismo.

De lo que no era consciente en su momento era que viajar era una forma fácil y cómoda de distraerme de los miedos de mi pasado y de los temores sobre mi futuro. Viajar me distraía de mis propias inconformidades y de mis propias inseguridades.

Italia fue siempre uno de mis lugares favoritos a donde viajar. Y por buenas razones: el helado, la pizza, las obras de arte, el helado, el lenguaje, la pasta, el helado, el chocolate, la gente... ¿He mencionado el helado?

Volé de Helsinki a Milán y tomé el autobús a la estación principal de tren. Los majestuosos arcos de mármol, las robustas estatuas, las apasionadas e intrincadas pinturas, los olores deliciosos y las voces enérgicas de los italianos, me dieron la bienvenida a Italia.

El Dr. Giovanni organizó todo para que un coche me recogiera en la estación. Poco después de mi llegada, un pequeño convertible rojo se detuvo.

"¡Ciao!" dijo el conductor, un encantador italiano que se presentó como Luciano. Tenía un gran bigote rizado en las puntas, hablaba con acento italiano, y estaba vestido con una chaqueta deportiva amarilla y tirantes, todo cubierto con un sombrero de ala blanca. Me dio un narciso y me dijo: "¡Buongiorno!, ¡gran bienvenida de Milán para ti!".

Luciano hablaba de una forma tan melodiosa que parecía que en cualquier momento se pondría a cantar. Le di las gracias por la flor y enseguida nos pusimos en marcha hacia el lugar donde me quedaría las próximas noches. Aunque él no hablaba mucho inglés, y yo hablaba aún menos italiano, de alguna manera conseguimos entendernos.

Durante el trayecto en coche, pasamos por delante de iglesias con columnas ornamentadas, bulliciosos cafés llenos de gente, un pintoresco parque en forma de castillo, que tenía una rebosante fuente de agua en su interior. Finalmente llegamos a una encantadora y apacible casa con pilares blancos y verdes enredaderas que serpenteaban por sus paredes. Dentro de esta modesta, humilde y acogedora casa, me esperaban deliciosas frutas, chocolate negro y té caliente de hierbas. Cuando me fui a dormir, todos mis sentidos estaban llenos de la hermosa Italia.

¿Puedes Llegar a Tener una Mejor Vida Sexual a los Ochenta que de Recién Casado?

Temprano a la mañana siguiente, me dirigí a la clínica que acogía al Dr. Naram en Milán. Me mostraron la habitación que usaría para entrevistar a la gente. Preparé mi cámara de video y me instalé. Me di cuenta entonces, de que la grabación de historias de pacientes, que comenzó en la India, solamente como un regalo para el Dr. Naram, en Los Ángeles se convirtió en un esfuerzo personal por obtener más información y pruebas que pudieran ayudar a mi padre. En Italia, fue la primera vez en la que documentando los casos, me sentí como si fuera parte semi-oficial del equipo del Dr. Naram. Aunque sólo fuera un voluntario, sentía que lo que estaba haciendo, podría tener más valor de lo que pensé al principio.

El Dr. Naram llegó con una increíble vitalidad y asombro, como si fuera el primer día de su vida y todo le resultara nuevo y colorido. Me saludó, me preguntó por mi padre y me dijo lo feliz que estaba de que yo pudiera haber ido a Milán.

El Dr. Giovanni me saludó con un beso en las dos mejillas y un gran abrazo. Cogió mis brazos, tan fuerte con sus manos, que no tuve "escapatoria". Con una cariñosa sonrisa me miró fijamente a los ojos. En otras circunstancias, me habría sentido incómodo si alguien me hubiera mirado a los ojos de esa manera y durante tanto tiempo; sin embargo, el sentir su verdadero amor y bondad hizo que se deshiciera mi incomodidad y pudiera disfrutar del momento. No se necesitaban palabras para expresar sus sentimientos y era bueno saber que el Dr. Giovanni estaba contento de que pudiera unirme a él en su tierra natal.

La sala de espera comenzó a llenarse. A medida que la gente entraba, mi estado de ánimo inicial de sentirme en un sueño, por estar en un lugar tan hermoso, se fue desvaneciendo lentamente, al darme cuenta de que yo también era un testigo del intenso dolor que muchos estaban experimentando.

Una anciana, con las manos y los dedos desfigurados, se sujetaba a su andador mientras cuidadosamente intentaba entrar en la habitación. Otro hombre respiraba fuerte y con dificultad, con la ayuda de una bomba de oxígeno que llevaba su hijo. Una mujer con lágrimas en los ojos, sin yo saber por qué lloraba, sostenía a su bebé en brazos. Otra joven madre llegó con dos niños: uno con Síndrome de Down y el otro con un grave problema de piel.

En aquel momento de mi viaje, la economía en Italia estaba lejos de ser optimista. Muchos negocios habían cerrado y aproximadamente el veinte por ciento de los jóvenes adultos estaban desempleados. La atención médica convencional estaba cubierta por el gobierno, y las compañías de seguros no costeaban las consultas de "los antiguos métodos de sanación", por lo que la gente tenía que pagarlas de su bolsillo. La consulta con el Dr. Naram les costaba unos setenta euros (aproximadamente 100 dólares), más unos dos o cinco euros diarios (de tres a siete dólares) por las hierbas que recibían después. Sin embargo, a pesar de la situación económica, las multitudes esperaban ansiosamente para verlo día tras día.

Tenía muchísima curiosidad por saber por qué tantos italianos hacían cola para ver al Dr. Naram. ¿Qué era lo que les inspiraba?

La primera persona que el Dr. Naram me presentó fue un joven, que ya le había visitado diecinueve años antes, cuando era un niño. Por aquel entonces, los médicos les habían dicho a sus padres que los riñones del niño no estaban desarrollados y que estaban fallando; que

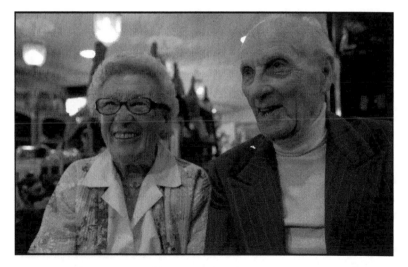

Una pareja de ancianos italianos, enamorados y capaces de expresarlo de todas las maneras. Foto capturada por Fabio Floris y Andrea Pigrucci.

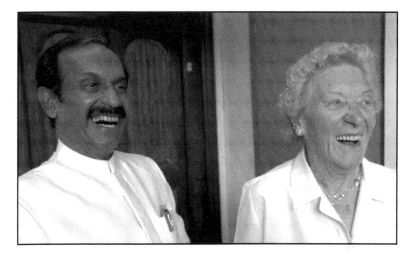

El Dr. Naram riendo con sorpresa y alegría mientras esta anciana italiana describe la experiencia juvenil de su nueva vida. Foto capturada por Fabio Floris y Andrea Pigrucci.

necesitaba diálisis y que pronto necesitaría un trasplante. Tenía una enfermedad renal poliquística y la mayoría de las personas con esta condición luchan enormemente en la vida. ¡Después de muchos años, con la ayuda del Dr. Naram, las pruebas mostraron que sus riñones eran normales sin necesidad de diálisis o un trasplante!

"La última vez que nos vimos, me preguntó si podía tener una novia", dijo el Dr. Naram. "Le dije, 'por supuesto, ¿por qué no?'. Él dijo, 'pero Dr. Naram, tengo un problema de riñón'. Le dije: 'No tenías en el pasado, un problema de riñón'". El Dr. Naram se rió con alegría.

El Dr. Giovanni me dijo: "La salud de este muchacho es notable; tiene muy buen aspecto. ¡Y el chico nos dijo con orgullo que ahora tiene una novia!".

Luego vino una pareja de ancianos de ochenta años, hablando con un contagioso entusiasmo italiano. No hablaban mucho inglés, pero una amable mujer de la clínica hizo de traductora. Me sorprendieron al compartir, que no sólo su dolor articular relacionado con la edad casi había desaparecido y su digestión mejoró, sino que también experimentaron algo que la mayoría de la gente de la mitad de su edad sólo soñaba. ¡Dijeron que tenían mejor vida sexual que los recién casados! La anciana compartió todos los detalles (que yo no necesitaba saber, pero eso no la detuvo). Me dijo que sentía sequedad y dolor en la vagina. No tenía deseos de besar o ser abrazada, evitando a su marido, que también tenía problemas. "¡Ahora no podemos quitarnos las manos de encima! ¡Me encanta tocarlo y me encanta cuando me toca!".

Dijo que la dieta, las hierbas y el remedio casero que el Dr. Naram le recetó mejoraron sus niveles hormonales y aumentaron naturalmente la lubricación, por lo que sintió más placer en todos los aspectos de su vida. Luego dijo algo que hizo que los ojos de la traductora se abrieran de par en par mientras soltaba una risa de sorpresa. Después de una pausa para recuperar el aliento, lo tradujo. Esta anciana explicó con gran intensidad, cómo ahora tenían relaciones sexuales al menos tres veces a la semana.

No pude evitar reírme también. Era incómodo escuchar a esta anciana hablar de sexo, pero su entusiasmo la hacía parecer inocente y hermosa. Incluso sabía exactamente a qué hora de la mañana su marido tenía más probabilidades de tener una erección y así ella podía estar preparada para él.

"¿De qué sirve si sólo puedo comer pasta, pizza, pero no puedo disfrutar de mi marido como amante? Estamos más enamorados que nunca y disfrutamos demostrándonoslo el uno al otro, con vigor!". ¡Estoy seguro de que me sonrojé y esperaba que mi sonrisa lo pudiera ocultar!

Su historia me intrigó porque yo tenía amigos varones de entre 20 y 30 años de edad que tenían problemas de disfunción eréctil y les afectaba su autoestima. Se sentían impotentes y avergonzados. ¡Y aquí estaba un hombre de ochenta y siete años y una mujer de ochenta y uno teniendo sexo varias veces a la semana!

¿Salir de la Menopausia para Tener un Bebé?

Después de esta entrevista, el Dr. Naram vino a decirme que debía hablar con una mujer llamada Maria Chiara. María era alta, con pelo oscuro y ojos brillantes. María me contó su historia de cómo conoció al Dr. Naram tres años antes.

"El Dr. Naram me preguntó: '¿Qué quieres?'. Le dije que quería recuperar mis períodos para poder tener otro hijo. Sabía que estaba pidiendo lo imposible, pero lo quería de todas formas".

"En ese momento ya estaba en la menopausia y llevaba tres años sin tener el periodo", dijo. "Cuando la menopausia empezó, me sentí deprimida y tuve cambios de humor. Tenía dolores por todas partes y no podía dormir. Todo mi cuerpo estaba en llamas por los sofocos. Por la noche, tenía que abrir las ventanas porque transpiraba como una loca. Intentaba dormir, cambiando las almohadas, las sábanas y la posición, pero sin resultado. Estaba muy cansada, y experimentaba hinchazón, calambres e indigestión. También tenía sequedad en la vagina y no tenía líbido. ¡La mujer anciana en mí se mostró y me dio escalofríos! Luego comenzaron los mareos, caminaba y el mundo entero comenzó a girar. Necesitaba orinar muchas veces al día y durante la noche. Para remediar eso, tuve que usar compresas. Empezó el dolor de espalda y el ruido en los huesos, que mis médicos me dijeron que era artritis. Me sentí vieja. Y lo peor de todo, me empezó a crecer pelo en lugares muy raros. Pero después conocí a un nuevo novio que es más joven que yo y aunque supone un gran desafío para los dos, tengo un gran deseo de tener un hijo con él".

"Su caso me recordó a otra mujer que vino una vez", me dijo el Dr. Naram. "Ella dijo que Jesús vino en sus sueños y le dijo que el Dr. Naram podría ayudarla a salir de la menopausia. Sorprendido le dije, 'Jesús puede haber aparecido en tu sueño, pero no lo ha hecho en el mío'". El Dr. Naram se rió. Mientras ayudaba a esa otra mujer, el Dr. Naram descubrió secretos que él sentía que ahora también podían ayudar a María.

Cuando Maria se acercó por primera vez a ver al Dr. Naram, él le dijo: "Eres una mujer muy buena. El problema no eres tú. Quién eres es algo diferente. Son tus hormonas las que causan los bochornos, la hinchazón, la ira y la agitación. Tu novio puede pensar que eres una mujer enojada y enfadada, pero no es así. Él no puede entenderlo. Puede que te sientas culpable y confundida, pero como te dije, tus hormonas desequilibradas están creando este caos, no tú".

El Dr. Naram advirtió a María que los secretos de la sanación también podrían causar algunos efectos secundarios, como que hombres más jóvenes se sintieran atraídos por ella. "Mi maestro original, Jivaka, trató a Amrapali, que a los sesenta años era considerada la mujer más bella del mundo y seguía atrayendo a hombres más jóvenes. Incluso el rey de treinta y cinco años, quien ya tenía una esposa más joven, quería casarse con ella".

"No puedo prometer nada con respecto a tener un bebé", le dijo, "pero de acuerdo con estos antiguos secretos, definitivamente puedo ayudarte a que te veas y te sientas más joven. Y veremos qué más viene con ello. ¿Estás dispuesta a correr ese riesgo?".

Entonces le pregunté a María "¿Qué pasó?".

Me dijo que siguió la dieta diligentemente y que tomó todos los remedios caseros y hierbas durante un año. Con una enorme sonrisa de total felicidad dijo, "¡ahora tengo cincuenta y seis años, y mi ciclo menstrual ha comenzado de nuevo!".

El Dr. Giovanni no pudo evitar sonreír también, añadiendo que había dudado entonces, cuando el Dr. Naram habló con María tres años antes. Había visto a pacientes más jóvenes entrar en la menopausia y recuperar su ciclo, pero nunca a una mujer de su edad. Dijo: "Desde el punto de vista médico esto no tiene precedentes y es asombroso".

María añadió: "Ahora puedo concebir un bebe, ahora puedo tener un hijo. ¡Me siento como si estuviera en el cielo!".

Le pregunté con asombro: "¿Tienes alguna prueba de tu edad, como tu carnet de conducir?".

Con una gran sonrisa, María abrió su bolso y me mostró su foto y la fecha de nacimiento que tenía en su carnet de conducir, diciendo: "Las hierbas me ayudaron a verme y sentirme más joven". Todo el mundo que conozco piensa que tengo alrededor de cuarenta años. Incluso mi novio se pone celoso cuando los hombres más jóvenes me miran. Estoy orgullosa de cómo me siento ahora".

El Dr. Giovanni añadió: "Estoy muy orgulloso de ella porque tenía una fe y un deseo muy fuerte. Incluso cuando la mayoría de la gente cree que no puedes quedar embarazada una vez que entras en la menopausia, ella creía que sí podía y eligió un camino diferente. Siguió el protocolo y como resultado ha logrado algo extraordinario".

Al escuchar estos comentarios, el Dr. Naram dijo: "Mi maestro, donde quiera que esté, debe sentirse muy bien por cómo los antiguos secretos de sanación que me dio están ayudando a María. ¡Está logrando sus sueños! ¿Puedo compartir con vosotros otro caso como éste?".

Asentí con la cabeza.

"Hay otra mujer en París que quiero que conozcas. Hélène vino a mí cuando tenía casi cincuenta años y sus períodos habían cesado desde hacía seis años. Cuando le pregunté, "¿qué quieres?" dijo, "realmente quiero tener un bebé. En ese momento dije: "Muy bien", sólo que el Dr. Giovanni, que estaba conmigo en ese momento, me dijo: "¿Qué quieres decir?" y me apartó. Me dijo: "Dr. Naram, no lo entiende. ¡Lleva seis años en la menopausia! No hay manera de que pueda tener un bebé. Le dije que no se trataba de lo que él quería o creía que era posible, sino de lo que esta maravillosa mujer quería. Le di todos los secretos antiguos, los remedios caseros, las fórmulas de hierbas, la dieta, todo, y ella fue disciplinada. Ella lo siguió exactamente, con paciencia y persistencia. Entonces, lo creas o no, recibí una llamada de ella. Estaba tan feliz y cuando le pregunté por qué, dijo que ahora le estaban dando calambres. Increíble, ¿no? Estar emocionado por tener

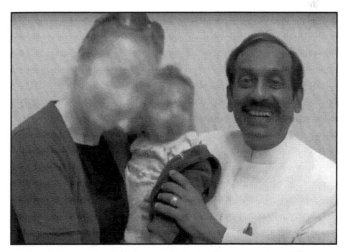

El Dr. Naram en París con Hélène, 52 años, y su hermosa niña. Ella no quería ser reconocida, así que difuminamos su imagen, pero estuvo de acuerdo en que esta imagen contenía tanta alegría que debería estar en este libro.

"El hinojo es el mejor amigo de la mujer. De manera natural, mantiene buenos niveles de estrógenos y progesterona".
– Dr. Naram

calambres. Le dije que era una buena señal y que continuara. Luego, unos meses más tarde, me llamó de nuevo. Dijo, '¡Dr. Naram, he empezado a tener periodos otra vez, como cuando tenía veinte años!' Este fue un momento de celebración para ambos, no puedo describirlo con palabras. Quería bailar y llorar. ¡Funcionó!".

"Estaba emocionada al pensar en la posibilidad de tener un bebé a su edad, pero dijo que había otro problema. Le pregunté, '¿Qué problema?'. Ella dijo, 'Dr. Naram, ¡no tengo novio!'". Los ojos del Dr. Naram estaban bien abiertos mientras contaba esta parte de la historia. "Ni siquiera este obstáculo la detuvo, ya que sabía enfáticamente lo que quería. Y encontró su propia manera de quedar embarazada con un implante artificial. La siguiente vez que vine a París, trajo consigo una saludable y maravillosa niña. Dijo que era un milagro de la ciencia antigua y moderna. La alegría y la satisfacción que sentí al ver su sueño hecho realidad; ella sosteniendo a este hermoso bebé, ¡era inimaginable! Era mejor que ganar un Premio Nóbel".

El Dr. Naram expresó gratitud por su maestro, que le enseñó esta antigua ciencia, y por la fe y persistencia de esta mujer, que produjo resultados tan sorprendentes. Estaba encantado con el poder de las fórmulas de hierbas y los simples remedios caseros que le dio; tales como el polvo de comino, el polvo de ajwain, la asafoetida, el polvo de semillas de eneldo, la sal negra, el alumbre y el hinojo.

El Dr. Naram resaltó lo que su maestro le enseñó: "Cuando tienes un deseo ardiente, con gran fe, compromiso y disciplina, entonces todo es posible".

En mi mente, se arremolinaban muchas dudas sobre los métodos que el Dr. Naram utilizaba para obtener los resultados que había visto en la India, Estados Unidos e Italia. Mientras que mi escepticismo antes era alrededor

"Cuando tienes un deseo ardiente, con gran fe, compromiso y disciplina, entonces todo es posible".
– Baba Ramdas
(el maestro del Dr. Naram)

del 80% o 90%, ahora estaba alrededor del 30%. Mis preguntas y curiosidad ahora eran de un 65%. El 5% restante era la confianza en este antiguo método de sanación para superar las dudas.

"¿Cómo ayudaste a estas mujeres a tener sus períodos de nuevo después de la menopausia?", le pregunté al Dr. Naram. "¿Y qué hiciste exactamente para ayudar a esa pareja de ancianos a volver a ser tan jóvenes, como unos recién casados?".

"¿De verdad quieres saberlo?" el Dr. Naram me preguntó.

"¡Si!" dije.

"Bueno, realmente quiero que sepas, de corazón a corazón, Clint, quiero que sepas cómo funciona esto".

"Entonces, por favor, dime".

"Para eso, tendrás que venir mañana".

Material complementario: Para descubrir los remedios secretos de Amrapali y cómo esta pareja de ancianos se mantuvo tan joven, El Dr. Naram sintió que darte más contexto y apoyo sería útil. Para ello, por favor consulta el apéndice y los videos gratuitos en el sitio de membresía MyAncientSecrets.com.

Tu diario de notas

Para profundizar y ampliar los beneficios que experimentarás al leer este libro, tómate unos minutos ahora y responde las siguientes preguntas para ti mismo:

¿Qué deseos ardientes tienes en tu corazón, aunque algunos te parezcan imposibles? (Si no te juzgas a ti mismo o a tus deseos como correctos o incorrectos, buenos o malos, posibles o imposibles y no te preocupas por lo que los demás piensen de ello, entonces, ¿qué descubres que es lo que realmente quieres?)

_____

_____

_____

_____

¿Qué otras percepciones y preguntas te han surgido o de qué te has dado cuenta mientras leías este capítulo?

_____

_____

_____

_____

CAPÍTULO II

❀

¿Una Dieta Secreta para Vivir hasta los 125 Años?

"El médico del futuro no dará ninguna medicina, pero interesará a su paciente en el cuidado de la estructura humana, en la dieta y en la causa y prevención de la enfermedad".

– Thomas Jefferson (3er presidente de los Estados Unidos de América y autor principal de la Declaración de Independencia)

Al día siguiente hablé con Simone Rossi Doria, el hombre que coordinó la logística de la gira para el Dr. Naram. "Italia fue el primer país fuera de la India donde el Dr. Naram compartió su antiguo sistema de sanación. Eso fue hace más de veinticinco años", dijo con orgullo. De hecho, unas noventa y cinco personas visitaron al Dr. Naram el día que estuve en su clínica en Milán. ¿Cómo sabían todos estos italianos sobre él? "El boca a boca, las listas de correo electrónico y los artículos de los periódicos hicieron mucho para correr la voz", me dijo Simone.

Compartió que miles y miles de italianos de más de sesenta ciudades ya se habían beneficiado de las consultas del Dr. Naram. Varios doctores italianos fueron entrenados por el Dr. Naram en los métodos antiguos, y todo comenzó con la hermana de Simone, Susi.

Conocí a Susi y a su madre durante un descanso para comer más tarde ese día. Era una mujer reflexiva que adquirió mucha experiencia

163

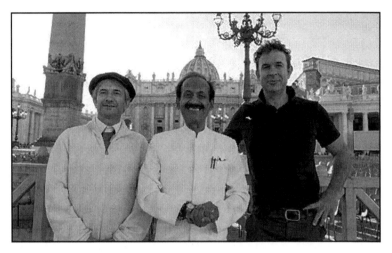

El Dr. Giovanni, el Dr. Naram y Simone frente al Vaticano.

gracias a su amor por los viajes y su apertura a la vida. Pucci, su madre, estaba llena de energía, entusiasta y vibrantemente expresiva. Originaria de Inglaterra, Pucci se había casado con un italiano y había vivido en Italia durante tanto tiempo que ahora hablaba italiano con fluidez.

Susi y el padre del Dr. Naram se alojaron durante el mismo tiempo en el ashram Sathya Sai Baba en la India en 1987. Un día, el Dr. Naram fue allí a visitar a su padre. Un grupo de italianos se interesó por él y su trabajo y Susi les tradujo. Cuando ella le pidió que le tomara el pulso, él le diagnosticó un problema de hígado y le dijo que tenía hepatitis A. Ella no le creyó e insistió en que se sentía bien. Diez días después, sus ojos se pusieron amarillos.

La madre de Susi dijo: "Susi pensó que tenía una intoxicación alimentaria, debido a un pescado que había comido antes de salir de Italia. Fue a hacerse un análisis de sangre que confirmó que tenía hepatitis A. No podía creer que el Dr. Naram lo supiera mucho antes del análisis de sangre, sólo con analizar su pulso. ¿Cómo podía saberlo?".

Susi explicó cómo entendía el método ahora a posteriori. "En lugar de hacer un análisis de sangre y un examen, puede leer las señales de tu pulso. A través del diagnóstico de pulso, el Dr. Naram es capaz de entender lo que está mal en tu cuerpo. Sé que muchos doctores son escépticos sobre esto, pero he visto a muchos como yo que fueron al Dr. Naram y tuvieron la misma experiencia. Después de conocerlo, les hicieron análisis de sangre y otras pruebas, confirmando lo que ya había diagnosticado sólo con el pulso. Lleva muchos años dominando esta habilidad, porque es tanto un arte como una ciencia. A través de los dedos, puedes saber a qué nivel está vata, pitta y kapha. Puedes sentir si hay un desequilibrio, y si vas más profundo, puedes entender si hay un bloqueo y dónde está".

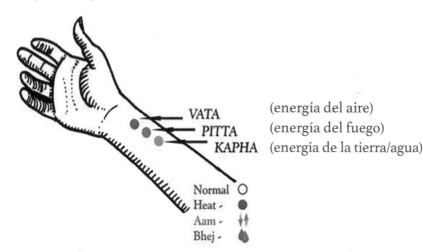

VATA (energía del aire)
PITTA (energía del fuego)
KAPHA (energía de la tierra/agua)

Normal O
Heat - ●
Aam - ↑↓
Bhej - ◖

Diagrama de algunos de los elementos básicos que se pueden detectar al tomar el pulso. La fuerza, el patrón y la velocidad del pulso en cada punto indican cualquier desequilibrio o bloqueo potencial en el sistema de la persona. Esos bloqueos y desequilibrios se correlacionan con los problemas físicos, mentales y/o emocionales que la persona está enfrentando o probablemente enfrentará en su futuro.

El Dr. Giovanni ya me había explicado el concepto de doshas, y después de hacer mi propia investigación, supe que Susi hablaba de los aspectos elementales del cuerpo en los que se basan tanto los enfoques de sanación de Siddha-Veda como de Ayurveda. Vata es la energía del aire, pitta es el fuego y kapha es el agua/tierra. La constitución de cada persona es diferente, dependiendo de la calidad o combinación de cualidades que predominen. Basándose en cómo se manifiestan en el pulso, se pueden detectar desequilibrios y diagnosticar enfermedades.

Susi debía volar a casa a Italia al día siguiente, pero el Dr. Naram y su esposa Smita la convencieron de que se quedara en su casa, ya que estaba demasiado débil para volar. Esto le dio la oportunidad de cambiar su dieta y tomar las fórmulas de hierbas que el Dr. Naram creó para ella.

Aunque la mayoría de las personas pueden superar muchos de sus desafíos sin ir a ninguna parte, en casos extremos, o cuando alguien busca un progreso más rápido, pueden optar por el *panchakarma* (se pronuncia *pahnch-ah-kahr-mah*) o el *asthakarma* (se pronuncia *ahst-ah-kahr-mah*). Ambos son métodos de limpieza multiproceso para reconstruir los sistemas centrales del cuerpo. *Karma* significa "acción" y pancha significa "cinco". Panchakarma consiste en cinco acciones para eliminar las toxinas del cuerpo. En el asthakarma hay ocho acciones o tres pasos adicionales para limpiar, purificar y reequilibrar el cuerpo de adentro hacia afuera.

Mientras Susi hablaba de su estancia en la India y de recibir tan buenos cuidados del Dr. Naram y su esposa Smita, yo pensaba en mi padre. Dos semanas antes lo había llamado y descubrí que había recibido la entrega de las fórmulas de hierbas. Con sólo cambiar su dieta y tomar las hierbas regularmente, sintió un poco menos de dolor y más energía, y eso le dio esperanza. Me sorprendió diciendo:

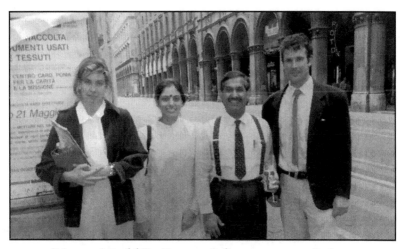

Primera visita del Dr. Naram a Italia, con su esposa Smita,
Susi y Simone Rossi Doria. (1988)

"Hijo, creo que estoy empezando a hacerme a la idea de un vuelo a la India". Inmediatamente reservé su vuelo y su plaza en la clínica Ayushakti de Mumbai para los tratamientos panchakarma de un mes de duración que el Dr. Naram recomendó. Aproximadamente al mismo tiempo que llegué a Italia, mi padre aterrizó en la India. El vuelo fue difícil para él. Estaba tan débil cuando se bajó del avión en Mumbai, que dos amables caballeros musulmanes con los que había volado tuvieron que sujetarle los brazos para asegurarse de que no se cayera. Cuando recibí su correo electrónico diciéndome que se sentía como si estuviera cuidado por los ángeles, y se había instalado en la clínica, me sentí agradecido. También estaba ansioso por saber cómo sería su experiencia en el futuro.

En Italia, escuché a Susi decir que después de un par de semanas de tratamiento, vio suficiente mejoría con la dieta especial y las hierbas que el Dr. Naram le dio, como para irse a casa. Cuando regresó a Italia, su primer análisis de sangre mostró algo notable: su hígado estaba sano.

"Mis médicos en Italia me dijeron que este tipo de toxicidad de los alimentos suele tardar varios meses en eliminarse", dijo. "Cuando me hicieron la prueba después de un mes y vieron que mi hígado funcionaba perfectamente, se sorprendieron. Les hablé de los métodos más profundos del Dr. Naram, sus antiguas fórmulas, los suplementos nutricionales a base de hierbas y las recomendaciones para la dieta, y querían aprender más".

Para agradecerle su ayuda, Susi le pidió al Dr. Naram que viniera a hacer un seminario sobre sus métodos de sanación en Italia. Le llevó un tiempo encontrar el momento de hacerlo, pero gracias a sus persistentes peticiones, aceptó. El Dr. Naram y su esposa Smita, llegaron a Italia el 4 de mayo de 1988, día del cumpleaños de Susi.

❦

De la India a Italia

El Dr. Naram entró a buscar un poco de sopa de frijoles mungo y nos vio allí. Susi dijo, "le estamos contando a Clint sobre tu primera visita a Italia".

El Dr. Naram se rió y dijo: "Era mi primera visita a Europa, y todo parecía extraño comparado con la India. Nadie hablaba inglés, y cuando empecé a hablar en el seminario que Susi organizó, todos me miraron raro".

Con Susi traduciendo, el Dr. Naram preguntó a la audiencia si alguien había oído hablar del Siddha-Veda o del Ayurveda antes. Nadie levantó la mano. Preguntó si estaban interesados y nadie levantó la mano. Esto lo puso un poco nervioso, así que hizo otra pregunta: "¿Cuántos de ustedes están interesados en vivir hasta los cien años?". Sólo una persona levantó la mano. El Dr. Naram estaba desesperado, pero Susi le animó a contar su historia personal de sanación, así que lo hizo. El Dr. Naram habló sobre el encuentro con su joven maestro de 115 años y cómo parte de su secreto para una larga vida implicaba sobre todo evitar el queso, los tomates, los productos de trigo y el alcohol.

La multitud estalló. Un hombre se levantó y gritó: "¿Qué? ¿No hay vino, ni queso, ni pasta? ¡Esto no es aceptable!" Alguien más añadió: "¡Horrible! ¡Como queso, pasta y pizza todos los días! Y bebo vino".

Mientras el Dr. Naram contaba la historia, dejó su sopa de mungo para poder agitar ambas manos mientras hablaba con un acento semi-italiano sobre su acento indio, lo cual era graciosísimo. Ahora entendía mejor la cultura italiana y podía reírse de la torpeza de la situación de hace tantos años.

"Había salido de la India por primera vez para compartir mis secretos, y parecía como si nadie estuviera interesado. No hablaba el idioma, pero podía ver que lo que decía no funcionaba y mi corazón empezaba a hundirse". Me miró y me preguntó: "Y ahora, Clint, ¿qué harías?".

Sacudí la cabeza.

"Estoy sonriendo ahora, pero en ese momento, no lo estaba. Estaba muy confundido, preguntándome si había cometido un error al venir a Italia. Cambié de tema para hablar de mi maestro, mostré fotos y compartí la historia de haberle conocido y estudiado con él. Y lo creas o no, algo parecido a un milagro sucedió. Hablé durante una hora y media, luego dejé de hablar y esperé. Entonces una persona levantó su mano y preguntó, "¿Cuándo puedo mostrarte mi pulso?".

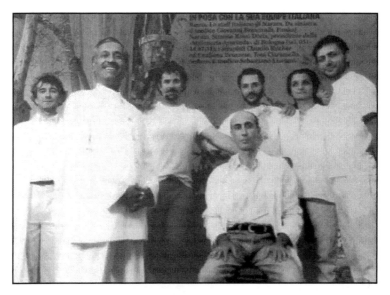

Foto de la revista Oggi: El Dr. Naram con algunos de los médicos italianos que estaba entrenando.

El Dr. Naram preguntó: "¿Cuántos de ustedes quieren que les tome el pulso?". La mayoría de los presentes levantaron la mano, para sorpresa del Dr. Naram y de Susi.

"El primer día, dieciséis personas se inscribieron para una lectura del pulso. El segundo día, estas personas se lo dijeron a otros, así que había treinta y dos personas esperando. El tercer día, se había duplicado a sesenta y cuatro".

El Dr. Naram dijo que se suponía que iba a estar en Italia sólo dos días, pero terminó quedándose seis, y ni siquiera eso fue suficiente tiempo para ver a todos. Así que lo invitaron a venir de nuevo y hablar en otras ciudades.

"Eso fue hace varias décadas. Desde entonces, he visto a miles de personas aquí. He formado muchos médicos, como el Dr. Giovanni, el Dr. Lisciani, el Dr. Chiromaestro, la Dra. Lidiana, el Dr. Alberto, la Dra. Antonella, la Dra. Catia, el Dr. Guido y Claudio. La vida de muchas personas ha cambiado para mejor. Son más saludables y felices".

El Dr. Naram me habló de Alexander, de Alemania, quién viajó a Italia para conocerlo. Alexander trajo a otros con él. Pronto tuvieron que alquilar un autobús, hasta que finalmente el Dr. Naram aceptó la invitación de Alexander para ir a Alemania. Luego vinieron las invitaciones a Francia, Suiza, Austria, Holanda, Reino Unido, Estados Unidos, Canadá y muchos otros países.

"Cuando mi maestro me ayudó a descubrir que mi misión era llevar este antiguo sistema de sanación a cada hogar, cada corazón de la tierra, no lo creí. En ese momento, ni siquiera tenía un paciente. Pero cuando este movimiento de sanación profunda comenzó a extenderse en Europa, tuve la esperanza de que mi maestro estuviera viendo algo que yo no veía. Y así continúa. Esta revolución silenciosa de sanación profunda ha generado una chispa que ahora se está convirtiendo en un fuego".

Susi intervino. "El Dr. Naram te enseña a cuidar de tu cuerpo antes de que enfermes, cómo comer los alimentos adecuados, qué suplementos herbales tomar y qué estilo de vida seguir: dormir bien, hacer ejercicio, rutinas de trabajo y cómo sacar tiempo para rezar o meditar. Si sabes qué hacer y qué no hacer, no enfermarás en primer lugar. Este es el verdadero poder del Siddha-Veda".

El Dr. Naram dijo: "Susi te reveló algunos secretos muy importantes. Ayer me preguntaste cómo he ayudado a las mujeres a recuperar sus períodos, o qué le di a las parejas de ochenta años para recuperar su vibrante juventud, ¿correcto?".

Asentí con la cabeza.

"¡Ella te acaba de decir cómo! Mi maestro me enseñó cómo estas cosas y muchas más son posibles, a través de las seis claves secretas del Siddha-Veda para una sanación más profunda. ¿Sabes cuáles son las seis claves ahora?".

Empecé a ponerme nervioso, preguntándome si esto era otra prueba.

"Me hablaste de los remedios caseros, de los remedios de hierbas y del marmaa" dije.

"¿Y cuáles son los otros tres?".

Afortunadamente Susi estaba entusiasmada por compartirlas de nuevo, así que no tuve que adivinar, "dieta, panchakarma o asthakarma y estilo de vida".

El Dr. Naram continuó: "Estas poderosas y antiguas claves de sanación
son utilizadas por nuestro linaje de
Siddha-Veda, nuestra 'escuela de pensamiento', para producir resultados
que parecen milagrosos en el mundo
moderno. Pero se basan en principios y
procesos probados a través del tiempo,
y producen resultados predecibles a

*"Mi misión es llevar
este antiguo sistema de
sanación a cada hogar,
a cada corazón".*
— Dr. Naram

largo plazo y no tóxicos. Estas claves ayudaron a mi maestro a vivir
hasta los 125 años de edad. No se trata de una solución rápida, sino
de una sanación más profunda".

Encontré fascinante que una de sus claves de sanación fuera la
dieta. "¿Pero cómo es que la dieta es un 'secreto'?" pregunté. "Todo el
mundo come comida".

Susi dijo: "Tal vez es uno de esos 'secretos' que está delante de ti
todo el tiempo y no lo notas hasta que alguien lo señala".

El Dr. Naram añadió: "Sí, todas las personas comen comida. Pero
normalmente no saben qué alimentos producen una salud vibrante,
energía ilimitada y paz mental y cuáles disminuyen la salud, agotan
la energía y traen miedo y emociones negativas". ¿Sabes que algunos
alimentos pueden ser medicina para un cuerpo y sin embargo, son
veneno para otro? ¿Sabes qué alimentos nutren tu cerebro, aumentan
el poder de tu memoria y fomentan las emociones positivas?"

Negué con la cabeza a cada pregunta y él continuó: "¿Sabes qué
horas del día son las mejores para comer y cuánto comer, o qué alimentos debes combinar y cuáles no? ¿Sabes qué alimentos pueden
mantener tu inmunidad fuerte para no enfermarte, o qué alimentos
disminuyen tu *agni* (fuego digestivo) o *bala* (energía vital)? ¿Sabes qué
alimentos debes evitar cuando estás superando una enfermedad y qué
alimentos ayudan a promover una sanación más profunda? Conocer
estos secretos y aplicarlos puede ayudar a alguien a tener un período
de nuevo después de la menopausia, superar la hepatitis, nutrir los
riñones, apoyar a un niño autista para que se mejore o permanecer
vigorosamente joven ¡incluso a los ochenta años!"

"Hay tantas filosofías diferentes sobre la comida", dije. "¿Cómo puedo saber quién tiene razón?".

"Clint, mi maestro me enseñó este secreto. No te preocupes por quién tiene razón. Sólo concéntrate en lo que funciona".

Susi añadió: "Sí, hay muchas teorías diferentes sobre lo que es una dieta saludable, qué comer y qué no comer, pero hay muy pocas que muestran este tipo de resultados a largo plazo en las personas que las siguen".

El Dr. Naram dijo: "Aprendí de mi maestro secretos de dieta tan poderosos que pueden cambiar la vida de cualquiera. Al menos pueden cambiar la vida de aquellos que quieren algo más que una solución rápida para un estilo de vida poco saludable en general. Estos secretos son de oro para aquellos que están comprometidos con una sanación a largo plazo, no tóxica y más profunda".

"¿Y qué secretos de la dieta aprendiste de tu maestro?" pregunté.

"Muy buena pregunta. Quería saber qué hacía para haber vivido más de cien años sintiéndose tan joven. ¿Qué hacía diferente a la mayoría de la gente que empieza a sentirse vieja a los cincuenta? ¿Qué les recomendaba a otros que producía resultados tan sorprendentes en sus vidas, y que no encontraban en los "métodos rápidos"? Una de las mayores diferencias, me enseñó, se encuentra en nuestra comida".

"Sí, pero ¿qué te enseñó sobre la comida?"

El Dr. Naram me miró directamente. "Me enseñó que si cambias tu comida, puedes cambiar tu futuro".

Fue una declaración poderosa. Quería cambiar el futuro para mí y para mi padre, pero no estaba seguro de qué alimentos debíamos cambiar. "Sí", dije, "te creo. Pero, ¿qué es exactamente lo que debo comer y qué debo evitar?".

"Esa es una pregunta cuya respuesta vale mil millones de euros", dijo el Dr. Naram mientras terminaba su sopa y caminaba lentamente hacia la puerta. "Necesito volver a ver a la gente ahora, pero me alegro mucho de que me hagas esa pregunta. Si aprendes correctamente qué alimentos comer y cuáles evitar, puede cambiar tu vida. Ganarás el poder de saber qué te hace enfermar, qué te hace estar sano, qué te

ayuda a sanar profundamente y qué puede
ayudarte a vivir más allá de los cien años
con una salud vibrante, energía ilimitada
y paz mental".

"Por favor, Dr. Naram, díme. ¿Qué tengo
que hacer?".

*"Si cambias tu
comida, puedes
cambiar tu futuro".*
– Dr. Naram

"Ven mañana".

Y con eso salió de la habitación para volver a ver a los pacientes.

¿En serio? Pensé que... Susi y su madre también fueron llamadas al área de la clínica para ayudar y yo me quedé solo con mis
pensamientos.

Reflexioné sobre las recientes conversaciones con mi padre. Incluso
antes de ir a la India, hizo grandes cambios en su dieta basados en
las recomendaciones del Dr. Naram. Durante la mayor parte de su
vida, la dieta típica de mi padre era cereal y leche o tocino y huevos
para el desayuno. Para el almuerzo, comía sándwiches de queso en
pan de trigo y papas fritas. Para la cena, comía carne y patatas con
un vaso de leche. Estos eran los alimentos exactos que el Dr. Naram
recomendó evitar. Al principio mi padre se preguntaba qué podía
comer, pero pronto cambió su dieta desde cero. Dejó de comer trigo
y productos lácteos y casi toda la carne y empezó a comer verduras
de hoja verde cocidas y mucha sopa de frijoles mungo.

Aunque al principio era desalentador, pronto encontró satisfacción
en alternativas que nunca antes había considerado. Afortunadamente,
descubrió que había una gran variedad de alimentos sabrosos y saludables que no sabía que existían, muchos de los cuales eran fáciles
de preparar. Mi padre encontró sustitutos para sus viejas comidas
favoritas, y nuevas recetas que realmente disfrutó. Primero en la lista
estaba la receta secreta del Dr. Naram para la sopa de mungo. Era rica
en proteínas, reducía la inflamación, proporcionaba mucha energía, y
aún así, le daba una sensación de ligereza. También aprendimos que
el mismo proceso de digestión necesario para metabolizar el mungo
ayudaba al cuerpo a eliminar toxinas no deseadas. Todos los maestros
del Dr. Naram que vivieron hasta más de cien años de edad comieron
mungo y mucho ghee. Le dio a mi padre una receta de los antiguos

maestros para hacer un delicioso ghee. El Dr. Naram llamó al ghee "mágico" porque es muy efectivo para ayudar a equilibrar cualquiera de los tres tipos de dosha.

Espera, ¿Qué Quieres Decir con "No Hay Pizza"?

Aunque disfruté escuchando las experiencias de Susi, mi mente se tropezó con la parte en la que ella dijo que el Dr. Naram recomendaba que la gente dejara de comer pizza, pasta, queso, trigo y productos lácteos. Me encantaban esas cosas. ¿Cómo sería la vida sin la pizza? ¿Y qué hay del helado? ¿Por qué el Dr. Naram pensaba que estos alimentos eran un problema?

Investigué un poco y me enteré de los trabajos del Dr. Joel Fuhrman, del Dr. Baxter Montgomery y de varios otros médicos americanos y europeos. Sus estudios respondieron algunas de mis preguntas. Revelaron un creciente conjunto de pruebas innegables sobre los beneficios de una dieta basada en plantas. Por ejemplo, algunas de sus investigaciones documentaron el impacto de una dieta a base de plantas en personas con problemas cardíacos graves y arterias bloqueadas. Los médicos occidentales suelen insertar un stent

---

Mi diario de notas
La maravillosa receta de sopa de mungo del Dr. Naram*

Beneficios curativos de los Frijoles Mungo: nutritivos, con efectos desintoxicantes, ayudan a equilibrar los 3 doshas (elementos de la vida). Ayudan a eliminar la aam (toxicidad) que se aloja en el cuerpo con el tiempo debido a la mala dieta, la falta de ejercicio y la vida sedentaria. Muchos de estos ingredientes pueden comprarse en línea o en tiendas de alimentos asiáticos o indios.

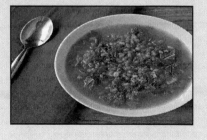

INGREDIENTES:

- 1 taza de frijoles mungo verdes secos enteros, remojados durante la noche
- 2 tazas de agua + 1 1⁄2 cdta. de sal
- 1 cda. de ghee puro de vaca o de girasol
- 1 cdta. de semillas de mostaza negra
- 2 pizcas de bisagra (llamada asafétida en Occidente)
- 1 hoja de laurel
- 1⁄2 cdta. de polvo de cúrcuma
- 1 cdta. de polvo de comino
- 1 cdta. de cilantro en polvo
- 1 pizca de pimienta negra
- 1 1⁄2 cdta. de jengibre fresco, finamente picado
- 1⁄2 – 1 cdta. o 1 diente de ajo fresco, finamente picado
- 2 tazas más de agua – añadir para hacer la sopa después de que los frijoles se cocinen
- 3 piezas de Kokum (ciruela de la selva seca)
- Sal al gusto cuando se sirve
- Opcional: 1 taza de zanahorias peladas y picadas, 1 taza de apio picado
- PASOS PARA LA PREPARACIÓN:

1. Enjuagar, quitar cualquier resto, y luego remojar los frijoles mungo en agua durante la noche. Agregar 1 cdta de polvo de hornear mientras se remojan para ayudar a reducir la flatulencia.

2. Escurrir y enjuagar los frijoles mungo, añadiendo la cantidad indicada de agua y sal, y cocinarlas en una olla a presión hasta que estén tiernos. Tardan alrededor de 25 minutos, dependiendo de la olla a presión. (Los fríjoles tienen que romperse.)

3. O en una olla profunda normal, tardará 40 – 45 minutos para que los frijoles estén completamente cocidos. Llevar a ebullición y luego a fuego lento con la tapa puesta o ligeramente destapada. Añadir Kokum, zanahorias y apio después de 25 minutos.

4. Mientras se cocinan los frijoles, después de unos 20 minutos, calentar el aceite o el ghee en una olla profunda aparte a fuego medio hasta que se derrita. Añadir las semillas de mostaza.

5. Cuando las semillas empiecen a brotar, añadir la bisagra, la hoja de laurel, la cúrcuma, el comino, el cilantro, el jengibre, el ajo y una pizca de pimienta negra y remover suavemente, mezclando bien.

6. Rápidamente, pon el fuego al nivel más bajo. Cocer a fuego lento unos 10 minutos – no permitas que se quemen.

7. Transferir los frijoles cocidos con 2 tazas más de agua fresca a la olla con los ingredientes de cocción a fuego lento.

8. Poner a hervir y cocer a fuego lento 5 – 10 minutos más.

¡Que te aproveche! Puede ser servido con arroz basmati.

*Material complementario: Para ver cómo preparar esta receta de sopa de mungo de múltiples y deliciosas formas, así como para recibir otras sabrosas recetas y secretos de dieta, por favor, consulte el sitio gratuito de membresía MyAncientSecrets.com.

para abrir el vaso, o crear quirúrgicamente un bypass alrededor del bloqueo. Mi padre ya tenía dos stents y múltiples recomendaciones para la cirugía de bypass. Al cambiar a una dieta basada en plantas y hacer más ejercicio, las investigaciones mostraron que las personas podían reducir la cantidad de placa en sus arterias y, en algunos casos, eliminarla por completo.

El Dr. Naram había dicho: "Si cambias tu comida, puedes cambiar tu futuro".

¿Podría ser que la comida tuviera un impacto tan grande en nuestras vidas? ¿Lo que nos llevamos a la boca tiene tanta influencia en nuestra salud? La conexión puede parecer obvia para otros, pero era nueva para mí.

¿Puede la Comida Que Comes Mejorar tu Memoria?

En una de las clínicas de Italia, conocí a un abogado llamado Steven que sufría de alergias de la piel y asma. Me dijo que su madre, su padre y su hermano eran todos médicos, así que pensó que tendrían una solución a sus problemas. Desafortunadamente, no pudieron encontrar una manera de ayudarlo. Todo lo que intentaron tuvo terribles efectos secundarios. El Dr. Naram fue el primero en ayudarle a entender que su asma no empezó en los pulmones, sino en la digestión. Steven aprendió qué comer y qué evitar y qué remedios caseros y suplementos de hierbas tomar. Dijo que su vida entera cambió una vez que las alergias de la piel y el asma desaparecieron. Fue un extra el hecho de que su memoria también mejoró.

"Cuando conocí al Dr. Naram", dijo Steven, "estaba en mi primer año de Derecho y estudiando gruesos y complicados libros legales, con miles de papeles para leer. Era difícil concentrarse. El Dr. Naram me dio recomendaciones para mi dieta y remedios particulares para ayudar a mejorar mi memoria, y fui capaz de entender y recordar mucho mejor que antes. Los resultados de mis exámenes mejoraron. Mi cerebro se calmó, facilitando la concentración y la retención de información, lo que me ayudó a progresar en la universidad".

Mi diario de notas
Antiguos secretos de sanación adicionales para mejorar tu memoria*.

Marmaa Shakti: En la base de la parte exterior de tu pulgar izquierdo, presiona este punto 6 veces, muchas veces al día.

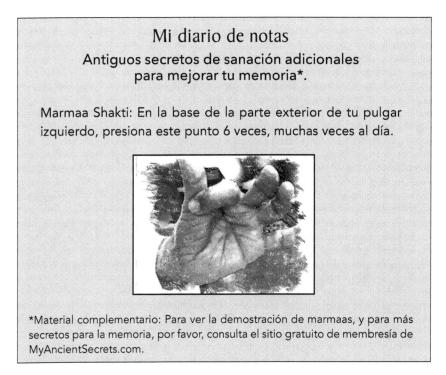

*Material complementario: Para ver la demostración de marmaas, y para más secretos para la memoria, por favor, consulta el sitio gratuito de membresía de MyAncientSecrets.com.

Steven señaló: "La memoria del Dr. Naram también es asombrosa. Recuerda lo que le dije hace años, aunque ha visto miles de pacientes desde entonces. Lo veo a él y su aspecto, la forma en que funciona su mente. ¡Es como si el tiempo no pasara para él en absoluto!"

Steven me confesó que a veces no seguía completamente las recomendaciones de la dieta, pero que estaba agradecido de saber que, cuando se sentía enfermo, conocía la causa y cómo revertirla. Decía que cuando no lo sabía, ni siquiera tenía la opción de estar sano. Ahora tenía una opción.

Secretos de Comida que la Mayoría de los Maestros no te Contarán

Justo cuando creía que empezaba a entender la relación entre la dieta y la salud, el Dr. Naram me revolvió el cerebro. Durante su descanso, con la emoción de un niño a punto de conocer a Santa Claus, dijo:

"¡Ven conmigo y el Dr. Giovanni, Clint! Tengo que llevarte a un sitio".

"¿Dónde?" pregunté.

"¡Por la mejor pizza de toda Italia!"

Cuando le cuestioné el ir a comer pizza, sonrió. "Mi maestro me dijo que nunca fuera tan rígido emocionalmente como para quedarme seco. La pizza no es buena para mi cuerpo, es cierto. Pero es muy buena para mis emociones. Así que la pregunta es, ¿cómo podemos disfrutar ocasionalmente de esta comida pero no a expensas de nuestra salud?".

Me pareció una buena pregunta. Escuché atentamente.

"Si comes estos alimentos todos los días o incluso todas las semanas, crean toxinas en tu cuerpo y no son buenos para tu digestión. Entonces tienes que pasar un largo período sin comerlos para que tu cuerpo pueda purificarse y reequilibrarse. Sigo una dieta muy estricta durante todo el año, pero una vez al año cuando estoy en Italia quiero disfrutar de la mejor pizza. Así que preparo mi digestión durante días tanto antes como después, comiendo sólo sopa de mungo y tomando hierbas que me ayuden a digerir y a no acumular toxinas. Así puedo tener comida para mis emociones y mi cuerpo no sufre".

Sabía exactamente a qué restaurante quería ir. Después de más de

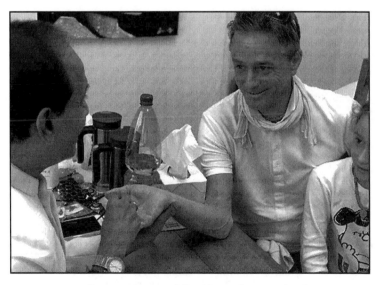

Steven mientras el Dr. Naram le toma el pulso

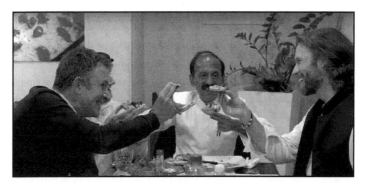

El Dr. Naram explicó cómo y cuándo se pueden disfrutar alimentos como la pizza.

veinte años de venir a Italia, determinó, según sus papilas gustativas, qué lugar tenía "la mejor pizza del mundo" y cuál tenía el helado más delicioso. Mientras disfrutábamos de nuestra comida, quería asegurarse de que yo entendiera que cuando la gente venía con una enfermedad, como su madre o mi padre, no podían digerir cosas como ésta. Era imperativo para ellos ser disciplinados en el consumo de alimentos que fueran saludables para ellos.

> *"El mismo alimento que puede ser medicina para una persona puede ser veneno para otra".*
> – Dr. Giovanni

Explicó cómo nuestros cuerpos tienen una zona de amortiguación que se desgasta con el tiempo. Aunque comer comida chatarra durante años no parece tener un impacto en los cuerpos jóvenes, un día, cuando tengamos treinta, cuarenta o cincuenta años, algo va mal. La gente piensa que es simplemente un proceso irreversible de envejecimiento que sólo puede ser controlado con medicamentos, cuyos efectos secundarios pueden llevar a otras enfermedades, que requieren más medicamentos. Estos problemas no son en realidad causados por el envejecimiento sino por la acumulación de *aam*, o toxinas de los alimentos y el medio ambiente, que eventualmente causan inflamación, bloqueos y desequilibrios.

El Dr. Naram puso un poco más de salsa picante en su pizza y le dio un mordisco mientras el Dr. Giovanni me contó que aprendió de la manera más dura que la misma comida que es medicina para una persona puede ser veneno para otra.

"Cuando vi al Dr. Naram usar salsa picante por primera vez, pensé que debía ser porque era algo saludable, así que empecé a usar mucha salsa picante. Pronto estaba sufriendo mucho. No sabía que la salsa picante era buena para él, y actuaba como una medicina porque él es predominantemente *kapha* (dosha de agua/tierra), pero para mí, era como un veneno. Ya tenía un montón de *pitta* (dosha de fuego) en mi cuerpo, y por eso la salsa picante lo sobrecargó". Se rió, recordando esa lección dolorosamente aprendida. Yo también sonreí, agradecido de que la hubiera compartido antes de que yo cometiera el mismo error.

Mientras saboreaba el delicioso queso y la corteza crujiente de mi pedazo de pizza, empecé a comprender la filosofía del Dr. Naram: Una vez que la gente entiende los principios de lo que crea la salud frente a lo que crea la enfermedad y la dolencia, también necesita recordar que la vida debe ser disfrutada. Si te vuelves demasiado rígido y estricto, ¿de qué sirve vivir? El maestro del Dr. Naram le enseñó cómo saber lo que quieres, lograr lo que quieres, y luego disfrutarlo. Esa última parte – disfrutarlo – era esencial.

Nunca olvidaré lo feliz que parecía el Dr. Naram mientras comía su pizza.

Tu diario de notas

Para profundizar y ampliar los beneficios que experimentarás al leer este libro, tómate unos minutos ahora y responde las siguientes preguntas para ti mismo:

¿De qué manera crees que cambiar tu comida podría cambiar tu futuro? (Si hicieras un cambio positivo en tu dieta, ¿qué podría suceder de manera diferente en tu mente, cuerpo, emociones y relaciones?)

_____

_____

_____

_____

¿Qué otras percepciones y preguntas te han surgido o de qué te has dado cuenta mientras leías este capítulo?

_____

_____

_____

_____

---

*Material complementario: Para una guía más detallada de las recomendaciones dietéticas del Dr. Naram, así como sus secretos sobre cuándo y cómo se puede "engañar" ocasionalmente con una dieta y no dejar que afecte negativamente a la salud, por favor, consulte el sitio gratuito para miembros de MyAncientSecrets. com.

❦

CAPÍTULO 12

¿Secretos Antiguos para Ayudar a los Animales También?

"Los que más nos enseñan sobre el amor no siempre son humanos".

– Autor desconocido

Como el Dr. Giovanni pasaba gran parte del día traduciendo para el Dr. Naram, él y yo nos reunimos tarde aquella noche. Después de que todos se fueron, le pregunté cómo había llegado a trabajar con el Dr. Naram.

El Dr. Giovanni es licenciado en medicina por la Universidad de Bolonia (que, como nota complementaria, no tiene nada que ver con la carne procesada que comía de niño, pero es de hecho la escuela de medicina más antigua de Europa). Quería saber qué fue lo que llevó a un médico brillante como él a estudiar durante más de diecisiete años una antigua forma de tratamiento de la India.

El Dr. Giovanni me dijo que era simple. Las soluciones que ofrecía la medicina alopática le dejaron insatisfecho y con ganas de más, así que empezó a buscar medicinas y tratamientos alternativos. Oyó hablar del Dr. Naram durante un viaje a la India en 1984 y supo inmediatamente que había encontrado algo extraordinario.

"Cuando empecé a estudiar con el Dr. Naram, usé tanto la medicina occidental como el Siddha-Veda. Con el apoyo de un profesor de

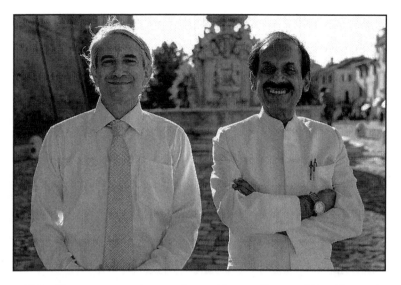

El Dr. Naram con uno de sus más queridos estudiantes, el Dr. Giovanni Brincivalli, MD.

mi escuela de medicina, llevé a cabo mi propia investigación sobre el uso de estos antiguos métodos para casos de extrema ansiedad y depresión. Después de algunos años de estudiar con el Dr. Naram y ver resultados sorprendentes, empecé a usar exclusivamente esta antigua ciencia con todos mis pacientes".

"¿Cómo cree que afectó a su práctica médica?" pregunté.

"Para empezar, ya no necesito recetar antibióticos o antiinflamatorios. Veo los mismos casos que cualquier médico de familia ve y todavía soy capaz de usar sólo los secretos más profundos de sanación que aprendí del Dr. Naram. Los resultados que obtengo son muy, muy poderosos. La gente también trae a sus animales, y los secretos que el Dr. Naram me enseñó también funcionan para ellos. Ahora me sorprendo cuando no veo resultados, pero luego hablo con el Dr. Naram y él encuentra algo en los antiguos manuscritos que ayuda incluso en los casos más raros".

Al día de hoy, el Dr. Giovanni ya ha trabajado en más de 20 ciudades de Italia. "La gente viene a mí por diferentes razones. Me da tanta satisfacción, tanta paz, tener soluciones para ellos".

Describió cómo era trabajar en un hospital psiquiátrico en Italia.

"Me angustiaba ver a pacientes deprimidos, suicidas, esquizofrénicos o con tendencias homicidas encerrados en habitaciones. A veces los ataban con cadenas para que no se hicieran daño a sí mismos o a otros. Se les drogaba para suprimir el problema y caminaban como zombis, sin esperanza de mejorar. Cuando iban al baño y se les quitaban las cadenas de sujeción, había dos grandes y fornidos guardias supervisándolos para asegurarse de que no intentaran huir. Muy difícil de presenciar".

El Dr. Giovanni describió su interés en una familia desesperada que llevó a su hija esquizofrénica al Dr. Naram. Después de ver casos como el de ella en el hospital, tenía curiosidad por saber cómo el Dr. Naram abordaría su tratamiento. "Cuando vinieron por primera vez, los padres le dieron una fuerte medicación para mantenerla calmada y controlada. Ella era lenta y letárgica y tenía cambios repentinos de humor. Por ejemplo, de repente agarraba y rompía los papeles que encontraba en la mesa".

Después de seis meses de tratamiento con el Dr. Naram, su situación cambió sustancialmente. Su medicación se redujo a la mitad y empezó a sonreír más. Estaba más consciente y alerta, más presente y alegre.

"Nunca vimos o incluso esperamos tal mejora en el entorno del hospital. Lo que también me impresionó fue lo mucho que cambió la calidad de vida de toda la familia. Esto fue inspirador. Cuando le pregunté al Dr. Naram cómo funcionaba esto, me dijo que el noventa por ciento de nuestros problemas provienen de heridas emocionales o traumas de la infancia. Luego me enseñó los antiguos métodos para ayudar a curar estas heridas, y en los últimos diecisiete años los he visto funcionar una y otra vez, incluso en los casos más extremos".

Una vez más, mis pensamientos se dirigieron a mi hermana, que había luchado con la depresión y finalmente se quitó la vida. No estaba preparado para hablar con el Dr. Giovanni sobre ello, pero me preguntaba si el Dr. Naram habría sido capaz de ayudarla. Todo lo que los doctores podían hacer en ese momento era darle medicamentos que no funcionaban.

El Dr. Giovanni describió otro caso que vio al principio con el Dr.

Naram que le dejó una profunda impresión. Un hombre que tenía tres grandes bloqueos arteriales en su corazón sufría de falta de aliento y sólo podía caminar unos pocos pasos sin dolor en el pecho. "Estudié este tema en la escuela de medicina. Según la medicina occidental, no hay una buena manera de revertir los bloqueos arteriales. Sólo podemos insertar un stent y agrandar el vaso sanguíneo o crear un

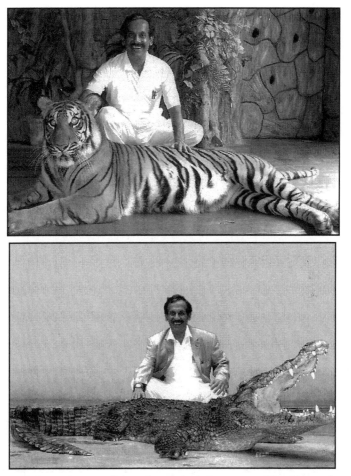

La tigresa de Bengala no podía quedar preñada hasta que el Dr. Naram le tomó el pulso y le dio ciertas hierbas y dieta, y pronto tuvo tres bebés. Abajo, este cocodrilo estaba enfadado y el zoológico no sabía por qué... A través del pulso, el Dr. Naram descubrió que era un problema de estreñimiento, y después de que le dieran las hierbas adecuadas ¡el cocodrilo fue feliz de nuevo!

bypass cardíaco. Los cardiólogos le dijeron a este hombre que se operara de inmediato porque tenía un alto riesgo de sufrir un ataque cardíaco masivo. El hombre se negó y acudió al Dr. Naram. Después de seguir el consejo, del Dr. Naram durante tres meses y medio, su disposición y las pruebas posteriores mostraron que los bloqueos se estaban revirtiendo". La voz del Dr. Giovanni reveló lo impresionado que estaba por este resultado.

"Me inspiró", recordó el Dr. Giovanni, "ya que nunca pensé que esto fuera posible. Este hombre pasó por un poderoso y antiguo proceso de sanación muy profundo. Hizo panchakarma, tomó remedios herbales y siguió una dieta prescrita. Tomó la responsabilidad de su vida, cambió sus hábitos y comió mucho mungo y verduras".

El Dr. Giovanni me miró y dijo: "Estoy orgulloso de que tengas una mente abierta para aprender todo esto".

Todos los perros van al cielo, pero ¿por qué ir antes de lo necesario?

Sintiéndome más abierto a expresar mis dudas, le pregunté al Dr. Giovanni, "¿Crees que hay alguna posibilidad de que haya un efecto placebo? ¿Que porque la gente cree firmemente que la dieta o los remedios funcionarán, de repente se sienten mejor?".

El Dr. Giovanni dijo: "Buena pregunta, Clint. Primero, mira a

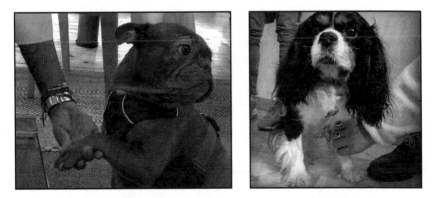

El Dr. Naram y el Dr. Giovanni tomando el pulso a los perros.

Rabbat, que estaba en coma y mejoró. ¿Cómo puede haber sido eso un placebo? Luego mira cómo el Dr. Naram también ayuda a los animales. Le he visto tratar a muchos animales, incluyendo tigres, elefantes, perros, caballos, búhos, canguros, cocodrilos y gatos. ¿Creen los animales que mejorarán? Sin embargo, los métodos antiguos también los curan. A través de su fundación, el Dr. Naram patrocina muchos refugios para animales en los que también utilizan los remedios de hierbas naturales para ayudar a los perros callejeros y a otros animales heridos o enfermos. ¿Conociste a Paula hoy?".

"Sí", respondí.

Más temprano ese día me sorprendí cuando una mujer de 64 años llamada Paula, llegó con sus dos perros. Estaba muy emocionada cuando me dijo que hacía años uno de sus perros, un labrador negro, estaba enfermo y con tanto dolor que no podía caminar. El veterinario no pudo ayudar y ella estaba a punto de sacrificarlo. Paula no sabía cómo podía soportar la agonía de saber que había elegido eutanizar a su querido perro. Estaba tan adolorido que Paula no sabía qué más hacer. Mientras corría esa mañana, se enteró por un amigo que el

Mi diario de notas
Antiguos secretos curativos para aumentar la inmunidad*.

Marmaa Shakti – En la mano derecha, en la yema del dedo medio, presiona 6 veces, muchas veces al día.

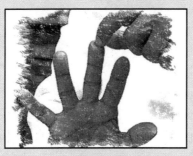

*Material complementario: para un poderoso remedio casero que ayudó a las abejas a aumentar su inmunidad para superar el virus, por favor ve al apéndice y visita el sitio de membresía gratuita.

Dr. Naram estaba en Italia. Inmediatamente se fue a casa, cargó
a su perro en el coche y cruzó el
país para encontrarse con él.

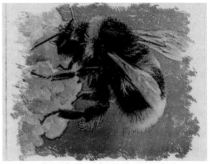

"Estaba desesperada", me dijo
Paula. "El Dr. Naram le tomó el
pulso y me dijo exactamente lo
que estaba mal: mi perro estaba
lleno de *aam* (toxinas) y tenía
osteoporosis. Hice todo lo que
me dijo que hiciera. Le di las

Incluso las abejas han sido ayudadas con los antiguos secretos de sanación.

fórmulas especiales de hierbas y una dieta restringida, y después
de sólo una semana, ¡saltó al coche otra vez! ¡Saltó! Ya no cojeaba y
al cabo de tres años estuvo perfecto. Tal vez porque los animales no
piensan igual que las personas, siento que son mucho más puros. Tal
vez los remedios funcionan más rápido para ellos que en las personas.
No lo sé, pero eso fue lo que pasó. Incluso cuando creció, seguía siendo
fuerte y saludable hasta que falleció tranquilamente en casa".

¿Ayudando a las Abejas?

El Dr. Giovanni me contó otra historia sobre un amigo suyo que era
apicultor. Un parásito destructivo infectó a sus abejas con un virus,
y ellas dejaron de producir miel y comenzaron a morir. Para matar
los parásitos, otros apicultores eligieron exponer a las abejas a gases
venenosos, lo que por desgracia también mató a muchas abejas. Las
que sobrevivieron estaban llenas de
químicos que impactaron en la calidad de
su miel. Ya que comían la miel y también
planeaban venderla, la mujer y su familia
querían elegir una solución no química.
Llamaron al Dr. Giovanni.

*"Los antiguos secretos
de sanación funcionan
en los seres humanos,
animales y también en
las plantas".*
– Dr. Naram

"Fui a ver a las abejas y al principio
no tenía ni idea de cómo ayudarlas",

explicó. "¿Cómo se puede tomar el pulso de las abejas sin ser picado?" Sonrió, y me reí de la imagen que tenía en mi cabeza de él tratando de encontrar el pulso de una abeja. El Dr. Giovanni me mostró el punto marmaa para aumentar la inmunidad en los humanos, y luego me preguntó: "¿Pero cómo haces esto en las abejas?".

"Investigué y aprendí que este tipo de infección debilita a las abejas. No vuelan y algunas pierden todo el vello corporal. Las abejas sanas empiezan a luchar con las abejas enfermas, ya que no las reconocen como propias. Esto me dio una idea".

El Dr. Giovanni recordó una historia del Dr. Naram para que su pelo creciera de nuevo. También descubrió qué hierbas aumentan la inmunidad. Él y el apicultor trituraron algunas de las pastillas de hierbas del Dr. Naram diseñadas para aumentar la inmunidad y

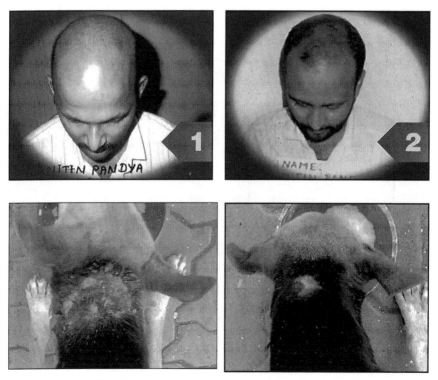

Sabiendo que el Dr. Naram ayudó a mucha gente, como a este hombre y a este perro, a que les creciera el pelo, el Dr. Giovanni lo usó como parte de la forma de ayudar también a las abejas.

> *"Convertirse en un verdadero sanador requiere un desarrollo interno, no sólo conocimientos técnicos".*
> – Dr. Giovanni

hacer crecer el pelo, las mezclaron con un poderoso remedio casero que incluía miel y se las dieron a las abejas.

Poco después el Dr. Giovanni recibió una llamada del apicultor. "¡Las abejas están volviendo a recuperar el pelo! Y parecen más fuertes, más sanas". Poco a poco, la población de abejas aumentaba y producían abundante miel. Para honrar el momento y la miel especial que hacían las abejas, la llamaban "Miel de los Secretos Ancestrales". El apicultor se dio cuenta de que la miel sin químicos reflejaba las propiedades de inmunidad y resistencia de los remedios herbales que le daban a las abejas.

Cuando hablé de esto con el Dr. Naram más tarde, me dijo, "lo creas o no, estos secretos de sanación antiguos funcionan en los seres humanos, animales y también en las plantas. Debido a que todos somos parte de la naturaleza, se aplican los mismos principios".

La historia me conmovió, ya que había visto informes en las noticias sobre la disminución de las poblaciones de abejas en todo el mundo, con preguntas aleccionadoras sobre los impactos a largo plazo en la sostenibilidad global si estos polinizadores desaparecieran. Si sólo más gente como el Dr. Giovanni estuviera estudiando y usando estas prácticas.*

"¿Qué consejo tienes para otros que quieran aprender este método de sanación antigua?".

"Es un proceso constante, Clint", el Dr. Giovanni dijo. "Necesitas un corazón y una mente abiertos. Si simplemente quieres aprender cosas que puedan ayudarte, se hace muy posible. Cualquiera en este planeta puede aprender secretos antiguos que cambiarán su vida si se compromete a seguirlos diligentemente. Pero para convertirse en

---

*Material complementario: Para descubrir más sobre los antiguos secretos para comunicarse con los animales, así como los secretos para tener un pelo sano y abundante, por favor, consulte el sitio gratuito de miembros de MyAncientSecrets.com.

un sanador se requiere de un desarrollo interno, no sólo de conocimientos técnicos. El Dr. Naram dice que para ser un verdadero sanador no se trata solo de saber sino de hacer, y lo más importante, de 'ser'. Cuando trabajas con animales, también ellos pueden sentir especialmente tu 'ser'. Para alcanzar el estado de 'ser' de un maestro sanador, debes dedicar tu vida".

Explicó que la parte difícil para cualquiera es que la mayoría de la gente es adicta a sus hábitos. "Por ejemplo, en Italia, todo el mundo piensa que una 'buena dieta' es la pasta, el queso y el vino. Entonces, cuando se enferman quieren una solución rápida con algunas píldoras. Esa es su elección. ¿Pero a qué costo? Hay efectos secundarios serios y a largo plazo de esas píldoras. Como alternativa, cuando la gente elige el camino de la sanación profunda se tiene que pagar el precio de una cierta disciplina para cambiar sus hábitos, paciencia, persistencia y determinación. Como resultado, experimentan una sanación más profunda a largo plazo además de paz mental. Es sólo una elección. ¿Qué precio estás dispuesto a pagar?".

El Dr. Giovanni se detuvo para que yo pudiera asimilar lo que estaba compartiendo. Pude ver lo que quería decir con la gente que había visto, incluyendo a mi padre.

"¿Qué inspira a la gente a elegir cambiar sus hábitos y su vida para poder experimentar una sanación más profunda? Al comienzo, necesitan fe o confianza en el sanador para seguir su consejo el tiempo suficiente para sentir la diferencia. Después de comenzar a ver resultados, continúan durante mucho tiempo y lo comparten con otros. Esta elección de una sanación más profunda es determinante. Para la mayoría, requiere un cambio de perspectiva duradero, lo que a menudo es difícil de hacer".

Sus palabras me hicieron reflexionar sobre mi padre y algunas de nuestras recientes conversaciones. Nuestras ideas estaban cambiando sobre cosas tan básicas como cuáles alimentos eran buenos para nosotros. Para mi padre hacer un tratamiento de desintoxicación intensivo en la India fue un cambio importante. En última instancia, todavía me preguntaba, *¿estos cambios harían suficiente diferencia en un caso tan extremo como el de mi padre?* Había mucho en juego.

Mi padre invirtió mucho dinero, tiempo, esfuerzo y esperanza en reestructurar su vida para poder acomodar cada recomendación que el Dr. Naram le dio. Mi temor era que si no funcionaba, podría deprimirse y desanimarse más que antes y volver a prepararse para su propia muerte.

Hablar con aquellos que se beneficiaron del enfoque del Dr. Naram me dio más confianza en que este era un sistema antiguo que funcionaba. ¿Pero funcionaría para mi padre?

Noticias Inusuales de Mi Padre

Un día di un paseo por el centro de la ciudad de Milán. Me alegré al descubrir que podía coger Wi-Fi gratis en mi teléfono. Cuando abrí mi correo electrónico, vi que había recibido noticias de mi padre.

3 de agosto de 2010 – Informe del tercer día

Son las 7:15 p.m. en Mumbai, 6:45 a.m. en Utah. Estoy al final de mi segundo día de tratamiento, ajustándome mejor y sintiéndome un poco más cómodo en las muy diferentes condiciones de vida en Mumbai en comparación con las de Salt Lake City. Mi dieta de hoy consistió en un plato de papaya en rodajas para el desayuno y un tazón de sopa de frijoles mungo para el almuerzo y la cena. Las actividades del día consistieron en yoga de 7:30 a 8:30, una reunión con el Dr. Swapna (uno de los grandes médicos de la clínica Ayushakti), y otro masaje completo con una sustancia cálida y granulada que me dejó la piel vigorosamente exfoliada. Me imagino que es muy parecido a lo que siente un coche al salir de un lavadero de coches; excepto que después del frotamiento, te dejan cubierto con una sustancia que no debes lavar durante tres o cuatro horas. Todavía no me he dado mi ducha fría del día. Además, he podido consumir los veinte remedios herbales diferentes que tomo tanto por la mañana como por la tarde. Como resultado, la mayoría de los dolores abdominales y de pecho que he estado experimentando parecen haber desaparecido; supongo que no hay mucho en la sopa de frijoles mungo y en la papaya en rodajas para ofender al sistema digestivo. En realidad, la comida es agradable y no parece que quiera mucho más, así que la cantidad es suficiente. El restaurante me podría servir todo lo que yo quisiera, pero eso es todo lo que he querido hoy.

Leí su correo electrónico mientras me sentaba bajo el arco de una fuente en el centro de una plaza abierta. ¿Mi padre estaba haciendo yoga? Sonreí al pensarlo. Sonreí aún más al oír que empezaba a sentirse diferente.

También me dijo que una de sus partes favoritas era conocer en la clínica a gente interesante de Kenya, Inglaterra, Alemania y otros lugares. Un caso que le impresionó mucho fue el de una mujer que tenía esclerosis múltiple y que no había podido caminar durante veinte años. Con la ayuda del Dr. Naram perdió más de 23 kg y ahora lograba mantener un trabajo en la Cruz Roja en Alemania. Su sueño al venir a la India era conseguir que su cuerpo estuviera en condiciones suficientes para poder volver a caminar. Mi padre describió la emoción de verla dar sus primeros pasos.

Más tarde esa noche, me puse en contacto con mi padre por Skype para saber más. Me dijo que cuando empezó los tratamientos, su cuerpo estaba tan sensible que los masajes eran incómodos. Cuando le pregunté si lo estaba disfrutando, se rió, diciendo: "No estoy seguro de que 'disfrutar' sea la palabra correcta, pero estoy agradecido por ello".

Explicó que las primeras etapas del tratamiento estaban diseñadas para eliminar las toxinas de su cuerpo, lo que requería tiempo y paciencia. Los siguientes pasos fueron para ayudar a regenerar su cuerpo de nuevo.

Aunque mi padre no se sentía tan bien todavía, estar con los otros pacientes y escuchar sus historias le reconfortaba. Tener una comida buena y saludable y una rutina semipredecible también facilitaba las cosas. Sobre todo, sonaba esperanzado. Sentirlo más asentado me ayudó a despojarme de algunas preocupaciones y a sentirme más relajado.

Con las buenas noticias de mi padre y todas las historias que el Dr. Giovanni y otros compartieron conmigo ese día rondando en mi cabeza, me pregunté de nuevo por qué más gente no sabía sobre las opciones de sanación más profundas del Siddha-Veda.

Para entonces ya había conocido a mucha gente (y animales) cuyas vidas cambiaron debido al Dr. Naram y su trabajo. También reflexioné sobre cómo yo estaba cambiando. Mi estado de ser estaba cambiando hacia uno más estable y pacífico dentro de mí. No sabía cómo o por qué, pero me sentía mejor conmigo mismo y con la vida en general. Mis preguntas estaban cambiando de "funciona esto?" a "¿cómo funciona esto?" y de "¿cómo puede alguien creer en estas cosas?" a "¿por qué más gente no sabe que esto existe?".

Con tanta evidencia, el escéptico que había en mí era menos visible, ya que tenía más esperanzas de que este fuera un enfoque sólido y predecible para la sanación. Y si ese era el caso, ¿por qué era tan difícil para la gente elegir seguirlo? ¿Por qué es tan difícil hacer cambios que beneficien nuestra salud? ¿Por qué la mayoría de las personas que acudieron al Dr. Naram tuvieron que llegar a un punto de desesperación antes de darse cuenta de que había una forma más saludable y mejor de vivir? ¿Y por qué era tan difícil romper los hábitos poco saludables?

Tu diario de notas

Para profundizar y ampliar los beneficios que experimentarás al leer este libro, tómate unos minutos ahora y responde las siguientes preguntas para ti mismo:

¿Qué viejas heridas tienes que probablemente te siguen afectando hoy en día?

_____

_____

_____

¿A qué viejos hábitos eres "adicto" que probablemente te están impidiendo conseguir lo que más quieres?

_____

_____

_____

¿Qué sabiduría crees que podemos aprender de los animales, insectos o plantas?

_____

_____

_____

¿Qué otras percepciones o preguntas te han surgido y de qué te has dado cuenta mientras leías este capítulo?

_____

_____

_____

❀

CAPÍTULO 13

Lecciones de la Historia: Los Mayores Obstáculos y los Mayores Descubrimientos

"Un simple cambio de paradigma es todo lo que se necesita para cambiar el curso de tu vida para siempre".

– Jeff Spires

Queriendo respuestas durante el tiempo que me quedaba en Milán, me acerqué a dos personas. La primera fue mi amigo el Dr. John Rutgers, quien recibió un título médico pero también estudió muchas formas de medicina alternativa y complementaria. Le conocí años antes y le escuché compartir varias experiencias de sanación notables con la medicina alternativa.

En ese entonces disfrutaba de estar con John, pero para ser honesto pensaba que sus perspectivas parecían un poco... bueno, excéntricas. Ahora, tenía que admitir que mis propios puntos de vista sobre la salud limitaban mis opciones, ya que menospreciaba cualquier opinión que no encajara con la corriente principal. Desde que conocí al Dr. Naram, mi perspectiva se fue ampliando. Mi supuesto amigo excéntrico John, de repente parecía alguien cuyos valiosos puntos de vista simplemente no había estado preparado para escuchar. Sentí que podría ayudarme a entender algunas cosas y le pregunté si tenía tiempo para una llamada de Skype. Para asegurarme de tener una fuerte conexión a Internet, encontré un café en una parte pintoresca de la ciudad que no sólo tenía un buen Wi-Fi, sino también un chocolate caliente espeso con la consistencia de chocolate de barra derretido. Me encantó. Con mi conexión a Internet

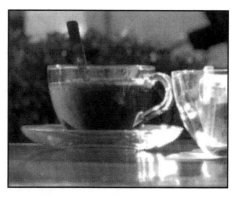

Chocolate caliente italiano... ¡Qué rico!

y el chocolate caliente italiano listos, le conté a John algunas de las cosas que vi y oí en las clínicas del Dr. Naram en India, California e Italia. Estaba realmente interesado y aprecié su sincero compromiso con mi avalancha de dudas y preguntas.

"¿Por qué, con todo el dinero gastado en las universidades de investigación médica americanas, no han descubierto aún cómo hacer lo que el Dr. Naram está haciendo? Si este tipo de sanación es posible y esta gente está viendo resultados que cambian su vida, ¿por qué no saben más sobre este tipo de medicina? ¿Por qué hay resistencia hacia ella?".

John hizo una larga pausa. "Comencemos con el panorama general. Desde el principio de la humanidad, los seres humanos han tratado de encontrar maneras de explicar lo que parecía fuera de su control – tormentas, cambios de estación, hambruna, así como enfermedades y dolencias. Los eventos que afectaron vidas humanas y la producción de los cultivos crearon una gran necesidad de encontrar orden. Eso nos permitió tener más control sobre el resultado de estos eventos, lo que a su vez aumentó nuestras posibilidades de supervivencia. ¿Tiene eso sentido para ti?".

"Supongo que sí".

"Tomemos las civilizaciones antiguas. Miraban hacia arriba y veían las estrellas y planetas en el cielo nocturno, moviéndose de una manera que no podían explicar. Llegaron a pensar que eran dioses que controlaban los elementos de la tierra, como el clima o la salud de alguien, basados en sus estados de ánimo. Crearon historias alrededor de estos cuerpos celestes para explicar eventos inexplicables que ayudaron a dar sentido al mundo que les rodeaba.

"Efectivamente, es el mismo impulso que el de la ciencia", continuó John. "Aunque la ciencia y la religión a veces parecen estar en desacuerdo entre sí, en realidad son expresiones de lo mismo: un deseo de orden en nuestras vidas".

Cuando estaba creciendo, la fe jugó un gran papel en mi vida y después, como investigador universitario, cambié mi foco hacia la ciencia. Aunque nunca sentí personalmente que la ciencia y la fe estuvieran en conflicto, ciertamente conocí a aquellos que las veían en conflicto; pero nunca consideré la idea de que pudieran estar en el mismo reino.

John añadió, "Una vez que los humanos encontramos una creencia que da a nuestras mentes un sentido de orden, significado y previsibilidad y encontramos seguridad en esa creencia, se hace difícil cambiar, sin importar la evidencia que tengamos de lo contrario. Reunimos tanta evidencia como podemos para reforzar nuestra creencia, y al mismo tiempo, ignoramos, tememos o rechazamos cualquier evidencia que la desafíe. Por ejemplo, ¿cuántas veces la gente visita una iglesia que no es la suya o lee un libro de alguien con un punto de vista político que desafía el suyo?".

"No muy a menudo", admití.

"Exactamente. El cerebro humano teme el desorden y la incertidumbre, así que trata de resistirse a ellos para mantener el orden. Nos limitamos por esta tendencia y se convierte en un obstáculo para ver nuevas ideas de las que podemos beneficiarnos. Tomemos el caso de Galileo, que era italiano. ¿Sabes algo sobre su historia?".

Miré por la ventana del café, al otro lado de la encantadora calle italiana, y entre los edificios vi ropa colgada secándose. "¿No fue Galileo conocido por su descubrimiento de que la Tierra gira alrededor del sol y no al revés?".

"En realidad, fue Copérnico quien usó las matemáticas para descubrir esto en el siglo XVI, pero nadie prestó mucha atención en ese

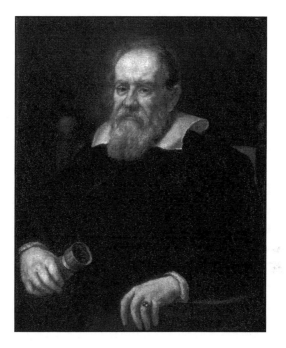

Retrato de Galileo Galilei, Justus Sustermans, 1636. Obtenido de Wikimedia.

momento. Mil ochocientos años antes de Copérnico, el filósofo griego Aristóteles desafió la noción de que los planetas y las estrellas eran sólo dioses que deambulaban. En cambio, propuso que eran objetos o esferas que giraban en una trayectoria fija alrededor de la Tierra, lo que la gente aceptó. En 1609, Galileo usó el telescopio para mirar el cielo nocturno y concluyó que Copérnico tenía razón: no todo giraba alrededor de la Tierra".

Mirando la calle, me preguntaba cómo sería este barrio de Milán en el 1600. Las calles empedradas y los edificios de aspecto antiguo lo hacían fácil de imaginar. John continuó: "Galileo publicó sus hallazgos en italiano y no en el latín habitual, para que las masas pudieran leerlo. El latín era accesible sólo para los académicos. Proporcionó pruebas de que la creencia anterior sobre la Tierra era incorrecta. Con una comprensión más precisa del sistema solar, se podía mejorar mucho, incluyendo el calendario, la comprensión de las estaciones, etc. Entonces, ¿cómo crees que respondió la gente?".

"Creo que a la gente le costó aceptarlo", dije. "Recuerdo haber aprendido en la escuela que el Papa en ese momento lo condenó a arresto domiciliario, ¿verdad?". Reflexioné sobre lo que dijo el Dr. Giovanni: que cuando se presenta un nuevo punto de vista, es difícil que la gente cambie de perspectiva.

"Sí. ¿Por qué crees que los académicos, la iglesia, el establecimiento científico de su época, e incluso el Papa se preocuparon tanto de que Galileo desafiara la idea de que la Tierra era el centro del universo?".

Mientras terminaba mi chocolate caliente, traté de averiguar por qué habrían tomado esa postura. "No lo sé", dije. "¿Por qué?".

"En parte porque el cerebro humano se resiste al desorden. En este caso, la gente tenía miedo de una idea que contradijera algo que parecía cierto. Es lo que los investigadores llaman 'sesgo de confirmación', y es uno de los peores errores que podemos cometer, descartar algo demasiado pronto porque va en contra de lo que creemos que ya sabemos".

"Lo entiendo", dije, compartiendo mi resistencia inicial al Dr. Naram y su trabajo. "De hecho, todavía es difícil para mí, por eso te llamé".

"Mira", dijo John, "no es que la gente nunca vaya a aceptar lo que el Dr. Naram está haciendo. En realidad, cada vez más médicos están descubriendo los beneficios de cosas como la meditación, el yoga y las dietas a base de plantas. Pero en la corriente principal no ha sido aceptada todavía, ya que se necesita tiempo y dinero para investigar y difundir los hallazgos. Especialmente porque los paradigmas del modelo científico occidental no saben cómo dar sentido o incluso medir el impacto de estas antiguas ciencias de sanación tradicionales".

"¿Qué quieres decir con paradigmas?", pregunté.

"Digamos que estás jugando al fútbol americano, y un montón de jugadores de béisbol vienen y te dicen que no estás jugando un deporte de verdad porque no te adhieres a las reglas del deporte. Para calificar su declaración, señalan que no estás usando un bate y que la pelota es demasiado grande y no tiene la forma correcta. La verdad es que no te adhieres a las reglas del béisbol.

> *"No puedes comparar un pez con un pájaro y decir que uno es mejor que el otro — hacen cosas diferentes".*
> – Dr. John Rutgers

De la misma manera, el paradigma científico y médico occidental tiene ciertas suposiciones fijas que le permiten ver las cosas de cierta manera. Esto condujo a algunos grandes descubrimientos, pero también cegó para ver otras cosas. Eso no significa que otras formas de ciencia o investigación no sean útiles. El Dr. Naram no está jugando el mismo juego que los médicos occidentales, pero eso no significa que lo que está haciendo no sea válido".

> *"No puedes decir que el fútbol americano no es un deporte porque no se adhiere a las reglas del béisbol. El Dr. Naram no está jugando el mismo juego que los médicos occidentales, pero eso no significa que lo que está haciendo no sea válido".*
> – Dr. John Rutgers

Me dio otra analogía: "No puedes comparar un pez con un pájaro y decir que uno es mejor que el otro – hacen cosas diferentes. No puedes juzgar a un pez por lo bien que puede volar".

"Entiendo esa analogía", dije. "¿Pero la ciencia no está más allá de la cultura?".

"En realidad, las ciencias, como las culturas, vienen con sus propios conjuntos de suposiciones y reglas para lo que las cosas significan y lo que cuenta como importante. Como tu historia sobre tu dolor de cabeza y los aros de cebolla. El modelo occidental haría un experimento para ver si los aros de cebolla ayudan a los dolores de cabeza. En un estudio doble ciego, ni los médicos ni los pacientes sabrían quién estaba recibiendo el placebo (esencialmente una pastilla de azúcar), el analgésico probado, o la nueva sustancia, en este caso, los aros de cebolla. Entonces verían si los pacientes que recibieron el tratamiento de la cebolla tuvieron resultados diferentes. ¿Tiene sentido?".

Asentí con la cabeza.

"Y si no pueden probar que hay diferencias significativas entre los aros de cebolla y el placebo, un estudio científico tradicional determinaría que esta forma tradicional de sanación no es efectiva".

"¿Así que estás diciendo que la ciencia moderna no ha demostrado que esta cosa es mejor que el placebo?" le pregunté.

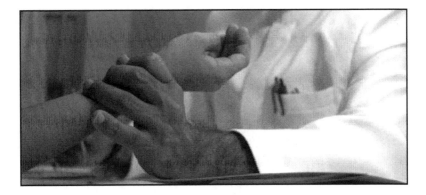

El Dr. Naram está leyendo el pulso de alguien, con lo que puede detectar sutiles desequilibrios y bloqueos que impactan en el bienestar físico, mental y emocional.

"Todo esto demuestra que sus métodos de prueba no son aún efectivos para revelar la eficacia de las modalidades y procedimientos de sanación fuera de su propio paradigma. El Dr. Naram te dijo que hay muchos tipos diferentes de dolores de cabeza y que las cebollas son específicamente útiles para uno de los tipos. Está personalizando la atención basada en cosas que puede sentir en el pulso que el moderno equipo médico occidental no es capaz de detectar. Mientras que la ciencia occidental a menudo dice: 'Tienes un dolor de cabeza, así que aquí tienes una píldora', parece que el Dr. Naram distingue qué tipo de dolor de cabeza tienes, luego mira tu constitución particular para escoger de una amplia variedad de remedios".

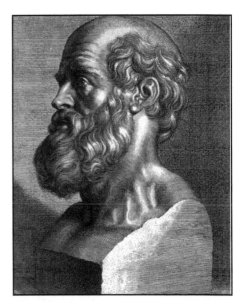

Hippocrates, médico griego conocido como el "Padre de la Medicina". Grabado de Peter Paul Rubens, 1638. Cortesía compartida de la Biblioteca Nacional de Medicina.

"Bien", dije, empezando a entenderlo, "¿como el Dr. Naram no está tratando una enfermedad sino personalizando el tratamiento para las personas, los métodos de validación más comunes en el paradigma científico occidental no podrán comprobarlo?".

"Exacto", dijo John. "Pero lo que estoy notando es que los doctores más sabios con mentes brillantes y corazones abiertos, aquellos que realmente quieren ayudar a la gente, están entrando en razón. El Juramento Hipocrático, de no hacer daño, es un juramento que todos los nuevos doctores hacen al comenzar su carrera. A la luz de este juramento, muchos doctores inteligentes ven que sus métodos actuales pueden estar haciendo daño a los pacientes cuando se comparan con los antiguos remedios naturales, entonces se abren a otras formas complementarias de ayudar y sanar. Los mayores descubrimientos siempre son hechos por personas dispuestas a abrirse a algo nuevo y desconocido. De lo contrario, la mayoría de la gente común se resiste a las nuevas creencias hasta que sus otras opciones les han fallado".

"Es verdad", dije. "Muchas personas vienen donde el Dr. Naram como último recurso en lugar de hacerlo como una manera de prevenir cualquier enfermedad que estén sufriendo– lo cual él dice que sus técnicas pueden hacer. Si eso es verdad, les ahorraría mucho trabajo y dolor venir antes de que los problemas empiecen. ¿Porqué la medicina occidental no se enfoca más en la prevención?"

"Mira", dijo John, "cada cultura desde el principio de los tiempos ha buscado la fuente de la juventud, el bienestar y la sanación. Los chamanes, los hechiceros y los sanadores y sanadoras siempre han sido buscados para ayudar a la gente a encontrar soluciones para mantener la salud o superar la enfermedad, algunas más efectivas que otras. Es importante entender cómo la medicina occidental llegó a ser medicina 'occidental'".

Un ruido fuera de la ventana me hizo mirar hacia arriba. Vi a un grupo de escolares caminando, hablando en italiano en voz alta. Me centré de nuevo en John cuando empezó a compartir una breve y fascinante historia de la medicina occidental tal y como la conocemos.

"Durante mucho tiempo", explicó, "los médicos de los Estados Unidos practicaron una combinación de modelos de curación, incluyendo la naturopatía, la homeopatía, la hidroterapia y la medicina thomsoniana, originaria de los Nativos Americanos y que se basaba en gran medida en los remedios herbales y los baños de sudor. Luego, en 1910, se hizo un estudio para determinar qué enfoque de sanación era el más eficaz. Sus conclusiones dieron lugar finalmente al cierre de 120 escuelas de medicina, quedando sólo 32. Según la forma en que midieron las cosas en el informe, el mejor modelo se encontró en la Universidad Johns Hopkins. Llegó a conocerse como "alopatía", de raíces griegas que significaba "sufrimiento diferente". Esencialmente, se refería a la práctica de la sanación a través de los opuestos. Si alguien tiene una tos fuerte, dale un supresor de la tos".

"Una afluencia de dinero de patrocinadores financieros que trataban de ayudar a estandarizar la medicina en América, combinada con la preferencia por la alopatía, creó un gran cambio en la política y las regulaciones. El cambio tuvo algunos efectos positivos, como la erradicación de la poliomielitis y la disminución del número de vendedores de aceite de serpiente. También creó algunas limitaciones significativas. Condujo a la supresión sistemática de formas efectivas de sanación holística que no encajaban en el mismo paradigma".

Nunca había escuchado nada de esto antes. Algo nervioso, desafié lo que dijo John. "Mira, incluso con sus desventajas, nuestro sistema médico occidental es demandado por gente de todo el mundo. Debe ser más efectivo que otros métodos".

"Piénsalo de esta manera", respondió John. "Si la alopatía, el modelo de medicina dominante en este momento, es realmente superior en cuanto a salud, bienestar y longevidad, entonces ¿por qué la esperanza de vida de los médicos es menor que la de la persona promedio? ¿Y por qué la tasa de suicidio entre los médicos es tan alta? Al mismo tiempo, ¿por qué hay tantos hombres, mujeres y niños en la sociedad occidental que se están volviendo más obesos y más deprimidos? ¿Por qué vemos más enfermedades, no menos? Estoy de acuerdo en que hay avances, pero también me parece que al paradigma dominante le falta algo".

Más tarde, reflexionando sobre lo que dijo John, me di cuenta de cuánto de lo que me dijo se aplicaba a lo que el Dr. Naram estaba haciendo. La gente tenía sus propias ideas y filosofías sobre la dieta: lo que era bueno para comer y lo que no, lo que los enfermaba y lo que había que hacer para mantenerse saludable. Esas creencias les daban un sentido de certeza. Y cuando alguien desafiaba esas creencias, era difícil cambiar de perspectiva a menos que estuviera desesperado y *tuviera* que buscar otra cosa.

Tenía mucho que considerar. Durante años, creí que estaba abierto a otros sistemas de creencias y me encantaba sumergirme en ellos durante mis viajes. Ahora me di cuenta de lo fijos que eran mis sistemas de creencias. Acepté tantas cosas como verdaderas porque eran lo que me habían enseñado. Creía sinceramente que América y Europa tenían los mejores médicos del planeta. Nunca consideré que nuestro sistema médico tuviera puntos ciegos, que le faltaran componentes fundamentales para comprender y promover la salud, el bienestar y la longevidad. Estaba perplejo. ¿En quién podía confiar cuando necesitaba una atención médica efectiva?

Mientras viajaba por México, conocí a un profesor universitario de Alemania que vivía en Toronto llamado Ludwig Max Fischer (alias Max). Pasó una buena parte de su vida investigando antiguas tradiciones curativas alrededor del mundo. Me fascinó instantáneamente su perspectiva sobre temas que yo tenía tanta dificultad en entender. También me puse en contacto con Max para preguntarle si podía llamarle y él continuó con el tema desde donde John lo dejó.

"¿Por qué empezaste a investigar esta área?", le pregunté.

"Cuando era un profesor joven, tuve un dolor de estómago que duró un año y medio". Con un suave acento alemán, la voz de Max tenía una cualidad cálida y tranquilizadora que me hacía sentir como si estuviera hablando con un abuelo sabio. "Fui a médicos de toda Europa y los Estados Unidos. Me dieron un tratamiento tras otro, pero nada funcionó y algunos de los efectos secundarios fueron horribles".

Se puso tan mal, que estuvo postrado en cama la mayor parte del tiempo.

"Por pura desesperación, consulté con un sanador de una tradición oriental. Me dijo que había un desequilibrio de los elementos en mi sistema: "Demasiada madera en tu cuerpo", dijo.

"En ese momento recuerdo que pensé: '¡No puede ser en serio! No he comido nada de madera'. Para mis oídos, académicamente entrenados, sonaba ridículo".

"Por desesperación, seguí el consejo del sanador y me sorprendió lo rápido que mejoré".

"Es increíble", dije.

"Lo que es asombroso", respondió Max, "es que aunque recuperé mi salud, tenía sentimientos contradictorios al respecto. Por un lado, estaba agradecido de que el consejo hubiera funcionado. Por otro lado, estaba frustrado. Era demasiado orgulloso para admitir que mi educación occidental me había fallado. Me llevó un tiempo procesar mis sentimientos, pero en mi búsqueda de la verdad, comencé un estudio de toda la vida de las antiguas tradiciones curativas alrededor del mundo".

Estaba cautivado por lo que Max estaba diciendo. Continuó: "Sólo más tarde descubrí cómo ese sanador analizó y resolvió mi problema tan rápidamente. Me di cuenta de que en la medicina occidental moderna, hacemos de todo una lucha. Luchamos contra las enfermedades, contra las bacterias, contra el cáncer. En el sistema oriental, y en otras tradiciones antiguas, no se trata de luchar, sino de crear equilibrio a través de la purificación. Los grandes

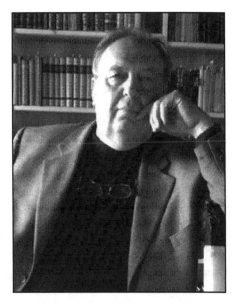

Professor Ludwig Max Fischer, PhD.

sanadores de estas antiguas tradiciones son expertos en identificar desequilibrios y prescribir remedios para limpiar y equilibrar el sistema".

"Si estas antiguas formas de sanación son tan efectivas", pregunté, "¿por qué tanta gente respetada las desprecia o las rechaza? Por ejemplo, cuando intenté contarle a un amigo mío que es un médico de América lo que vi en la India, inmediatamente dijo que estas hierbas y métodos antiguos no están científicamente probados".

Max escuchó profundamente y respondió pensativo, "creo que es arrogante de nuestra parte, en el sistema occidental moderno, rechazar automáticamente otro enfoque llamándolo 'no científicamente probado'. Eso simplemente significa que no encaja en nuestra limitada y relativamente joven tradición de la ciencia médica 'moderna', que sólo ha existido durante un par de cientos de años. El concepto de la medicina ' alopática' existe tan solo desde 1810".

"En contraste, muchas de las llamadas ciencias ' alternativas' han sido refinadas por grandes estudiosos y sanadores durante miles de años, teniendo en cuenta muchas variables que nuestros científicos aún no han considerado, muchas de las cuales nuestros instrumentos no pueden medir".

Mientras Max hablaba, pensé en cómo el Dr. Naram comenzó tantas conversaciones refiriéndose a su linaje ininterrumpido que se remonta a más de 2.500 años. Tuve que admitir que para que algo dure tanto tiempo, algo debe estar haciendo bien.

"Nuestra perspectiva también es muy reduccionista", continuó Max. "Con esto quiero decir que rompemos las cosas en partes. Por ejemplo, la medicina occidental divide a una persona en partes y luego se centra sólo en esas partes. Tomamos en consideración sólo aquellas cosas que podemos medir. Nos basamos principalmente en la captura de datos estáticos relativos a esas partes, poniéndolos en tablas y gráficos. Y si no encontramos lo que buscamos, asumimos que *la ausencia de pruebas es una prueba de ausencia*, ¡pero no lo es!"

"Por el contrario, las antiguas formas de sanación consideran *todo* el sistema. Entienden cómo una parte influye en todas las otras partes y cómo ponerlas todas en equilibrio".

Max dijo que algunas tradiciones orientales reconocen que cierta sabiduría y conocimiento no puede ser capturado en un libro, enseñado en un curso o medido con instrumentos. Sólo puede ser aprendido y transmitido a través de una transmisión directa de un maestro a un aprendiz. Reconoce que hay un poder contenido en la sabiduría y la experiencia colectiva de los maestros de un linaje, desarrollado a lo largo de miles de años. Ese parecía ser el caso del Dr. Naram y el linaje de sanadores del que forma parte.

"La mayoría de la gente no sabe cómo funciona la electricidad, pero cuando ven una luz en medio de una casa oscura, normalmente caminan hacia ella. El Dr. Naram es una luz que atrae a mucha gente en sus horas más oscuras. Puede que no sepan cómo funciona, pero un ardiente deseo de salud los guía hasta él".

– Dr. Ludwig Max Fischer

Pensé en lo que John dijo sobre que el Dr. Naram no encajaba en ninguna de las categorías con las que la gente en el mundo de hoy se relaciona. Para el Dr. Naram, no se trata de ser antiguo o moderno, occidental u oriental, homeopático o alopático, ayurvédico o chino, o cualquier otra cosa. Se trata de una sanación más profunda y de descubrir lo que funciona.

"Tenías curiosidad por el Dr. Naram porque viste los resultados de su enfoque, ¿verdad?" Max me preguntó.

Estuve de acuerdo.

"La mayoría de la gente no sabe cómo funciona la electricidad, pero cuando ven una luz en medio de una casa oscura, suelen caminar hacia ella".

La analogía me hizo sonreír.

"Aunque la gente como el Dr. Naram actúa a través de reglas y marcos que la mayoría de nosotros no entendemos, lo que vemos es su cuidado y devoción por los pacientes. Es una luz que atrae a mucha gente en sus horas más oscuras. Puede que no sepan cómo funciona, pero un deseo ardiente de salud los guía hacia él. Hay un dicho budista que dice: 'Cuando el estudiante está listo, el maestro aparece'. Del mismo modo, creo que cuando el paciente está abierto y listo, el sanador aparece".

Gracias a las conversaciones con John y Max, sentí un cambio dentro de mí, como si las placas tectónicas se reajustaran. Me ayudaron a entender que el Dr. Naram usaba una ciencia real, con principios coherentes internamente que le ayudaban a ver y resolver problemas que la medicina occidental aún no entendía. Aunque útil, esta comprensión también fue un desafío.

¿Podría ser que lo que acepté como cierto durante toda mi vida – que la medicina occidental era la mejor apuesta que la gente tenía para sanarse a sí misma en tiempos de enfermedad – no fuera la verdad absoluta, sino simplemente una creencia que yo sostenía? ¿Es posible que nuestro sistema médico tenga puntos ciegos y que le falten componentes fundamentales para comprender y promover la salud, el bienestar y la longevidad?

Tu diario de notas

Para profundizar y ampliar los beneficios que experimentarás al leer este libro, tómate unos minutos ahora y responde las siguientes preguntas para ti mismo:

¿Qué cosas has creído en tu vida que luego descubriste que no eran ciertas?

_____

_____

_____

_____

¿Puedes pensar en los momentos en que has estado listo para algo (por ejemplo, un maestro, una sanación) y una vez que estuviste realmente listo apareció de repente?

_____

_____

_____

_____

¿Qué otras percepciones o preguntas te han surgido y de qué te has dado cuenta mientras leíste este capítulo?

_____

_____

_____

_____

CAPÍTULO 14

⚜

Secretos para Descubrir El Propósito de tu Vida

"El significado de la vida es encontrar tu don. El propósito de la vida es compartirlo".

– Pablo Picasso

Hay una famosa catedral gótica en Milán llamada Il Duomo. Es una de las catedrales más grandes de Italia y al Dr. Naram le gustaba visitarla cada vez que estaba en la ciudad. Mientras Simone, la coordinadora de Italia del Dr. Naram, nos conducía por las calles atestadas de gente hacia Il Duomo, pensé en lo mucho y lo rápido que estaba cambiando mi perspectiva del mundo y de mí mismo. Había una lucha dentro de mí y no podía entender por qué sentía tanta falta de paz y dirección.

"¿Recuerdas los tres mayores logros de esta vida, según mi linaje?". Cuando nos sentamos juntos en el asiento trasero del coche, el Dr. Naram me interrogó de nuevo.

Intenté recordar. "Veamos. Número uno, saber lo que quieres; número dos, lograr lo que quieres; y número tres, disfrutar de lo que has logrado?".

"Correcto. El Siddha-Veda es una escuela de pensamiento que ayuda con esto a nivel físico, mental y emocional", sonrió.

"¿Puedo compartir contigo un secreto de incalculable valor que mi

211

maestro compartió conmigo?" preguntó el Dr. Naram. "Es sobre cómo descubrir y lograr lo que quieres en la vida. Nunca adivinarás cómo me sucedió a mí. Un día, mi maestro me preguntó: '¿Qué quieres?' Y yo dije, '¿Cómo puedo saberlo?' Entonces me dio un gran regalo al mostrarme el marmaa secreto. Este es el mismo punto marmaa que presioné a mi madre para descubrir lo que quería".

El maestro del Dr. Naram le dijo que cerrara los ojos, que presionara seis veces el punto marmaa en la punta de su dedo índice derecho y que se quedara en silencio. Después, le dio al Dr. Naram una serie de preguntas para que las tuviera en cuenta. El Dr. Naram enfatizó la importancia y el valor de esas preguntas y cuánto podrían cambiar mi vida.

"Estas son las preguntas del billón de dólares que puedes hacerte para descubrir tu propósito en la vida:

Si sólo tuvieras seis meses de vida, ¿qué es lo que más querrías hacer o ser?

Si supieras que no puedes fallar, ¿qué es lo que más querrías hacer o ser?

Si tuvieras diez millones de dólares en el banco y no necesitaras trabajar nunca más, ¿qué es lo que más querrías hacer o ser?".

Mientras Simone seguía conduciendo nuestro coche por las calles de Milán, escribí las preguntas, sintiendo una incomodidad familiar. Incluso si me permitiera preguntarlas, ¿tendría respuestas? La mayoría de los días, no tenía ni idea de lo que quería hacer o ser en mi vida, un agudo contraste con este hombre, que estaba intensamente concentrado y presente en todo momento.

El Dr. Naram continuó: "Mi respuesta a la pregunta de mi maestro fue: 'Me gustaría ser un gran sanador'. Me dijo, 'Cuanto más claros sean los objetivos, más seguras son las posibilidades'. Luego me ayudó a ganar más claridad al dibujar una imagen específica en mi mente. Presionó diferentes puntos de marmaa en mi dedo mientras me hacía preguntas adicionales".

"¿Qué quieres decir con 'gran sanador'?" preguntó Baba Ramdas.

El Dr. Naram respondió, "Quiero ser el mejor sanador de lectura del pulso de este planeta, un maestro de estos secretos ancestrales de sanación".

Su maestro lo alentó diciendo: "Muy bien, Pankaj. Escríbelo". El Dr. Naram me dijo, "Aunque parte de este deseo provenía del ego y el miedo, puesto que quería demostrar a mi padre y a todos los demás que era digno, mi maestro no me desafió ni me

"Cuanto más claros sean los objetivos, mayores son las posibilidades".
– Baba Ramdas
(Maestro del Dr. Naram)

desanimó a soñar. Al contrario, ¡me alentó! Luego me hizo otra pregunta difícil: "¿Cómo sabrás que eres el mejor?".

Fue entonces cuando el Dr. Naram interrumpió su propia historia, me miró y dijo, "No estoy compartiendo esto contigo por mi ego, así que por favor trata de entenderlo. No se trata de mí ahora mismo, o de impresionarte, sino de inspirarte a considerar lo que es posible. Ya que estás haciendo preguntas sinceras, tratando de descubrir más sobre tu vida, quiero que tengas éxito. En 1982, mi padre me echó de nuestra casa después de una pelea. Tenía menos de un dólar en el bolsillo. Estaba enojado, solo, confundido, frustrado, enfermizo y deprimido. No sabía dónde ir a dormir esa noche. Fue gracias a mi maestro que finalmente descubrí quién era yo y qué podía hacer con mi vida".

El Dr. Naram dijo que su maestro continuó indagando, preguntándole: "¿Cómo sabrás que eres el mejor sanador de pulso?".

"Cuando haya visto a cien mil personas, lo sabré".

"¿Qué más?".

"Lo sabré cuando la gente venga de seis países a verme".

"Fantástico, ahora escríbelo. ¿Qué más?".

"Seré el mejor cuando la Madre Teresa venga a mí y me diga: 'Dr. Naram, está haciendo el mejor trabajo del planeta'".

"Muy bien. ¿Qué más?".

"También lo sabré cuando Su Santidad el Dalai Lama venga y me pida que le lea el pulso".

El Dr. Naram hizo una pausa y dijo: "Todos estos deseos llegaron a mi corazón antes de que tuviera un solo paciente. Sólo tenía un sueño. Mi maestro me animó, pero cuando se lo conté a mis amigos y familia, se rieron. No podían ver por qué tanta gente querría venir a verme, o

Mi diario de notas

Secretos adicionales de Marmaa Shakti para obtener claridad en lo que quieres* (Continuación del capítulo 9, p.136)

7) En la parte inferior del dedo índice de la mano derecha, presiona este punto 6 veces.

8) Pregúntate: "Si tuviera o me convirtiera en lo que quiero, ¿qué aspecto tendría exactamente?".

9) Escribe las respuestas que te lleguen, y sigue haciendo las preguntas hasta que se forme una imagen clara.

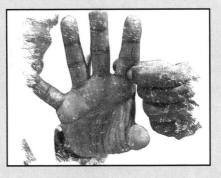

*Material complementario: para que el Dr. Naram te guíe a través de este proceso, por favor consulta los videos en el sitio gratuito de miembros de MyAncientSecrets.com.

por qué el Dalai Lama o la Madre Teresa estarían interesados en mi sanación a través del pulso".

"Cuando alguien tenga un sueño, apóyalo. No le sabotees", dijo el Dr. Naram. "Casi me di por vencido con mi sueño en ese momento. Pero con el estímulo de mi maestro, comencé el proceso de convertirme en sanador. Comenzó lentamente, pero el ritmo se aceleró y siguió creciendo y creciendo. Mi objetivo era que viniera gente de seis países, y ahora ha venido gente de más de cien países, y he podido ayudarles. Su Santidad el Dalai Lama vino a mostrarme su pulso muchas veces. La Madre Teresa también vino a mi clínica y me abrazó".

"¿Cómo fue?" le pregunté.

"Fue como si mil madres me abrazaran. Sólo que cuando me

abrazó me preguntó: "Dr. Naram, ¿está usted embarazado?" Eso me sorprendió. No supe lo que quería decir hasta que me dijo que estaba sorprendida por lo gordo que estaba. En ese momento, tenía mucho sobrepeso, 100 kilos. Su pregunta me ayudó a ver la hipocresía de tratar de llevar salud a los demás pero estar demasiado ocupado para llevarla a mí mismo. Me sorprendió tanto que empecé a estudiar los manuscritos para descubrir los antiguos secretos de la pérdida de peso. Perdí casi 45 kilos".

Después de esa primera experiencia de conocer a la Madre Teresa, el Dr. Naram dijo que ella comenzó a llamarlo para ver si él podría ayudar a las personas bajo su cuidado. "La Madre Teresa amaba de verdad a la gente y por eso quería verlos sanar", me dijo el Dr. Naram. Con este amor, cuando ella trataba de ayudarlos con lo mejor de los métodos modernos que no funcionaban o tenían malos efectos secundarios, se lo tomaba personalmente en serio. Entonces cuando llamó al Dr. Naram para que la ayudara y vio que la gente con tantos problemas mejoraba, en broma, se enfadó con él.

"¿Por qué no me conociste treinta años antes?", dijo. "Podríamos haber ayudado a tanta gente".

Reconoció que el Dr. Naram tenía herramientas que ayudaban a disolver los males de la gente de una manera segura, no tóxica y a largo plazo. El Dr. Naram dijo que fue uno de los días más felices de su vida cuando la Madre Teresa dijo, "Dr. Naram, tu trabajo es la forma más maravillosa y pura de curación en este planeta. Realmente te amo. Trabajemos juntos".

El Dr. Naram dijo: "Puedes amar a la gente, pero si no tienes las herramientas o métodos adecuados para ayudarlos, entonces sientes frustración y dolor. Especialmente si tratas de ayudarlos con algo, y la forma en que 'ayudas' sólo causa más problemas. Estoy muy agradecido de que mi maestro me haya dado estas seis herramientas antiguas, que traen consigo una profunda curación. Y estoy agradecido de que

---

*Material complementario: Para descubrir el antiguo método que el Dr. Naram usó para perder peso de forma saludable, que ha ayudado a miles de personas en todo el mundo, por favor, consulta los videos en el sitio gratuito de membresía MyAncientSecrets.com.

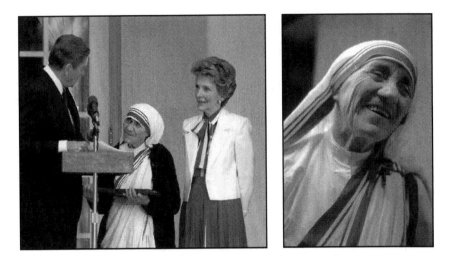

La Santa Madre Teresa recibe la Medalla de la Libertad por parte del Presidente Ronald Reagan en 1985. Imágenes recuperadas de Wikimedia.

la Madre Teresa me haya mostrado que son una verdadera extensión del amor".

El Dr. Naram entonces sacó algo de debajo de su camisa para mostrármelo. Alrededor de su cuello, bajo su chaqueta blanca, y colgando cerca de su corazón había varios objetos significativos. Había cuerdas de cuentas de *mala* y *rudraksha* que le dio su maestro; una cuerda de perlas de oración musulmana que le ofreció una devota mujer musulmana cuya vida salvó el Dr. Naram; un medallón sagrado regalado por un gran maestro sij; y un collar con una cruz cristiana que le dio la Santa Madre Teresa y que había sido bendecido por el Papa Juan Pablo II.

"Aquí está, quería que vieras su precioso regalo para mí. Siempre atesoraré mi tiempo con la Madre Teresa." Envolvió sus dedos alrededor del colgante con un apretón, como si lo abrazara con su mano, y dijo, "Pero volvamos al punto. Esto es sobre ti. Si realmente crees, si realmente descubres lo que quieres de tu vida, pueden suceder cosas. Una vez que descubras ese sueño o deseo ardiente, quiero darte, con el tiempo, lo que mi maestro me dio: las herramientas para llevar ese sueño de tu mente superconsciente a tu mente subconsciente y a tu mente consciente, para hacer ese sueño una realidad en esta vida".

Escribí esto en mis notas porque quería recordarlo, pero también porque no podía mirarlo a los ojos mientras se dirigía con tanta intensidad y tanto cuidado hacia mí. Estaba inseguro y lleno de incertidumbre en ese momento de mi vida. Quería creer que podía lograr la claridad, pero no quería sentirme decepcionado si nunca llegaba.

El Dr. Naram repitió enfáticamente, "El punto principal es saber lo que quieres, lograr lo que quieres, y luego disfrutar de lo que has logrado".

Yo pregunté, "¿Cómo hago eso?".

Nunca Persigas el Dinero; Persigue la Excelencia

El Dr. Naram dijo: "Me gustaría que participaras en una *yagna*".

Un yagna es una ceremonia o proceso con un objetivo específico. Dijo que el foco de ésta es descubrirse a sí mismo, preguntando, "¿Quién soy? ¿Adónde voy? ¿Y cómo voy más lejos, más rápido y más seguro, para que me sienta realizado en la vida?". No era ningún misterio el por qué me sugirió que participara.

"Como primer paso, le pediré al Dr. Giovanni que te muestre qué alimentos debes comer para nutrir tu cuerpo y tu mente y para mantenerte sano, alerta, concentrado y lleno de energía para que puedas lograr tus sueños".

En este punto, Simone encontró un lugar para estacionar. Antes de que saliéramos del coche para entrar en la catedral del Duomo, el Dr. Naram se volvió hacia mí. "Clint, mi maestro me dijo algo que quiero decirte". Con una intensidad que nunca olvidaré, dijo: "No persigas nunca el dinero. Quiero que persigas ideas, grandes ideas, y quiero que persigas y alcances grandes sueños. No persigas el éxito, sino la excelencia".

Me dijo que si podía descubrir y seguir el deseo de mi corazón, la

"Descubre por ti mismo: ¿Quién soy yo? ¿Adónde voy? ¿Y cómo voy más lejos, más rápido y más seguro, para que me sienta realizado en la vida?"

– Dr. Naram

> *"Nunca persigas el dinero. Persigue ideas, grandes ideas; persigue y alcanza grandes sueños".*
> – Baba Ramdas
> (Maestro del Dr. Naram)

pasión vendría. El Dr. Naram continuó, "Una vez que estés lleno de pasión y persigas la excelencia, el éxito vendrá de forma natural. Habrá suficiente dinero y ocurrirán cosas importantes en tu vida".

"¿Cómo qué?" pregunté.

"Serás feliz, estarás contento y finalmente descubrirás la satisfacción".

Escribí rápidamente esto en mis notas antes de que saliéramos del coche. Mientras caminábamos bajo la hermosa entrada de la catedral, el Dr. Naram dijo, "Sólo cuando hagas esto, la gente te escuchará en serio cuando hables. Se fijarán en ti y tendrás un gran impacto. Lo creas o no, todos los días todos influimos a otras personas, de manera positiva o negativa. Cuando descubres lo que quieres, logras lo que quieres y disfrutas de lo que has conseguido, te conviertes en un núcleo con un efecto dominó, empiezas a influir en el mundo de forma positiva. Y ayudarás a hacer de este mundo un lugar más saludable y feliz para vivir".

El Dr. Naram dejó de caminar para mirarme directamente y dijo:

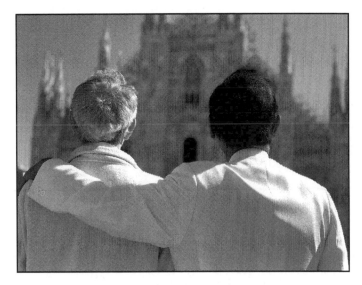

El Dr. Naram con el Dr. Giovanni, mirando hacia el Duomo.

"Clint, ¿sabes por qué estoy interesado en ti?".

Sacudí la cabeza y moví los pies. Aunque de nuevo en la incomodidad de ser el centro de atención de esta manera, tenía curiosidad por saber por qué pasaba tanto tiempo conmigo.

"Pasar por un período de silencio es una de las cosas más profundas y poderosas que puedes hacer en la vida".
— Dr. Naram

"Es porque vienes del 'seva'. Tus acciones revelan que tu corazón está verdaderamente al servicio; de tu padre, sí, y de todos los que conoces. Parece que estás un poco confundido sobre dónde puedes ser de mayor servicio. Creo que tienes un papel que desempeñar para ayudar a que el mundo sea un lugar mejor. Si no, ¿por qué estás aquí? Quiero que veas cuál es tu rol, cualquiera que sea. Quiero que lo conozcas".

Mi corazón latía más rápido con cada frase que decía.

"Antes de que encontrara mi propósito", continuó el Dr. Naram, "mi maestro me guió para pasar diez días en silencio. Ésta es una de las cosas más profundas y poderosas que puedes hacer en la vida".

Dijo que muy poca gente pasa tanto tiempo en silencio, pero lo hacía regularmente y lo consideraba una de las partes más importantes e influyentes en su crecimiento.

Cuando empezamos a caminar de nuevo, me preguntó: "¿Por qué bebe la gente? ¿Por qué la gente fuma? ¿O se vuelven adictos a la comida o al cine o a otras cosas? Quieren huir; no quieren estar con su interior. No son lo suficientemente pacientes en su incomodidad para descubrir las capas más profundas de su ser".

Me quedó claro que me estancaba en el hábito de huir de mí mismo. No con drogas o el alcohol, sino con el trabajo, los viajes y el entretenimiento. Vi como incluso mis actividades de servicio eran como una bienvenida a la distracción de la incomodidad de estar conmigo mismo. Me di cuenta de que no sabía quién era y no sabía cómo estar a solas conmigo mismo el tiempo suficiente para averiguarlo. Tenía una idea vaga, pero no era clara y se basaba principalmente en cómo creía que me veían los demás. Para disminuir mi incomodidad, trabajaba más y me divertía intensamente, o me distraía con una nueva relación o con el último juguete electrónico. La emoción de esos momentos se esfumaba rápidamente y el vacío volvía a aparecer, diciéndome que debía haber más y que me faltaba algo.

Mientras estábamos afuera mirando el Duomo, el Dr. Naram concluyó, "Hay muchos secretos como éste. Cada vez que vuelvas a la India, debes guardar silencio. Puedo darte algunas preguntas para que las hagas, pero primero necesitas entrar en puro silencio".

Sabía que esto era importante, pero me sentía frustrado por no saber hacer más que escuchar. La teoría es una cosa, y mi realidad cotidiana era otra. ¿Cómo podría llevar lo que escuchaba del Dr. Naram más allá de las notas de mi página y convertirlas en una verdadera experiencia de vida? ¿Cómo podría aplicarlas en mi vida diaria?

Tu diario de notas

Para profundizar y ampliar los beneficios que experimentarás al leer este libro, tómate unos minutos ahora y responde las siguientes preguntas para ti mismo.

Cierra los ojos, presiona el punto marmaa en la parte superior del dedo índice de tu mano derecha, y hazte estas preguntas una a una en orden. Después de cada pregunta, escribe los primeros pensamientos/ideas que te lleguen.

Si sólo te quedaran seis meses de vida, ¿qué es lo que más te gustaría hacer o ser?

_____

_____

_____

_____

Si supieras que no puedes fallar, ¿qué es lo que más te gustaría hacer o ser?

_____

_____

_____

_____

Si tuvieras diez millones de dólares en el banco y no tuvieras que volver a trabajar, ¿qué es lo que más te gustaría hacer o ser?

_____

_____

_____

_____

¿Qué otras percepciones o preguntas te han surgido y de qué te has dado cuenta mientras leías este capítulo?

_____

_____

_____

_____

❦

CAPÍTULO 15

Elefantes, Pitones y Momentos Preciosos

"Lo que cuenta no es cuánto haces, sino cuánto amor pones en lo que haces".

– Santa Madre Teresa de Calcuta

Mumbai, India

Después de mi estancia en Italia, volé a la India para estar con mi padre.

Al llegar a la clínica, estaba eufórico de verlo levantarse y caminar. Más que eso, brillaba de una manera que yo no había visto en mucho tiempo. Otros pacientes me contaron la transformación que habían visto desde que llegó. Sonrió y dijo que aunque su cuerpo todavía estaba sensible, notó que varios de sus problemas estaban disminuyendo. Esperaba volver a casa para ser examinado de nuevo.

Durante el corto tiempo que pasé con mi padre en la India, el Dr. Naram nos invitó a su casa. Nos saludó su esposa, Smita, que dirigía todas las clínicas de la India, incluida la unidad de panchakarma en la que se ayudaba a mi padre. Nos dio una cálida bienvenida a su casa. Al entrar, vimos al hijo de diez años del Dr. Naram, Krushna, sosteniendo una enorme pitón.

Incluso en mis cortas interacciones con Krushna, podía decir que era especial. En lugar de ser adicto a su teléfono o a los videojuegos, como muchos otros niños de su edad, Krushna estaba muy presente con nosotros. A pesar de que era el hijo de una persona famosa, era muy humilde y amoroso. Me di cuenta de que todos querían estar con él, por lo bien que te sentías en su presencia.

"¿Quieren sostenerlo?", nos preguntó. Aunque al principio fue espeluznante, fue fascinante sentir la textura, el peso y la fuerza de la serpiente mientras su cuerpo se movía a través de mis manos, subiendo por mis brazos hasta mi cuello mientras yo intentaba mantener la calma. Cuando dije que había terminado, Krushna me ayudó a desenredarla de mi cuerpo.

Después de comer una deliciosa comida de sopa de mungo y verduras, alguien nos avisó que un elefante estaba en la entrada. Lo alimentamos con calabazas del jardín y mientras cogía la comida de nuestras manos con su trompa, me quedé asombrado por el tamaño de ese increíble animal. En cierto momento, el Dr. Naram le dio al elefante una instrucción. Con su trompa, el elefante cogió una guirnalda de flores de la mano del Dr. Naram y la colgó alrededor del cuello de mi padre. La sonrisa en la cara de mi padre no tenía precio.

Cuando el elefante se fue, le pregunté al Dr. Naram sobre el

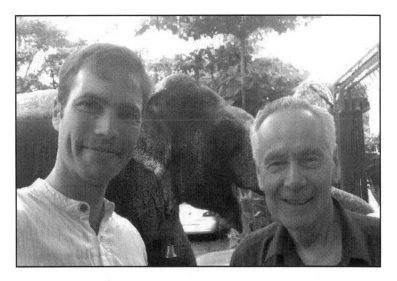

Mi padre y yo en la India juntos, con Laxmi el elefante.

proceso que mi padre estaba atravesando y las cosas que aún me preocupaban. Pude parecer sobreprotector, pero eso no me impidió preguntar sobre la seguridad y la eficacia de lo que mi padre estaba experimentando y tomando. Ante mi impaciencia por algunos de los problemas que mi padre aún tenía, el Dr. Naram dijo: "Este no es un programa rápido, Clint. En algunas situaciones, la curación puede ser instantánea. Pero en la mayoría de los casos, toma tiempo para que la sanación antigua funcione para curar a la gente cada vez más profundamente. No puedes estar embarazada y decirle al Dr. que quieres tener el bebé en dos meses, cuando tarda nueve meses. Algunas cosas simplemente necesitan tiempo, nos guste o no, por el esfuerzo y la energía que requieren. Mi maestro me enseñó una cosa muy importante: 'Lleva tiempo sanarse a sí mismo y a los demás'".

> *"Esto no es un programa de reparación rápida. Toma tiempo para que la sanación antigua funcione para curar a la gente cada vez más profundamente. Mi maestro me enseñó una cosa muy importante: 'Lleva tiempo sanarse a sí mismo y a los demás'".*
> – Dr. Naram

Aunque lo entendí, estaba ansioso por ver los resultados finales para mi padre. Me preocupaba que estuviera en un camino tan poco conocido para mi. Le pregunté al Dr. Naram sobre la seguridad de los suplementos herbales que mi padre iba a seguir tomando después de dejar la India. El Dr. Naram dijo: "En lugar de que yo responda todas tus preguntas importantes, ¿qué tal si vas a la fábrica donde se fabrican?".

¿Un Científico Falso?

Después de haber puesto a mi padre en un avión con destino a casa, pasé los últimos días en la India viajando a las fábricas y laboratorios donde se producían y probaban las hierbas del Dr. Naram. Intenté presentarme cuando no me esperaban.

Quedé inmediatamente impresionado por lo limpio y ordenado que estaba todo. Alguien accedió a llevarme en un tour. Tuve que ponerme fundas en los zapatos, desinfectarme las manos y usar una redecilla para el pelo. Todo era moderno; tan solo el equipo para la estandarización y las pruebas debía de haber costado cientos de miles de dólares. La instalación entera definitivamente costó millones, y el proceso cumplía completamente con algo que la industria llama CGMP (buenas prácticas de fabricación actuales). A mitad de mi recorrido, uno de los administradores me puso al teléfono con el Dr. Naram. Apreciando sinceramente lo que estaba viendo, le dije que parecía que lo que estaba haciendo era de primera clase.

El Dr. Naram dijo rápidamente, "Oh no, eso no es bueno. Mi maestro me dijo que necesitamos crear lo mejor del mundo. 'De primera clase' no es lo suficientemente bueno. Si ves algo que podamos mejorar, por favor házmelo saber".

Continuó: "¿Puedes imaginar que cuando empecé, hacía las fórmulas en mi propia cocina? Hemos recorrido un largo camino. Y aún hoy, me aseguro, como en aquel entonces, de que cada fórmula que producimos se haga con el mismo amor con el que una madre alimenta a su propio bebé".

Después de mi recorrido, me senté y hablé con dos de los científicos que habían trabajado con el Dr. Naram durante décadas, el Dr. Pujari y Guy Kavari. El Dr. Pujari me mostró con orgullo el laboratorio de pruebas. "Nos aseguramos de que cada cápsula o loción sea segura, libre de bacterias o metales pesados". Describió lo detallados y diligentes que debían ser para comprobar que cada frasco de hierbas estuviera estandarizado en términos de calidad y que estuviera libre de contaminación. Los antiguos maestros hacían énfasis en mantener las cosas alineadas con la naturaleza, incluso usando toda la planta en lugar de extraer los ingredientes activos. Dijo que a veces la gente se pregunta por qué dos frascos del mismo suplemento de

> *"Mi maestro me dijo que 'de primera clase' no es suficiente. Necesitamos crear lo mejor del mundo".*
> – Dr. Naram

hierbas pueden ser de diferentes colores. Explicó que debido a que no se utilizan productos químicos artificiales o tintes, la variación natural de los colores en las mismas plantas puede hacer que varios lotes de la misma fórmula tengan un matiz ligeramente diferente. Al igual que dos remesas de brócoli en un mercado podrían ser de diferentes tonos de verde, aunque ambos son brócoli fresco. "Esta variación de color", me dijo, "es una señal de que todo es completamente natural".

El Dr. Pujari dijo, que al estar entrenado en investigación farmacéutica, no creía en la antigua ciencia de la sanación en absoluto. Entonces hizo sus propias pruebas y los resultados demostraron la efectividad de estas hierbas y métodos.

Guy Kavari explicó que poco después de empezar a trabajar con el Dr. Naram, era evidente que no existía ningún manuscrito o base de datos en la India, en Ayurveda o en ningún lugar de Occidente para las hierbas y procedimientos que el Dr. Naram estaba interesado en utilizar. Construyeron un nuevo laboratorio, probando minuciosamente cientos de hierbas, documentando sus propiedades y creando su propia biblioteca de las fórmulas.

Cuando le pregunté a Guy cómo describiría al Dr. Naram como persona, sin dudarlo dijo: "Dos palabras: humanitario y un genio".

Me sorprendió que lo dijera tan rápido y con tanta confianza. "¿Por qué?" le pregunté.

Dijo que la mayoría de la gente en esta industria sólo quería reducir costos, así que obtenían las materias primas más baratas y usaban los métodos de procesamiento más rápidos. El Dr. Naram, por otro lado, quería la más alta calidad sin importar el precio o el tiempo que tomara.

"¿Es por eso que sus hierbas son más caras que la mayoría de los suplementos de hierbas?" pregunté.

Guy dijo que conocía el costo de producir los productos herbales de esta manera y también el precio por el que el Dr. Naram los vendía. "Apenas hay beneficios para él. Por esa pasión, digo que es humanitario".

"¿Y por qué genio?" pregunté.

"Hace años, antes de que los gobiernos de la India o de América se preocuparan por los metales pesados, el Dr. Naram insistió en que cualquier producto que creara tendría que estar libre de metales pesados. Así que desde el principio, encontraron las mejores materias primas y procesos innovadores para asegurar que cada producto estuviera libre de metales pesados, sin importar el costo o el esfuerzo que requiriera".

Más tarde, le conté al Dr. Naram mi experiencia en la fábrica. Me dijo lo agradecido que estaba por la gente que conocí. Se aseguraban de que se siguieran los antiguos procesos. También garantizaban que cada fórmula pasara los más altos estándares de las modernas pruebas nutracéuticas.

El Dr. Naram me confesó los problemas, desacuerdos y dificultades que a menudo tenía cuando trabajaba con un nuevo científico. Los procesos que su maestro y los textos antiguos fomentaban eran muy diferentes de lo que se enseñaba o entendía en las universidades de hoy en día. Los científicos no entendían la insistencia del Dr. Naram en asegurarse de que ciertos mantras fueran hablados antes y durante la producción de las hierbas, o por qué las cosas debían ser combinadas sólo de ciertas maneras y en ciertos momentos. Especialmente cuando tomaba más tiempo y costaba más que hacerlo de una manera más simple.

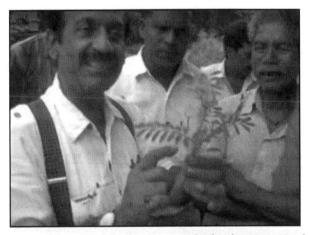

El Dr. Naram en el área rural donde se recogen las hierbas, sosteniendo una planta que tiene un jugo que ayuda a reducir el dolor y aumentar la inmunidad.

En el caso de Guy Kavari, el conflicto surgió cuando el Dr. Naram dijo que cierta hierba que aliviaba el sangrado intenso durante el período menstrual de las mujeres sólo debía cosecharse a medianoche en luna llena. Guy pensó que esto era una tontería y se lo dijo al Dr. Naram. Dijo que como científico no creía en los cuentos de hadas y se negó a cosechar esa hierba a medianoche.

"En realidad no eres un científico en absoluto", el Dr. Naram respondió, "eres falso".

A Guy le pilló por sorpresa y se defendió. "Soy un científico; por eso no creo en estas tonterías".

"Eres es un falso científico, creyendo que algo es verdad sin saberlo", dijo el Dr. Naram. "Si fueras un verdadero científico, sabrías que tienes una hipótesis, pero no una conclusión. Y la pondrías a prueba, para ver si es verdad".

El tipo sintió que se le lanzó un desafío que no podía rechazar, así que diseñó un extenso estudio para probar que el Dr. Naram estaba equivocado. Cosechó esa hierba específica en diferentes momentos del día, incluyendo la medianoche en luna llena. Luego probó la potencia del ingrediente activo con su equipo. Tomó varias muestras, las mezcló en la fórmula y se las dio a las mujeres con problemas de hemorragia.

Los resultados fueron impactantes para Guy. La potencia de las hierbas cosechadas a medianoche en luna llena era casi veinte veces mayor que la de la misma hierba cuando se cosechaba durante el día. Cuando se mezcló en el suplemento y se dio a las mujeres que lo necesitaban, los resultados fueron claramente mejores. A partir de ese momento, Guy aceptó seguir el procedimiento de cosechar las hierbas y mezclar las fórmulas exactamente como se describía en los antiguos manuscritos de sanación.

Descubrió otros resultados fascinantes en su laboratorio, que iban en contra de su formación. Para su sorpresa, los niveles de rancidez disminuyeron y el periodo de validez de las hierbas aumentó al seguir las especificaciones de los textos antiguos.

Mis preguntas sobre la seguridad de las hierbas se resolvieron. Al mismo tiempo, me inspiró ver a la gente trabajando con tanta pasión y excelencia.

Un Correo Electrónico Perturbador de mi Padre

Desde la India, volé a través de Tailandia a China para hacer una presentación en una conferencia académica. Estuve rodeado de profesores y estudiantes que hablaban de los diversos avances en la tecnología y cómo afectarían a la educación. Después de pasar tiempo con el Dr. Naram, volver a mi vida "normal" fue desorientador, por decir lo mínimo.

La forma en que me veía a mí mismo y al mundo estaba cambiando. Cuando trataba de compartir con otros algunas de las cosas que había presenciado, a menudo me daban una mirada de incredulidad que terminaba con la conversación. Decidí que no era mi papel convencer a nadie de nada. Mi padre estaba mejor y eso era todo lo que me importaba.

Cuando llegué a China, envié un correo electrónico a mis padres para hacerles saber que estaba bien y les pregunté cómo estaban. Al día siguiente, recibí noticias preocupantes de mi padre.

10 de septiembre de 2010

Hola, hijo:

Me sorprendes constantemente. Hablas de pasar la noche en Bangkok e ir a China antes de viajar al siguiente país, como si pasaras la noche en Provo y te dirigieras a nuestra casa en Salt Lake City.

Todavía estoy tratando de recuperarme de mi viaje a la India. Después de llegar a casa experimenté un colapso energético. No soy capaz de hacer casi nada. Gracias por darnos tu horario. ¿Cuándo será la próxima vez que hables con el Dr. Naram? Si es pronto, tengo un par de preguntas para las que necesitaría obtener respuestas, ya que no entiendo lo que está pasando en mi cuerpo.

Estás en mis oraciones para que tu viaje sea seguro y fructífero para todos los involucrados.

Te quiero mucho,
Papá

Le escribí rápidamente con la información de contacto del centro de llamadas del Dr. Naram. Sentí que la intranquila y silenciosa tristeza volvía a envolverme de nuevo. Después de todo este tiempo, gasto y esfuerzo, ¿habían fallado la antigua sanación y el Dr. Naram a mi padre?

Tu diario de notas

Para profundizar y ampliar los beneficios que experimentarás al leer este libro, tómate unos minutos ahora y responde a las siguientes preguntas por ti mismo:

Nombra una o dos cosas, que si las hicieras en tu vida con aún más excelencia, cambiarían todo:

_____

_____

_____

_____

¿Qué cosas buenas en tu vida han sido el resultado de la paciencia y la disciplina?

_____

_____

_____

_____

¿Qué otras percepciones o preguntas te han surgido y de qué te has dado cuenta mientras leías este capítulo?

_____

_____

_____

_____

❧

CAPÍTULO 16

Un Problema Nuevo e Inesperado

"No digas, 'Es de día' y lo deseches con un nombre de ayer. Míralo por primera vez como un niño recién nacido que no tiene nombre."

– Rabindranath Tagore

Después de China, volví a Finlandia a mi trabajo en la Universidad de Joensuu (que más tarde se convirtió en la Universidad del Este de Finlandia (UEF)). Vivía en un pequeño pueblo, cubierto de nieve, no lejos de la frontera rusa. Aunque tengo un profundo amor por Finlandia, su gente y mi trabajo allí, después de su inquietante correo electrónico sentí una necesidad imperiosa de ver a mi padre. Este sentimiento creció cuando mi padre me llamó para preguntarme cuándo volvería a casa para hablar de su salud en persona. Mencionó "un nuevo problema". Estaba ansioso y confundido y volé a casa tan pronto como pude.

Parado frente a la puerta de la casa de mis padres, me preguntaba de qué querría hablar mi padre. Habían pasado más de seis meses desde que le presenté por primera vez al Dr. Naram en Los Ángeles. ¿Estaba mejor? ¿Notaría algún cambio en él? ¿O lo envié al otro lado del mundo para nada? ¿Seguía sufriendo? ¿Estaba empeorando? Sólo medio año antes, me dijo que debido a su estado podría no pasar de aquella noche. El recuerdo aún estaba fresco y tierno.

Mi padre me saludó en la puerta con una mirada que no pude descifrar. Entramos a su oficina y nos sentamos en las mismas sillas en las que nos sentamos la última vez que estuve allí. Sólo que esta vez, en lugar de mirar al suelo, no rompió el contacto visual conmigo. Al instalarse, respiró profundamente. "Hijo, hay un nuevo problema".

Mi corazón se hundió. Preparándome, le pregunté: "¿Qué quieres decir?".

Desde detrás de su escritorio sacó una caja de zapatos y la abrió. Estaba llena de botellas de píldoras. "Mi problema es que no sé qué hacer con todas estas píldoras. ¡Ya no las necesito!". Una enorme sonrisa se dibujó en su rostro. De los doce medicamentos que había estado tomando antes de la India, ahora sólo necesitaba uno. ¡Dejé de contener la respiración y di un gran suspiro de alivio! Su sonrisa era contagiosa y me reí con sorpresa.

Resultó que la crisis energética que experimentó después de la India fue momentánea, ya que empezó a comer todo lo que solía comer antes y que se suponía que no debía comer. Así que sufrió las consecuencias. Una vez que tomó los remedios caseros y ajustó su dieta de nuevo, inmediatamente comenzó a sentirse mejor.

No podía creerlo. Sólo medio año antes, tenía un dolor insoportable y no sabía cuánto tiempo más viviría. Su cuerpo estaba tan débil que incluso cosas simples como levantarse de una silla o caminar por el pasillo eran retos monumentales. Estaba consumido por un cansancio que me aterrorizaba. Con su mente deslizándose hacia el Alzheimer, perdía la pista de una frase y olvidaba las cosas fácilmente. Y era desgarrador verlo caer en una depresión severa.

Ahora, sólo unos meses después de conocer al Dr. Naram y de ser disciplinado en seguir su consejo, mi padre era un hombre diferente. Ya no tenía problemas de colesterol, su presión sanguínea era normal y ya no luchaba con problemas de azúcar en sangre. Durante el proceso, tuvo reuniones periódicas con sus médicos habituales, quienes controlaban su progreso y se sorprendieron al ver que pronto pudieron recomendarle que abandonara ciertos medicamentos. Cuando le volví a ver, ¡casi no necesitaba ninguno!

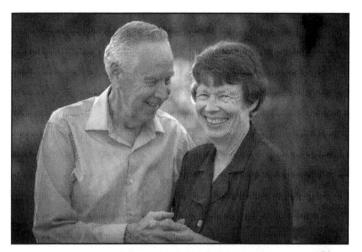

Padre y madre riendo de nuevo.

Tal vez lo más significativo para mi padre fue que todo el dolor en las piernas y el pecho se había ido, así que ahora también había dejado los analgésicos. "De hecho", dijo, "¡No hay dolor en ninguna parte de mi cuerpo!"

Describió cómo tenía veinte veces más energía, capacidad física y agilidad mental. Podía trabajar de nuevo y sentir que estaba marcando una diferencia en el planeta. Ver a mi padre sintiéndose útil y productivo, contribuyendo al bien común, como siempre fue su misión, me hizo sentir más satisfecho que nunca.

Mi mente se aceleró. ¿Podría estar esto sucediendo realmente? ¡Qué momento tan sagrado! ¡Qué hermoso regalo!

Incluso mientras escribo esto, reflexionando sobre ese momento, las lágrimas fluyen por mis mejillas con gratitud.

El momento más significativo fue cuando mi padre me miró directamente a los ojos y dijo: "Ahora tengo otra importante petición para ti, hijo".

En el lugar que les correspondía sobre el escritorio de mi padre, en lugar de estar metidos en el cajón, estaba la pila de carpetas y papeles con todos los materiales que había recogido durante su vida. ¿Recuerdan el libro que quería escribir, sintetizando el trabajo de su vida para ayudar a los niños a reconocer las buenas ideas y tomar buenas decisiones? Cuando estaba enfermo y la depresión lo consumía, mi padre perdió la esperanza y visión en ese objetivo.

Colocando su mano sobre la pila de papeles, dijo: "Quiero terminar de escribir *La pieza que falta en la educación* y quiero tu ayuda. Hijo, ¿quieres ser mi coautor?".

Me sentí más que honrado y aunque no podía dejar de sonreír, las lágrimas caían por mi cara.

"Por supuesto", le dije.

¡Qué petición tan diferente de la que había hecho seis meses antes! Esperaba que escribir este libro fuera una curación para mi padre, algo gratificante que se convirtiera en parte de su legado. Poco sabía que me curaría a mí también. Pero esa es una historia para otro momento.

Después de la notable recuperación de mi padre, empecé a describir lo que el Dr. Naram hizo por la gente algo así como un cambio de aceite para el cuerpo. Cuando cambias los filtros de tu auto, puedes ver cuanta mugre se ha acumulado. No la vemos en nuestros cuerpos, pero está ahí. Si no la limpiamos y tenemos los cuidados adecuados, se manifiesta como un mal funcionamiento. Cuando se limpiaron los filtros del cuerpo de mi padre, sus problemas de salud se resolvieron.

Sintiéndome agradecido por el Dr. Naram y este antiguo sistema de sanación y viendo con mis propios ojos la asombrosa transformación que experimentó mi padre, llamé al Dr. Naram para darle las gracias, pero no hubo respuesta. Lo que no sabía era que a medida que la salud de mi padre mejoraba constantemente, el padre del Dr. Naram entró en coma y fue declarado muerto.

Tu diario de notas

Para profundizar y ampliar los beneficios que experimentarás al leer este libro, tómate unos minutos ahora y responde las siguientes preguntas para ti mismo:

¿Piensa en alguien a quien amas? ¿Conoces su mayor sueño?

_____

_____

_____

_____

¿Cómo puedes apoyar para lograrlo? ¿O cómo puedes ayudarle a tener más claridad, si aún no está seguro de lo que quiere?

_____

_____

_____

_____

¿Qué otras percepciones o preguntas te han surgido y de qué te has dado cuenta mientras leías este capítulo?

_____

_____

_____

_____

CAPÍTULO 17

꧁

Diciendo Adiós...

"¿Qué es lo más notorio en el mundo?
Que todo el mundo muere, pero nadie nunca cree
que les pasará a ellos".

– Parafraseado del Bhagavad Gita,
un texto de 5.000 años de antigüedad

El Dr. Naram sabía que su padre no estaba bien. Lo visitó muchas veces en los últimos años y siempre pudo ayudarlo. Esta vez, el pronóstico de su padre era terrible. Antes de irse hacia la casa de sus padres, el Dr. Naram invitó al Dr. Giovanni, a Luciano, y a Vinay a ir con él, sin estar seguro de a qué se enfrentaría.

Cuando llegaron, fueron recibidos con lágrimas en la entrada por el hermano del Dr. Naram, Vidyutt, su madre, el resto de su familia, y el doctor que estaba completando el certificado de defunción. Era demasiado tarde.

"Quiero verlo" el Dr. Naram le dijo a su hermano.

El Dr. Naram se acercó a la cama donde el cuerpo de su padre estaba descansando. Extendió la mano para sostener la muñeca de su padre y se sorprendió al notar algo. Sus dedos detectaron un pulso muy débil. Inmediatamente le pidió al Dr. Giovanni que le llevara la máquina de la tensión arterial y le tomara la presión y el pulso. El Dr. Giovanni lo hizo y la máquina mostró que no había pulso.

El Dr. Naram le pidió que volviera a hacer la prueba y obtuvo el mismo resultado, no había pulso, ni presión sanguínea. El Dr. Naram le pidió al Dr. Giovanni que trajera rápidamente jengibre y polvo de ajwain de la cocina. Todos en la casa le preguntaron al Dr.

> *"Es importante que completemos ciertas cosas en la vida, para que nuestra alma pueda descansar en paz".*
> – Dr. Naram

Giovanni para qué los necesitaba. El doctor que le atendía también levantó la vista con una expresión de perplejidad en su cara y la familia le explicó que el Dr. Naram era un sanador a través de la lectura del pulso. Sacudió la cabeza y volvió a su papeleo.

El Dr. Naram ordenó al Dr. Giovanni que frotara los pies de su padre con la mezcla seca de polvos de ajwain y de jengibre. Simultáneamente, el Dr. Naram le puso ghee y presionó puntos específicos de marmaa en sus manos, pies, vientre y cabeza. Después de varios minutos, se inclinó cerca de la oreja de su padre y dijo: "Papá, si eres consciente, si puedes oírme y quieres vivir, entonces levanta la mano, los pies o incluso el dedo. Si no, van a llevarse tu cuerpo para quemarlo ahora".

¡Su padre levantó la mano!

El Dr. Naram no pudo contener su alegría, diciéndole a su hermano que su padre aún estaba vivo. El médico estaba incrédulo y acusó al Dr. Naram de haber movido él mismo la mano de su padre. Todos entraron en la habitación y vieron como el Dr. Naram repetía el procedimiento. Esta vez, su padre levantó toda la pierna y el Dr. que lo atendía se sobresaltó.

Mientras escuchaba esta parte, sonreí, imaginando toda la escena. El Dr. pensó que podría ser *rigor mortis* hasta que el Dr. Naram continuó el proceso. El padre del Dr. Naram amaba al gurú Sai Baba. Sabiendo esto, el Dr. Naram pidió al Dr. Giovanni que ayudara a presionar los puntos marmaa y mientras lo hacía que dijera el saludo de los devotos de Sai Baba, "Sai Ram". Una débil pero clara respuesta vino de la cama, "Sai Ram".

Todos estaban impresionados. Con una enorme sonrisa de asombro, el Dr. Giovanni dijo de nuevo, "Sai Ram".

Un "Sai Ram" cada vez más fuerte salió del padre del Dr. Naram. Al oír esto, todos en la sala sonrieron con alegría, varios de ellos entre lágrimas.

El único que no sonreía era el doctor. Con el certificado de defunción firmado y aún mojado con tinta, esto estaba más allá de su comprensión. Había declarado a este hombre muerto, ¿y ahora estaba hablando? En lugar de despedirse de su padre esa noche, la familia se despidió del doctor. Se quedó sin palabras cuando salió por la puerta.

El padre del Dr. Naram, despierto y consciente, se recuperó lo suficiente durante la semana siguiente como para sentarse, caminar y

Mi diario de notas
Antiguos secretos de sanación adicionales para ayudar a alguien en coma* (Continuación del capítulo 1)

4) Remedio casero: Mezcla polvo de jengibre seco y polvo de ajwain y frota los pies de la persona en coma.

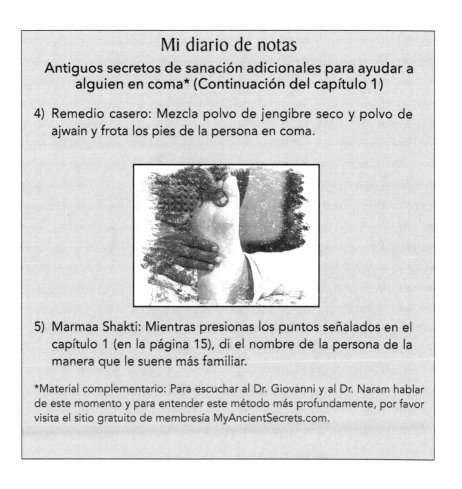

5) Marmaa Shakti: Mientras presionas los puntos señalados en el capítulo 1 (en la página 15), di el nombre de la persona de la manera que le suene más familiar.

*Material complementario: Para escuchar al Dr. Giovanni y al Dr. Naram hablar de este momento y para entender este método más profundamente, por favor visita el sitio gratuito de membresía MyAncientSecrets.com.

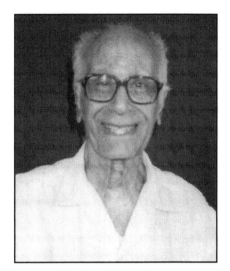

El padre del Dr. Naram,
Dr. Khimjibhai U Naram.

hablar con su familia. El médico que firmó el certificado de defunción llamaba al hermano del Dr. Naram a menudo para informarse sobre "ese extraño caso". Cada vez, se sorprendía al saber que el paciente seguía vivo y recuperándose muy bien.

El padre del Dr. Naram pronto se sintió lo suficientemente bien como para completar algunos asuntos pendientes, firmar documentos importantes y tener conversaciones vitales con su esposa, hijos y nietos.

"Es importante que completemos ciertas cosas en vida para que nuestras almas puedan descansar en paz". El Dr. Naram compartió.

Cuando expresé lo notable que era esto, el Dr. Naram repitió las palabras de su maestro: "¡Nunca pierdas la esperanza!".

Tu diario de notas

Para profundizar y ampliar los beneficios que experimentarás al leer este libro, tómate unos minutos ahora y responde las siguientes preguntas para ti mismo:

¿Qué cosas de tu vida te gustaría completar antes de morir (por ejemplo, enfrentar algún temor, perdonar a alguien, lograr algo, pedir perdón a alguien, superar algún desafío, etc.)?

_____

_____

_____

_____

¿Qué otras percepciones o preguntas te han surgido y de qué te has dado cuenta mientras leías este capítulo?

_____

_____

_____

_____

CAPÍTULO 18

❧

Sabiduría Antigua, Mundo Moderno

"Todos los viajes tienen destinos secretos que el viajero desconoce".

– Martin Buber

Poco después de estos eventos, aparentemente milagrosos, el Dr. Naram me invitó a una ceremonia de premios en Nueva Jersey, donde iba a ser condecorado junto a otros profesionales por ayudar a los bomberos del 11 de septiembre. Mientras estaba de pie entre miles de personas hablando y esperando que la ceremonia comenzara, sabía en el corazón que necesitaba hacerle al Dr. Naram una pregunta que me había estado inquietando durante un tiempo.

Sonreí cuando vi a Marshall y José, dos de los fundadores de *Serving Those Who Serve* y a quienes había conocido antes en Nueva York. Ahora estaban ayudando a personas que habían sobrevivido a otros desastres y esperaban que el Dr. Naram continuara apoyándolos.

El Dr. Naram sonrió cuando me vio. "Me alegro de que hayas podido venir, Clint".

Me sentí honrado de estar allí. "¿Estás emocionado?" le pregunté. "Escuché que el gobernador de Nueva Jersey está aquí para darte el premio".

"Más bien me siento humilde", respondió.

"¿Por qué?".

"Sé que hay poder en este linaje, en los secretos grabados en los textos y en las enseñanzas de mi maestro. Soy simplemente un traductor de esta antigua sabiduría para el mundo moderno. Y hablando de mi maestro, ¿conoces la historia de cómo supe que podía ayudar a estos bomberos del 11 de septiembre?".

"¿Cómo?".

"¡Niños de la calle en Mumbai!" dijo.

"¿Niños de la calle?".

"Sí, después de los mil días de entrenamiento, mi maestro me dio un servicio, o asignación de un *seva* (pronunciado *se-va*). Me dijo que las primeras personas que me asignaron para ayudarlas estaban en Dharavi, el segundo barrio de tugurios más grande del mundo".

El Dr. Naram describió cómo conoció a los niños de la calle que vivían allí, con sus caras sucias y sus ropas rotas. Les tomó el pulso y les dio hierbas que pensó que les ayudarían. Pero cuando regresó, descubrió que ninguna funcionaba y que los niños seguían enfermos con problemas pulmonares, problemas de sueño, depresión, ansiedad y tos y su pulso todavía mostraba una acumulación de toxinas en sus cuerpos. Confundido, el Dr. Naram consultó con su maestro y éste le dijo que necesitaba profundizar y aprender más sobre estos niños.

El Dr. Naram regresó y preguntó a los niños dónde vivían y trabajaban. Descubrió que trabajaban en una fábrica química. La fábrica no quería pagar máquinas para revolver los recipientes de productos químicos, así que contrató a los niños de la calle para que nadaran entre ellos. Se sorprendió, informó a las autoridades y regresó donde su maestro para averiguar qué más podía hacer para ayudar a estos niños.

Juntos estudiaron los manuscritos para ver si se había usado algo en la antigüedad para ayudar a eliminar toxinas difíciles, como los metales pesados. Se entusiasmaron cuando descubrieron una posible solución. En las guerras antiguas, los soldados sumergían las puntas de sus flechas y lanzas en venenos químicos. Los sanadores del linaje Siddha-Veda necesitaban encontrar formas de ayudar a la gente a liberarse del veneno. Identificaron veintisiete hierbas (incluidas la cúrcuma y el neem) que podían ayudar a eliminar estos metales pesados tóxicos. Basándose en lo que encontraron, el Dr. Naram y su maestro crearon una nueva fórmula, para probarla con los niños de la calle.

"¡Funcionó, y los niños mejoraron! Las toxinas fueron erradicadas de sus cuerpos. Mi fe en los principios de mi maestro y en estos textos antiguos aumentó, al ver que ayudaban en un caso tan dramático. Entonces ocurrió el 11 de septiembre y fue algo que el mundo y América nunca habían visto".

Cuando el Dr. Naram fue invitado a ayudar a los bomberos que trabajaban día y noche en la fosa de la Zona Cero, sabía que ellos también tenían toxinas similares en sus cuerpos por inhalar humos y estar en contacto con tantos desechos tóxicos. También sabía que

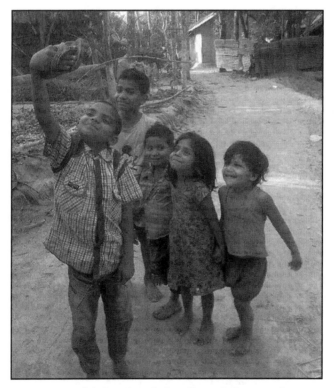

Foto viral de los niños de la calle sacándose una foto.
Foto recuperada de Imágenes de Google.

la medicina occidental aún no tenía una forma de eliminar estas toxinas. "Fue un placer y un honor servirles. Agradezco a mi maestro por enseñarme a serle tan útil a la gente necesitada. Todos, incluso en la vida diaria, están contaminados en algún grado también. Todos inhalan los gases de escape de los coches y los camiones, comen alimentos procesados o modificados que a menudo son regados por la lluvia ácida, están expuestos a la radiación de los teléfonos celulares, comen carne o plantas que están contaminadas y experimentan una calidad diferente de luz solar debido a los problemas de la atmósfera con la capa de ozono. Incluso si no hubiésemos estado en Nueva York el 11 de septiembre, todos necesitamos estos antiguos secretos para eliminar las toxinas ambientales de nuestros cuerpos".

Aunque todo era muy fascinante, no podía olvidar la pregunta urgente que necesitaba hacerle. Justo cuando iba a hablar, alguien nos interrumpió para llevar al Dr. Naram al escenario.

Me senté en mi silla en la audiencia y leí el programa que contenía más historias de los bomberos y trabajadores de primeros auxilios que se beneficiaron de la ayuda del Dr. Naram. Uno de ellos fue Darren Taylor, un bombero del FDNY. Él escribió:

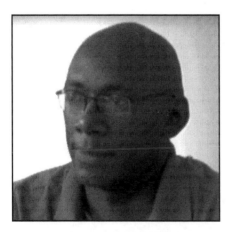

¡El bombero del 11-S Darren Taylor, FDNY, usó las hierbas del Dr. Naram para eliminar toxinas de su cuerpo, aumentar la inmunidad, mejorar el sueño y vivir una vida mucho más saludable y feliz!

"Fui enviado a la Zona Cero dos días después de los ataques al World Trade Center. Trabajé en la recuperación y búsqueda general de cuerpos y en el reconocimiento general y en la extinción de incendios. Empecé a notar los efectos en mi salud un mes después de trabajar en tours regulares en la ciudad. Me resfriaba con más frecuencia. A veces me despertaba por la noche con un ataque de tos, una tos seca no productiva. Estaba un poco deprimido y mi sistema inmunológico estaba afectado negativamente. Me sentía más enfermo en general, no tan saludable como normalmente. Cuando escuché por primera vez acerca de este programa y estas hierbas, no me interesó. Pero meses después de estar en la Zona Cero, mis síntomas empeoraron. Me preocupé por ello y pensé que intentaría algo natural. Me alegro de haberlo hecho. Después de tomar las hierbas por un tiempo, descubrí que mis resfriados estaban bastante mejor y mis ataques de tos se desvanecieron. Obtuve más resistencia. Me sentí mejor. Estaba menos deprimido. Fui más capaz de seguir con mi vida y dejar atrás las preocupaciones médicas. Dormía más y mejor. Ahora, me siento muy bien en general. Gracias a todos ustedes por el servicio que ofrecen. Buena suerte con llevar esto a más gente".

Otra trabajadora de primeros auxilios dijo que había estado tomando las hierbas durante aproximadamente un año cuando sucedió algo sorprendente: sus pruebas de función pulmonar mostraron lecturas normales y por primera vez en años, pudo dejar de usar sus inhaladores. Ella escribió:

"Y hay un beneficio secundario; pude dejar de fumar completamente con las hierbas. Pude oler los cigarrillos saliendo de mi cuerpo. Aunque había dejado de fumar durante un año, siempre tuve un antojo. Gracias a las hierbas me deshice de cualquier resto de nicotina en cualquier rincón de mi cuerpo. A veces orinaba y olía como un cenicero. Me decía: '¿De dónde viene eso?' y creo que las hierbas liberaron la nicotina de mi sistema. Todo ha mejorado mucho en el curso del último año y lo atribuyo a las hierbas del Dr. Naram. Supongo que sacan el veneno de cada parte de tu cuerpo".

Seguí leyendo historia tras historia como ésta. Pensé en lo poderoso que fue que José fuera guiado para conocer al Dr. Naram y crear esta organización para ayudar al personal de primeros auxilios en el 11-S. Apuesto a que no tenía ni idea cuando conoció al Dr. Naram que este era el camino que su vida tomaría.

Entonces pensé en Reshma y Rabbat. Probablemente no tenía ni idea cuando vio por primera vez al Dr. Naram en la televisión de que sería guiada a encontrarse con él para salvar la vida de su hija. Cuando el Dr. Giovanni conoció al Dr. Naram, no tenía ni idea de que su vida entera estaría dedicada a aprender los secretos ancestrales de sanación y a utilizarlos con sus pacientes. Mi mente fue dirigida a la inesperada guía y al milagro de todo ello.

Justo entonces, recordé una oración que había dicho cuando era un niño, sufriendo la muerte de mi hermana Denise. Recé para que Dios me guiara a donde pudiera ser de mayor utilidad, para poder ayudar a los que estaban sufriendo.

Cerré los ojos y mi mente se abrió al misterio de lo que había sucedido desde entonces. La muerte de mi hermana me guió hasta Gary Malkin y al proyecto *Wisdom of the World (Sabiduría del Mundo)*. Para ayudar a que tuviera éxito, conocí a Gail Kingsbury y ella me presentó al Dr. Naram. Mi enamoramiento con Alicia me llevó a la India. El declive de la salud de mi padre me llevó a investigar más profundamente los secretos ancestrales de sanación y así sucesivamente. En cada caso, me sorprendió ver que las mejores cosas de mi vida sucedían cuando trataba de servir a los demás. Estaba claro que en esos momentos, especialmente cuando mi corazón se centraba en ayudar a los demás, un poder divino superior me llevó a donde se proporcionaba la sanación para todos nosotros. Un poco abrumado por la avalancha de estos descubrimientos, me pregunté a dónde me llevaría la vida ahora.

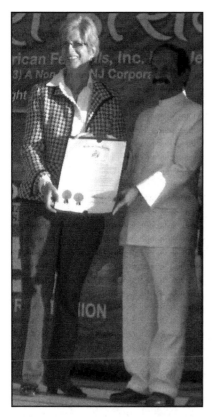

El Dr. Naram recibiendo un premio del gobierno del Estado de Nueva Jersey, otorgado por la honorable ex gobernadora Christine Todd Whitman, por ayudar a miles de bomberos y personas de primeros auxilios en el 11-S.

Cuando escuché al presentador hablar por el micrófono, abrí los ojos y enfoqué mi atención en el escenario. Después de la presentación general, introducciones y formalidades, la ahora ex gobernadora de Nueva Jersey, Christine Todd Whitman, tomó el micrófono. Agradeció al Dr. Naram por ayudar a miles de bomberos, oficiales de policía y otro personal de primeros auxilios del 11-S. Sostuvo el premio que la legislatura estatal de Nueva Jersey le dio al Dr. Naram y leyó una sección que decía: "El Senado y la Asamblea General del Estado de Nueva Jersey se complacen en saludar y honrar con orgullo al Dr. Pankaj Naram, un especialista muy estimado en la sanación ancestral y el diagnóstico mediante la lectura del pulso, reconocido por sus esfuerzos filantrópicos, por ejemplificar el espíritu de cuidado y compasión en el servicio al personal de primeros auxilios del ataque terrorista del 11 de septiembre, por su distinguido historial de servicio a nuestra comunidad en el campo de la salud y por promover su antigua ciencia de la sanación en todo el mundo".

La Gobernadora Whitman terminó de leer la carta y le pidió al Dr. Naram que subiera al escenario. Ella le dio la mano con orgullo y le entregó el premio. Le guió hacia el micrófono; el traje blanco del Dr. Naram contrastaba con los colores oscuros detrás de él. El Dr. Naram comenzó a hablar en su manera tan especial.

"Namaste. Me conceden este premio para ser honrado junto con los fundadores de *Servir a los que sirven*: Marshall, José, Nechemiah y Rosemary. Pero los verdaderos héroes del día son los bomberos, la policía y otros que fueron al corazón del peligro y arriesgaron sus vidas. Lo menos que podemos hacer es ayudarles a recuperar su salud y sus vidas".

"En mi linaje de sanadores, no nos consideramos héroes. Nos sentimos agradecidos por los que vienen a nosotros al permitirnos usar nuestros antiguos métodos para ayudarlos. Mi maestro dijo que ésta era una forma de iluminación. ¿Qué hace la gente para lograr la felicidad, o lo que llamamos *moksha*, que es la iluminación, o realización? Algunos toman el camino de la meditación, otros el camino de la oración, algunos tienen éxito en los negocios o en la batalla. En la India, llamamos a estos caminos *karmayog, bhaktiyog*

250 I Secretos Ancestrales de un Maestro Sanador

> *"Uno de los mayores secretos para la felicidad y el éxito es la gratitud. Siempre hay que dar gracias a los que te han enseñado".*
> – Dr. Naram

o *gyanyog*. Según mi maestro, en el camino de un sanador sólo se obtiene la iluminación o la realización si los pacientes están contentos. Ayudar a la gente a curarse es nuestra fuente de iluminación y felicidad. Tratamos a cada persona como un templo. Puedes decir que un paciente es un templo o una iglesia o una mezquita o un *gurudwara*. Todos estos son nombres de lugares de culto. Mi maestro me enseñó que Dios reside en cada uno de nosotros, así que tú eres un templo. Ahora bien, si esto es cierto, entonces ¿cuándo es feliz Dios? ¡Cuando limpias el templo! Cada persona tiene muchos compartimentos como la mente, las emociones y el alma. Cuando estos son limpiados, experimentamos una transformación física, mental y emocional. Como resultado, podemos seguir adelante para lograr lo que queramos en la vida. Estoy muy agradecido con mi maestro por enseñarme los principios de la antigua ciencia que trae consigo estas posibilidades de transformación profunda a cualquiera que las use".

Mientras hablaba, pensé en la sonrisa de mi padre cuando me mostró la caja de medicamentos que ya no necesitaba. Me sentía tan agradecido de que el Dr. Naram le estuviera ayudando a eliminar las toxinas de su cuerpo, reequilibrando sus doshas. Sonreí incluso al pensar ¡que ahora sabía lo que la palabra dosha significaba! Me preguntaba qué otros principios antiguos podría aprender para ayudarme a mí mismo y a otros. Pensé en la niña de once años Rabbat saliendo del coma, diciendo "Mami" cuando se despertó y en las lágrimas en los ojos de su madre. Reflexioné sobre el júbilo de la enfermera cuando el mismo método ayudó a su propia hermana también. Pensé en el rabino Stephen Robbins de California, pasando de su lecho de muerte y de la necesidad de una silla de ruedas a hoy en día haciendo de nuevo ejercicio en el gimnasio, viéndose y sintiéndose diez años más joven. Recordé al hombre con el hombro congelado consiguiendo plena movilidad, a Giovanni y los apicultores rescatando su colmena, a la mujer teniendo un bebé después de la menopausia y a tantas personas que me dijeron: "El Dr. Naram me salvó la vida". Reflexioné sobre la gente de la fábrica del Dr. Naram que fabricaba las hierbas según las antiguas costumbres, con tanta precisión y amor y sobre todos los bomberos que se beneficiaron de ellas.

"Esto se conoce como *seva*, o servicio de un sanador. Mi maestro me enseñó que no es seva para el paciente, sino para el sanador", dijo el Dr. Naram. "Mi maestro también me enseñó que el sanador debe ocuparse primero de dos obstáculos para ayudar a la gente. ¿Cuáles son los dos obstáculos? El ego y el miedo".

"En medio de un peligro indecible, estos grandes bomberos, policías y otros que ayudaron en el 11-S dejaron atrás el ego y el miedo. Son grandes ejemplos del tipo de verdadero seva, o servicio, que trae satisfacción. Mi maestro me enseñó que Dios está aquí en cada uno de ustedes. Y es un honor para mí servir al héroe divino en cada uno de ustedes, de la mejor manera que pueda".

La audiencia estalló en una ovación poniéndose en pie. Mientras el Dr. Naram bajaba del escenario, una multitud lo rodeaba. Mirándolo, sentí que mi corazón se hinchaba con total aprecio por quién es, a lo que dedicaba su vida y cómo ha bendecido a tanta gente.

Cuando pasé de observar al Dr. Naram a mirar al interior de mi mismo otra vez, vi que el escéptico que era originalmente se había desvanecido casi totalmente. Más allá de eso, sentí una sensación de propósito y una paz más profunda, como nunca antes en mi vida. No era un viaje que hubiera planeado hacer, pero sin embargo la vida me había llevado por este camino y sentí que debía ser por una razón. Claro, todavía había muchas zonas grises, muchas cosas que no podía entender. Pero en lugar de descartar automáticamente esas cosas, mi mente se abrió a una curiosidad implacable sobre ellas, deseando probarlas por mí mismo y descubrir cómo funcionaban.

Fue más tarde esa noche cuando el Dr. Naram y yo tuvimos un momento juntos de nuevo, cuando finalmente pude hacer la pregunta que tenía candente.

La Pregunta Candente

Cuando se fue toda la gente, hubo un momento de tranquilidad cuando sólo el Dr. Naram y yo esperábamos el coche que pronto vendría a buscarlo. Habló de su maestro y me dijo lo orgulloso que se imaginaba que su amado Baba Ramdas estaría de ver los antiguos secretos ayudando a la gente de todo el mundo de la forma más profunda. "¿Conoces uno de los secretos más grandes para la felicidad y el éxito, Clint? La gratitud. Siempre da gracias a aquellos que te han enseñado".

Hablando desde un lugar muy tierno, el Dr. Naram compartió, "Antes de que mi maestro dejara su cuerpo, me ayudó a descubrir el trabajo y la misión de mi vida. Me enseñó que esta misión está más allá de la nación, más allá de la religión, más allá de la política, más allá de la casta, el credo y la raza. Es para *toda* la humanidad. Dijo que la antigua sanación es como una flor de loto. ¿Sabes lo de la flor de loto?".

La hermana del Dr. Naram, Varsha, me dijo una vez que el primer nombre del Dr. Naram, Pankaj, significa "loto" cuando se traduce al inglés.

"Mi maestro dijo que así como la brillante flor de loto blanca se eleva del lodo oscuro para compartir su brillo y fragancia con todos nosotros, así deben abrirse estos antiguos secretos de sanación para revelar su profunda belleza y poder de curación a toda la humanidad. No es una religión, un culto, ni nada de eso. Es simplemente una escuela de pensamiento a la que cualquiera puede unirse y beneficiarse aprendiendo a ayudarse a sí mismo y a otros a sanar más y más profundamente. Mi maestro también me ayudó a descubrir mi misión de proteger,

> *"Esta misión de curación ancestral va más allá de cualquier nación, religión, política, casta, credo y raza. Es para toda la humanidad. Es una escuela de pensamiento, y cualquiera se puede beneficiar de ello, aprendiendo cómo ayudarse a sí mismo y a otros a sanar más y más profundamente".*
> – Dr. Naram

preservar y llevar los beneficios de estos secretos a cada corazón y cada hogar de la tierra". Escuché, impresionado por el estado de gratitud desde el que habló el Dr. Naram. No pudiendo esperar más, dije, "Dr. Naram, ¿puedo hacerte una pregunta importante?".

Asintió con la cabeza.

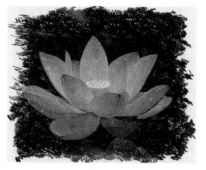

El maestro del Dr. Naram dijo que debería ser como una flor de loto.

"Estoy convencido de que más gente necesita saber que estas técnicas de sanación son una opción. Lo que sabes y haces puede ayudar a mucha gente en este planeta. Puede que no elijan hacerlo, pero al menos deberían saber que es una opción". Finalmente, mi pregunta candente saltó de mi boca, "¿Cómo puedo ayudarte?".

El momento palpablemente serio cambió cuando el Dr. Naram sonrió y soltó una risa discreta pero audible en respuesta a mi pregunta. Estaba tan confundido que se me notaba en la cara. Me dijo: "Gracias, Clint. Quiero y necesito ayuda. Sólo que no de ti".

Me sorprendió. Mi ceja se frunció mientras trataba de averiguar si lo había escuchado correctamente.

Dijo, "Te conozco ahora y tu mente está demasiado llena". Volvió a reírse.

"No . . . no lo entiendo".

El Dr. Naram me miró bondadosamente y dijo: "Ahora conoces las seis claves de Siddha-Veda para una sanación más profunda. Con suerte, llegarás a conocer más cada una de ellas usándolas para beneficiar tu vida y la de los demás. Pero ahora mismo, Clint, aunque compartiera contigo algunos de los otros secretos más básicos que mi maestro me enseñó, no los entenderías adecuadamente. Tratarías de descifrarlos con tu intelecto, no los entenderías con tu corazón ni los integrarías en tu ser. Como dije, tu mente está demasiado llena".

Perdido, pregunté: "¿Qué puedo hacer entonces?".

"Estoy dispuesto a compartir contigo muchas cosas, incluso secretos más profundos, una vez que estés listo". Hizo una pausa y continuó: "Pero antes de que puedas ayudarme, hay algo que debes hacer por ti mismo primero".

"Quiero aprender. ¡Haré cualquier cosa! ¿Qué quieres que haga?".

El Dr. Naram sonrió y dijo: "Ven mañana".

Tu diario de notas

Para profundizar y ampliar los beneficios que experimentarás al leer este libro, tómate unos minutos ahora y responde las siguientes preguntas para ti mismo:

¿Qué es lo que más agradeces en tu vida?

_____

_____

_____

_____

¿Hacia quién te has sentido guiado en tu vida, a quien podrías contactar hoy y expresar tu gratitud?

_____

_____

_____

_____

¿Qué otras percepciones y preguntas te han surgido o de qué te has dado cuenta mientras leías este capítulo y completabas este libro?

_____

_____

_____

_____

Dedicación

Dedico este libro a la memoria especial de mi hermana Denise.

Te quiero siempre.

Puede que no haya tenido las herramientas o el conocimiento para ayudarte mientras estabas viva... pero te dedico este libro, esperando que ayude a mucha gente a encontrar esperanza y un camino de sanación más profunda.

Y una dedicación especial al legendario maestro sanador, el Dr. Naram.

Gracias por dedicar tu fuerza vital a perfeccionar y compartir estos secretos ancestrales de sanación, para el beneficio de cada hogar y cada corazón en la tierra.

Querido lector,

¡Gracias por leer este libro y acompañarme durante el primer año de mi viaje con el Dr. Naram, el cual cambió mi vida!

En las páginas restantes, he puesto un epílogo (con una actualización de lo que ha sucedido desde entonces y cómo te influye a ti), una nota del autor (con información sobre un regalo de valor incalculable que tengo para ti) y un apéndice (con un glosario de nuevas palabras, algunos antiguos remedios secretos adicionales y también otra información útil).

Primero, sin embargo, quería compartir un breve epílogo que creo que te gustará.

꒰꒱

Guía Divina, Secretos de Autosanación y los Principios para Manifestar tus Sueños en la Realidad

"No escribas tu nombre en la arena, las olas se lo llevarán. No escribas tu nombre en el cielo, el viento puede arrastrarlo. Escribe tu nombre en el corazón de la gente con la que te pones en contacto. Ahí es donde se quedará."

– Autor desconocido

Dhaka, Bangladesh (Tres años después)

El avión aterrizó. El Dr. Giovanni y yo entramos en el aeropuerto, sin saber lo que nos esperaba. Aunque viajamos juntos a menudo durante los cuatro años desde que nos conocimos, ninguno de los dos había estado en Bangladesh. Nuestra inquietud se disipó rápidamente. Los oficiales de inmigración y los guardias fronterizos eran amables, serviciales y divertidos. Descubrí que Bangladesh se separó de la India como parte de Pakistán en 1947, antes de que emergiera como nación independiente en 1971. Desde entonces, el país ha tenido dos primeras ministras. Tuve que enfrentarme a mis propios prejuicios sobre cómo sería un país musulmán. Mientras que los medios de comunicación americanos enfatizaban cómo algunos estados islámicos no dejaban a las mujeres conducir un coche, me sorprendió que este país islámico ya tuviera su segunda mujer primer ministro. En los Estados Unidos, todavía no hemos tenido una presidenta.

Después de recoger nuestras maletas, nos encontramos con Kalim Hussain en el vestíbulo. "As-salāmu alaykum", nos dijo, el saludo tradicional en Bangladesh que significa "Que la paz sea contigo".

Antes de llegar, aprendí la respuesta adecuada: "wa alayka s-salām", que significa "Y en ti también".

"Mi hija tiene muchas ganas de verles", dijo.

Salimos del aeropuerto y vimos a varias personas, incluyendo a una hermosa joven. Al acercarnos, reconocí sus ojos y su sonrisa. Me quedé mirando con asombro.

"As-salāmu alaykum, Dr. Clint, Dr. Giovanni", dijo. Rabbat tenía ahora catorce años. Me pregunté: ¿Quién era esa persona, tan bella, tan inteligente, tan viva? No era otra que la niña que salió del coma en el hospital de Mumbai. Aunque su apariencia se había transformado completamente en los tres años desde que la vimos, su voz era exactamente la misma. Su entonación suave y rítmica era tranquilizadora para mis oídos y mi alma.

"Walaykum-as salaam", dije, apenas pudiendo hablar. No podía apartar los ojos de ella. Su inglés era incluso mejor que cuando nos conocimos, y transmitía una increíble amabilidad y confianza. No esperé mucho tiempo antes de preguntarle si podía tomar una foto. Mientras estaba de pie junto al Dr. Giovanni, noté que ahora tenían casi la misma altura. Un año antes, recibí una solicitud de amistad en Facebook, pero no recordé de quién era al principio. ¡Estaba encantado de darme cuenta de que era Rabbat! Me recordó todas las emociones de su asombrosa recuperación. Pensé en lo interesante que es este mundo. Lo intrínsecamente interconectados que estamos todos. Una vez que entramos en el coche, le pregunté algo que me había estado preguntando: "¿Por qué tu nombre en Facebook es Swan Bella?".

"¿Conoces el libro *Crepúsculo*?" preguntó.

"Sí".

"Ese es el nombre de la protagonista".

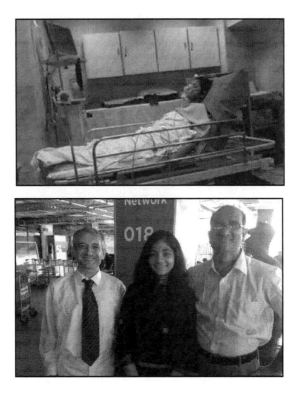

Arriba: Rabbat cuando la conocimos en el hospital de Mumbai.
Abajo: Con el Dr. Giovanni y su padre en el aeropuerto de Dhaka.

"¿Has leído el libro?" le pregunté.

"No, sólo me gustó el nombre".

Los dos nos reímos.

"¿Cómo estás ahora?" le pregunté.

"Fuerte como un caballo".

Cuando llegamos a su casa, la madre de Rabbat, Reshma, su hermano y varios parientes nos saludaron. Reshma se alegró mucho de recibirnos.

"En Bangladesh tenemos la tradición de dar algo dulce a nuestros invitados", dijo, sacando un plato lleno de una variedad de dulces que nunca había visto antes.

"También tenemos un regalo para ustedes", dijo el Dr. Giovanni.

"No, el regalo son ustedes, que han venido. Estamos tan felices", dijo Reshma.

El Dr. Giovanni trajo varios brazaletes y medallones para Rabbat y su familia, de parte del Dr. Naram.

Nos ofrecieron una comida fantástica con arroz y verduras, seguida de más dulces. Hablamos, a veces intentando entendernos, pero riendo y sonriendo mucho.

Después de la comida, Rabbat y Daanish (pronunciado *Dah-nish*), uno de sus dos hermanos menores, caminaron con nosotros para enseñarnos su escuela. Daanish tenía el mismo cabello oscuro, ojos brillantes y curiosidad por el mundo que Rabbat.

Tranquilo, amable y claramente muy inteligente, tenía un entusiasmo contagioso por la vida. Mientras los cuatro caminábamos por la calle estrecha hacia la escuela, pasamos por vendedores de comida y tiendas donde la gente se quedaba en las puertas. Vacas y pollos vagaban por las calles, y nos detuvimos para alimentarlos. Rabbat y Daanish compraron cocos de un carro, uno para cada uno de nosotros, y el vendedor usó su afilado cuchillo para abrirlos. Bebimos el agua dulce directamente de la cáscara, y Daanish me enseñó a comer la pulpa blanca que había dentro. Un par de niñas nos seguían, y pensé que podrían tener hambre, así que les ofrecí un poco de mi coco. Se dieron la vuelta y salieron corriendo tan rápido como pudieron, desapareciendo detrás de una esquina. Un momento más tarde, las vimos curioseando, mirándonos, hablando y riéndose entre ellas. Pronto me di cuenta de que todos los que nos cruzábamos por las calles nos miraban. "Son curiosos", dijo Daanish, riéndose. "No ven a menudo extranjeros como ustedes".

"¿Cómo pueden saber que somos extranjeros?" pregunté.

"Eres tan alto, y tu piel es tan pálida. ¿Sabes cómo llamamos a la gente como tú?".

"¿Cómo?".

"Gente muerta", dijo. "Porque tu piel es tan pálida que parece que ya estás muerto. Pareces un vampiro".

Nos reímos de lo gracioso que sonaba eso.

Cuando llegamos a la escuela, teníamos un gran grupo de niños siguiéndonos. Queriendo conectar con ellos, les pregunté, a través de Daanish, si podían cantar una canción. Empezaron a cantar el himno nacional de Bangladesh, sus jóvenes voces se unieron armoniosamente.

Más niños y algunos adultos se reunieron para ver lo que estaba sucediendo. Tan pronto como terminaron su canción, el Dr. Giovanni se levantó delante de todos y cantó el himno nacional de Italia. A todos les encantó.

No podía esperar para llamar a casa y contarles a mis padres la increíble y profunda experiencia de ver a Rabbat y estar en Bangladesh. Sabía que a mi padre le encantaba escuchar cada detalle divertido y fascinante de mis viajes.

Mientras Rabbat nos mostraba la escuela, nos explicó que era una escuela de inglés, y que una de sus mejores asignaturas eran las matemáticas. Nos dio un ejemplo: "Cuando estaba en coma, el médico jefe del hospital recomendó quitarme el soporte vital y dejarme morir. Otro médico me dio un 10 por ciento de posibilidades de supervivencia. Pero el Dr. Naram tomó ese 10 por ciento y lo cuadruplicó". "¿Qué quieres decir?" preguntó el Dr. Giovanni.

"Lo cuadruplicó". Explicó: "Diez al cuadrado es igual a diez veces diez. El Dr. Naram me dio el 100 por ciento de posibilidades de sobrevivir". Todos sonreímos y nos reímos.

"¿Cómo te sientes ahora?" le pregunté.

"Ahora me siento al 110 por ciento".

Entonces, Rabbat se puso seria. "Mamá me dijo que lo había dejado todo", dijo. "Cuando me llevó a la India para mi tratamiento en el hospital, todo nuestro dinero se gastó. Se separó de mi padre, de sus otros hijos, de nuestra familia, de nuestra casa, de todo. Perdimos mucho, y aún así dijo que encontró y ganó lo que más importaba: mi vida".

Rabbat y Daanish nos llevaron a conocer a otros miembros de la familia que viven cerca. Todos nos dieron dulces, y el Dr. Giovanni y yo, ya llenos, educadamente tomamos los más pequeños. Conocimos a los padres de uno de sus primos menores que, según nos enteramos, estaba enfermo y vomitando.

El Dr. Giovanni les dio algunas hierbas y remedios caseros. Cuando volvimos a la casa de Rabbat, leí los primeros capítulos de este libro a Reshma, Rabbat y su familia.

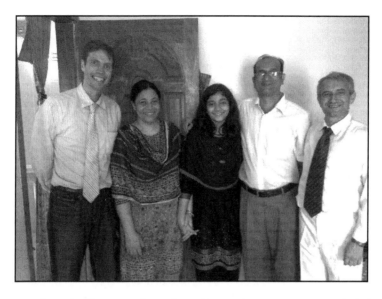

Yo, Reshma, Rabbat, su padre y el Dr. Giovanni en su casa en Bangladesh.

Escucharon atentamente, reviviendo cada detalle y compartiendo más contexto.

"¿Compartirás nuestra historia?" preguntó Reshma.

"Sí, creo que le dará esperanza a mucha gente", dije. "Imagino que se sentirán inspirados al saber que si sigues tu corazón y escuchas la voz interior que viene de Dios, o puedes llamarlo el espíritu o Alá, una sanación más profunda como ésta es posible. Tu historia ha cambiado mi vida, y espero que también ayude a muchos otros".

"Estábamos a punto de la desesperación", dijo Reshma. "Pero había una solución, había esperanza. Por favor, cuenta nuestra historia para que más gente pueda saber. Es un milagro; Rabbat está con nosotros".

Sonó el teléfono del Dr. Giovanni. Era el Dr. Naram pidiendo hablar con Rabbat primero y luego Reshma, que lloraba mientras hablaba con él. Recordé la primera vez que la vi, y lo diferentes que eran esas lágrimas que vi en sus mejillas entonces. Finalmente, me entregó el teléfono.

"Ahora sabes", dijo el Dr. Naram lentamente, "como puedo dormir tan bien por la noche. Has visto algunos casos, pero piensa cuántos ha habido en los últimos treinta y seis años de mi trabajo, y en los miles de años de mi linaje. No soy yo, lo sé, pero estoy agradecido de ser parte de ello. Agradezco a mi maestro todos los días por enseñarme estos secretos, para poder servir a los demás".

"Ayudas a la gente profundamente", dije, reflexionando sobre lo que había visto y experimentado desde que conocí al Dr. Naram, y lo mucho que aprendí sobre el corazón humano, sobre la esperanza, sobre la curación y la resistencia. "Desearía que más gente pudiera conocerte, Dr. Naram".

"Recuerda, no fui yo quien ayudó a Rabbat, fue el Dr. Giovanni. Ni siquiera necesitaba estar allí, cuando los antiguos principios y métodos de sanación estaban. Y fue la fe de su madre, Reshma, la que creó la transformación. Cualquiera que tenga ese tipo de deseo ardiente y fe puede aprender a usar estos secretos ancestrales para beneficiar y transformar sus vidas. En cierto modo, supongo que se les podría llamar secretos de autosanación".

Antes de despedirse, el Dr. Naram dijo: "Recuperar la salud y la vida es una cosa. Ahora la verdadera pregunta para Rabbat, para ti Clint, para mí y para todos es esta: "¿Qué hacemos con nuestra vida mientras tenemos vida en nosotros? Lo que más deseo para ti es descubrir lo que quieres y cómo hacer tus sueños realidad". Antes de terminar la llamada, el Dr. Naram dijo con certeza, "Cuando entiendas realmente los principios de esta antigua ciencia, Clint, cambiará todo".

✿

Sólo ahora, después de más de diez años desde el primer encuentro con el Dr. Naram, puedo ver cuán cierta resultó ser esa afirmación.

Tu diario de notas

¿Cuáles son las ideas más valiosas, preguntas, o de qué te has dado cuenta mientras leías este libro?

_____

_____

_____

_____

¿Hay algo a lo que te gustaría comprometerte a hacer diferente en tu vida de ahora en adelante?

_____

_____

_____

_____

❧

Milagros Místicos del Amor

"Cuando el estudiante está listo, el maestro aparecerá. Cuando el estudiante está realmente listo, el maestro desaparece".

– Lao Tzu

Acabas de leer este libro que cuenta la historia de mi primer año con el Dr. Naram. Mi viaje con él continuó durante más de diez años, y ahora tú eres parte de él.

Comencé este libro diciendo: "No estás leyendo estas palabras por casualidad... creo que fuiste conducido a este libro en este momento por una razón específica".

¿Ya sabes la razón? ¿Cómo te ha cambiado el hecho de leerlo? Me encantaría apoyarte en tu viaje, dondequiera que tu camino te lleve ahora. En la Nota del Autor después de esto, comparto contigo un regalo que incluye recursos de valor incalculable que he recopilado para ti.

Antes de eso, sin embargo, quiero compartir desde mi corazón a tu corazón una experiencia que ocurrió justo antes de publicar este libro. Trata mucho de lo precioso que es cada día de nuestras vidas.

El 19 de febrero de 2020, recibí la desgarradora noticia que me informaba que debía regresar a Mumbai inmediatamente ya que el Dr. Naram había fallecido inesperadamente. Al principio, no podía creerlo.

Aunque los médicos lo hubieran declarado muerto, pensé que encontraría alguna forma de escapar.

El Dr. Naram había viajado solo a Nepal y a Dubai. Normalmente, iba con él en cada viaje, pero esta vez me pidió que me quedara en la India y asistiera a una conferencia en Delhi. Recibí mensajes y llamadas de él todos los días mientras estaba viajando, compartiendo algunos de sus nuevos descubrimientos. Por ejemplo, me dijo con entusiasmo que veía veintisiete tendencias y desafíos importantes hacia los que se dirigía el mundo, incluyendo la pandemia de virus, y cómo los antiguos secretos de sanación podían ayudar en cada uno de ellos. Mientras conversábamos sobre los retos venideros, me sentí tan agradecido de que, a pesar de todo, teníamos al Dr. Naram y a estos antiguos secretos para ayudarnos. Uno de los últimos pacientes que vio al Dr. Naram en Dubai, me dijo, "Estaba lleno de energía vibrante, tocando nuestros corazones, trayéndonos esperanza, y haciéndonos reír a todos. Nunca pensamos que podría ser nuestra última vez con él".

Cuando el Dr. Naram estaba a bordo de su vuelo de regreso a la India, llamó a su casa y habló con su hijo, Krushna, su esposa, Smita,

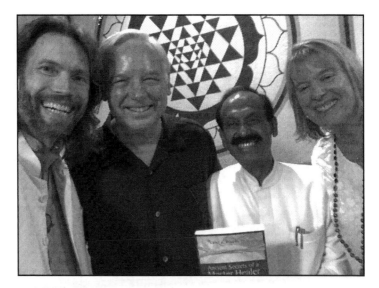

El Dr. Clint G. Rogers con Jack e Inga Canfield y el Dr. Naram. Foto tomada el día antes de que el Dr. Naram viajara de India a Nepal.

y algunos visitantes en su casa, Inga y Jack Canfield (Jack es el co-autor de las series *Sopa de Pollo para el Alma*). Habían venido a la India, como mi padre, para experimentar un mes de un retiro de bienestar de panchakarma. La conversación que el Dr. Naram mantuvo con cada uno de ellos fue ligera, jovial, y llena de amor.

Una vez que su vuelo aterrizó en Mumbai, el Dr. Naram llamó a Vinay para decirle que había llegado a salvo, y le preguntó si el coche estaba allí para recogerlo. En algún momento entre bajar del avión y pasar por la aduana, los oficiales del aeropuerto informaron que el Dr. Naram se había derrumbado repentinamente. Lo llevaron inmediatamente en una ambulancia al hospital, donde lo declararon muerto a su llegada. Sin hacer una autopsia, afirmaron que la causa de la muerte fue un fallo cardíaco, y el cuerpo fue quemado menos de 12 horas después. En la India se acostumbra a quemar el cuerpo muy rápidamente, ya que existe la creencia de que así el espíritu puede ser más libre para seguir adelante.

Mi mente no podía darle sentido a nada de lo que estaba pasando. Estaba con el Dr. Naram en Berlín sólo un par de meses antes, cuando un médico alemán le hizo varias pruebas del corazón y encontró que funcionaba en el rango normal para un hombre de su edad. Esa es la razón por la que encontré la noticia difícil de creer.

Como todavía estaba en Delhi, me apresuré a regresar a Mumbai. Con mi cuerpo entumecido y en shock, tomé un taxi directo del aeropuerto al crematorio. Mientras pasábamos por el tráfico congestionado, pensamientos dolorosos seguían corriendo por mi cabeza. "Esto no puede ser verdad. ¡Parecía tan invencible! ¿Cómo pudo pasarle esto a mi mentor, mi maestro, mi amigo? ¡Le necesitamos!". Mi taxi se detuvo justo después de que la familia del Dr. Naram llegara con su cuerpo para la cremación.

Mientras caminaba entre la multitud de personas hacia su cuerpo, miré a los ojos a cada persona, y un aluvión de recuerdos me llegaron. Conocía sus historias, y sabía lo profundamente que el Dr. Naram había amado y ayudado a cada uno. No pude contener las lágrimas. A medida que la realidad de su fallecimiento se hacía más profunda, sentí la devastadora carga de la pérdida, para aquellos que lo conocían y para todos aquellos que ahora no podrían conocerlo.

Durante los últimos años de la vida del Dr. Naram, he sido como su sombra. Ahora su hermano, estudiantes y amigos más cercanos me abrazaban, muchos decían lo agradecidos que estaban por lo que había hecho al recopilar las historias y secretos de la vida del Dr. Naram.

Ya era bastante difícil contener mis emociones, así que imagina lo que sentí cuando me acerqué al hijo del Dr. Naram. Cuando nos conocimos, Krushna tenía diez años. Ahora tenía veinte, y había sido uno de mis mejores amigos durante años. Sólo un mes antes había visto a Krushna hablar frente a una audiencia de 300.000 personas y tocar el corazón de todos. Habíamos viajado a los EE.UU., Nepal y la Unión Europea juntos, experimentando tanto, y sin embargo nunca anticipamos este momento. Mientras ponía mi brazo alrededor de su hombro para apoyarlo, las lágrimas empezaron a caer por mis mejillas.

Entonces fue Krushna quien me consoló. Él me habló a mí y a otros cercanos con una calma y clara voz. "Sabes que él no es su cuerpo. Su cuerpo es como una camisa, y ahora ha ido a buscar una nueva camisa. Su muerte no debe ser lamentada, pero su vida sí debe ser celebrada".

Estaba asombrado. ¿Cómo estaba Krushna tan calmado, sabio y cariñoso, incluso en esta situación tan difícil? Caminaba de persona a persona sosteniendo sus manos, a veces poniendo su mano en su corazón o alrededor de su hombro, consolando a cada persona que tocaba.

Mientras presenciaba esto, sentí que escuché la voz del Dr. Naram en mi cabeza, con palabras agridulces que me venían a la memoria. Docenas de veces en los años que pasamos juntos, cada vez que

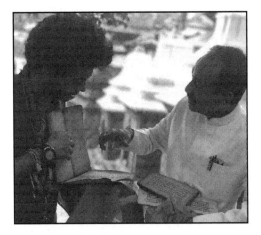

El Dr. Naram enseñando a su hijo, Krushna, principios secretos del funcionamiento de los remedios antiguos de Siddha-Veda.

se emocionaba porque yo acababa de aprender uno de los secretos clave de su linaje, el Dr. Naram me decía alegremente: "¡Me alegro de que finalmente hayas aprendido esto! Ahora puedes compartirlo con Krushna y otros en el futuro". Sin embargo, al ver a Krushna ahora, sentí que había mucho que quería aprender de él.

A lo largo de los últimos diez años, he tomado muchas fotos y vídeos del Dr. Naram alrededor del mundo, documentando su trabajo de sanación y misión. Por costumbre, saqué mi teléfono para capturar algunos de los momentos en el crematorio también, hasta que sentí que era demasiado.

Era tan surrealista tomar fotos de su cuerpo, yaciendo pacíficamente quieto en un tablón de madera y cubierto de guirnaldas de flores. Deslicé el teléfono en mi bolsillo y decidí estar presente. Observándole, quería que se levantara, que nos contara una historia inspiradora que nos hiciera reír y nos ayudara a sentir que todo iría bien. Pero él estaba allí, con los ojos cerrados e inmóvil.

Después de algunos rituales, los hombres de la familia del Dr. Naram rodearon su cuerpo y lo cogieron. El hermano mayor del Dr. Naram, Vidyutt, me hizo una señal para que me uniera como uno de los miembros de la familia para llevar el cuerpo. Rodeamos la pila de madera varias veces y, finalmente, colocamos el cuerpo encima. Poco después, Krushna sostuvo un pedazo de madera en llamas en frente de él, encendiendo la cama de descanso final del Dr. Naram. Mientras observaba las llamas comenzar a subir y crepitar alrededor de su cuerpo, reflexioné sobre todos los años viéndolo tan lleno de vida y energía curativa. A veces nos quedábamos en la clínica hasta incluso las tres o cuatro de la mañana, y él tenía incluso más energía que al principio del día. Mientras Krushna estaba de pie junto al cuerpo ardiente, recordé un momento de valor incalculable de tan sólo unas pocas semanas antes. El último largo día de clínica en la India terminó después de la medianoche y todos pensamos que nos íbamos a ir a casa. El Dr. Naram, sin embargo, sorprendió a sus estudiantes y a Krushna llevándonos a todos a las calles de Mumbai. El maletero de su coche estaba lleno de mantas, y pasamos el siguiente par de horas buscando hombres, mujeres y niños sin hogar en las calles y cubriendolos con mantas mientras dormían.

Aunque no era la primera vez que lo hacíamos, me preguntaba por qué al final de una clínica tan larga, el Dr. Naram querría llevarnos a todos a hacer esto. Me dijo, "Clint, aunque nuestro día en la clínica ha terminado, esta gente sigue sufriendo por el frío. Debemos ayudarlos. Cuando era joven y me echaron de mi casa, tuve que dormir la primera noche en la calle, y recuerdo lo fría y solitaria que estaba. Durante la noche un extraño me puso una manta. Sólo me di cuenta cuando me desperté. Nunca sabré quién fue, pero le bendije, y me comprometí que en el futuro iba a ayudar a otros que puedan estar necesitados como yo lo estuve". Me imaginé cómo agradecido debe haber sido, echado de su casa y durmiendo en las calles, para ser tocado por el amor en un momento crítico cuando más lo necesitaba. "Cuando haces este tipo de cosas, anónimamente, sin necesidad de nada a cambio, en última instancia, Dios te bendice con un sentimiento que ninguna cantidad de dinero puede comprar", dijo.

Mientras una manta de fuego calentaba el cuerpo del Dr. Naram, recordé en los años que estuve con él los cientos de mantas que

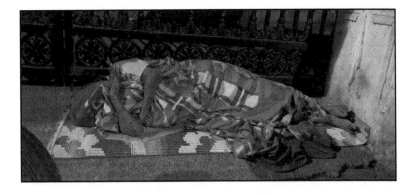

Un vagabundo abrazando la manta que Krushna acababa de ponerle.

colocamos a la gente que dormía en las esquinas y bajo los puentes, y las miradas en los rostros de algunas personas que se despertaban con la amabilidad de los extraños. Dondequiera que fuera con el Dr. Naram, siempre tenía comida o dinero en su coche o bolsillo para dar a cualquiera que se le acercara en necesidad, gente, animales, cualquiera. Él dijo, "Mi maestro me enseñó que *Atithi Devo Bhava* (los huéspedes son equivalentes a Dios) no es sólo un concepto, sino una forma de vida". Vi que era verdad para él. El Dr. Naram siempre tenía algo que dar a los niños sin hogar que venían para llamar a la ventana de su coche, o galletas para dar a los hambrientos perros callejeros que se cruzaban en su camino. No le importaba lo tarde que era, o lo mucho que ya había hecho.

Esa noche, mientras conducíamos colocando manta tras manta sobre la gente, vi al Dr. Naram cada vez más feliz. Mientras el Dr. Naram y yo observábamos a Krushna cruzar la calle para poner mantas sobre una mujer sin hogar dormida con sus hijos, él suspiró y me dijo "Quiero que Krushna sepa que cuanto más grande es un hombre, más humilde debe ser. La gente no viene a mí de todas partes del mundo porque soy un gran médico. Vienen porque los amo, porque los entiendo, y porque encuentro soluciones para sus problemas más urgentes. Cuando veo a Krushna hacer esto con tanto amor, me siento muy orgulloso. Me doy cuenta de que no tengo que preocuparme por él ya que sabe que no hay mejor bendición que cuando puedes realmente amar y servir a la gente necesitada".

La Muerte de un Maestro, el Nacimiento de un Movimiento

En mi primera entrevista de radio después del fallecimiento del Dr. Naram, el presentador me hizo una pregunta que creo que mucha gente de todo el mundo se estaba haciendo. "El maestro del Dr. Naram había vivido tanto tiempo, y sin embargo el Dr. Naram era tan joven, sólo 65 años, cuando falleció. ¿Cómo puede ser esto?". Empecé respondiendo al presentador de radio, "Nunca conoceremos la razón de algunas cosas..." Supongo que es probable que todos dimos por sentado y asumimos que el Dr. Naram viviría más tiempo. Pero al final, incluso con los antiguos secretos, todos somos mortales. No sabemos cuándo será nuestro último aliento. Pensé en mi experiencia con Rabbat en la UCI, notando el aire que entraba y salía de mis pulmones, dándome

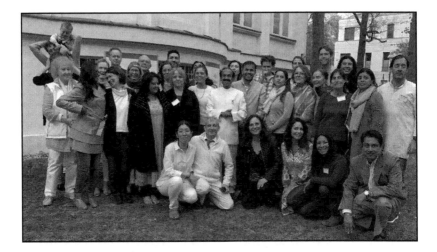

El Dr. Naram con sus estudiantes del curso de certificación en
Antiguas Tradiciones de Sanación en una universidad de Berlín.

cuenta de que cada respiración es un regalo.

Mientras me detenía para respirar, recordé las hermosas palabras que me dijo mi hermana: "La verdad sobre la muerte es que nadie puede detenerla para siempre". Y más importante que cómo murió es, en cambio, cómo vivió, y cómo amaba".

En un instante, mi mente reflexionó sobre todos los que el Dr. Naram había amado: sus pacientes, sus amigos y su familia. Pensé en muchos de sus estudiantes a los que amaba, que aún no se han mencionado en este libro, como Sandhya de Japón; los doctores Mehta, Sahaj, Pranita y otros de la India; Alvaro y Videh de Italia; Sarita, Sascha y Rebecca de Inglaterra; Jutta de Austria; Radu de Rumanía; Dr. Siddiqui de Bangladesh; Richard de Noruega; Dipika de Australia; Suyogi, Elinor, Dubravka, Jonas, Mira, Anne, Pooja, Moksha y Shital de Alemania; y tantos otros. Agradecí a todos los demás médicos y practicantes que el Dr. Naram había enseñado en Italia, y a los muchos otros de todo el mundo que habían participado en el curso de certificación del Dr. Naram a través de la universidad de Berlín. Durante más de treinta y seis años había enseñado a tantos estudiantes, y me sentí honrado de ser uno de ellos.

Luego pensé en la esposa del Dr. Naram, la Dra. Smita, que había

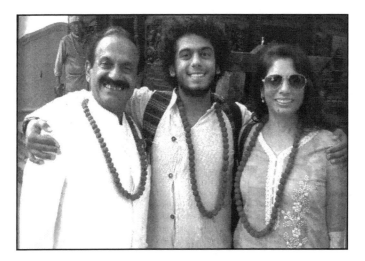

El Dr. Naram, Krushna y Smita en Nepal.

estado con él durante tantos años, dirigiendo toda la clínica de Panchakarma en Mumbai, así como entrenando a otros médicos. Pensé en su hijo, Krushna, y en cómo el Dr. Naram estaba tan orgulloso del hombre en el que se estaba convirtiendo. Krushna había sido entrenado en la sanación a través de la lectura del pulso desde que era lo suficientemente mayor para sentarse en el regazo de su padre, y ya su habilidad para ayudar a la gente era inspiradora.

También he pensado en este libro que estás leyendo ahora, y en todas las otras personas que aprenderían sobre la antigua ciencia de la sanación a través de él. Sobre todo, vi cómo la muerte de este maestro no era el final, puesto que él ya había puesto en marcha el nacimiento de un movimiento.

El sentimiento de paz en mi corazón inspiró el resto de mi respuesta. Al presentador de radio, le respondí con una cita de Lao Tzu, que mi amigo Amrutha acababa de enviarme. Parecía resonar como si fuera cierta para ese momento: "Cuando el estudiante está listo, el maestro aparecerá. Cuando el estudiante está VERDADERAMENTE listo, el maestro desaparece".

Manifestaciones de Milagros Místicos de Amor

Sólo un tiempo después, me di cuenta de que el problema con la palabra "desaparecer" es que da la impresión de que si una persona ha dejado su cuerpo, ese es el final. ¿Pero qué pasa si algo más es la verdad? ¿Y si el Dr. Naram nunca desapareció realmente, pero está con nosotros ahora más que nunca?

En el tiempo transcurrido desde el fallecimiento del Dr. Naram, mucha gente ha informado de cosas místicas que han sucedido. Varios líderes espirituales me dijeron con casi las mismas palabras, "El universo/Dios debe haber tenido una gran necesidad de llevarse al Dr. Naram tan rápido". Para que un alma que es un maestro como él salga del cuerpo así, debe haber una razón importante. Ahora que el Dr. Naram no está limitado por un cuerpo, puede disfrutar de su trabajo de sanación de una manera más grande que nunca antes".

He notado que incluso si no somos plenamente conscientes de la presencia del Dr. Naram en espíritu, hay cosas místicas y mágicas que suceden todo el tiempo desde su fallecimiento. Muchas de los cuales, por cierto, por la manera en que suceden, parecen claramente hechas por su mano. ¿Puedes imaginar su sonrisa desde el otro lado mientras continúa ayudando a orquestar milagros?

Como un ejemplo de esto, ya hay docenas de personas, incluyendo Krushna, Smita, mi amiga Mina (que estaba visitando la India al mismo tiempo), me han hablado de las notables apariciones del Dr. Naram desde su muerte. Normalmente fue en un sueño, pero a veces fue mientras la persona estaba despierta. Cada aparición transmitía un importante mensaje o experiencia curativa para esa persona.

También te atrajo la lectura de este libro, y su historia, por una razón. A la luz de eso, imagino que el Dr. Naram se siente conectado contigo, y quizás tú también sientas su presencia. Aunque personalmente no lo he visto desde que falleció, tuve una experiencia bastante inexplicable que quiero compartir contigo.

La mañana después del servicio de oración por el Dr. Naram, aproximadamente a las 5:30h me desperté sintiéndome especialmente perdido y solo. Una nube oscura de depresión comenzó a invadir mi mente. Todavía estaba oscuro fuera, pero no podía dormir. Así que me levanté de la cama, me puse los zapatos y salí a dar un paseo. A los veinte minutos de mi paseo sin rumbo, de repente me di cuenta de que alguien me estaba siguiendo. Al principio me asusté, pero luego vi que era un perro. Sus patas, cabeza y cola era marrones, y tenía pelo negro en su espalda, casi como un abrigo. Su vientre y una buena parte de su nariz eran blancas. Cuando me detuve a mirarlo, se detuvo a mirarme. Cuando continué caminando, él me siguió muy de cerca. Estaba desconcertado. ¿Por qué me seguía este perro?

No llevaba nada de comida conmigo, y mis manos estaban vacías. Fue una larga caminata y no importaba en qué dirección fuera o qué camino tomara, ese perro se quedaba conmigo. Fue a la vez divertido y confuso.

Rompiendo mi tristeza me vino este pensamiento; recordé que el Dr. Naram siempre tenía algo para los perros o para cualquiera que acudiera a él. Escuché su voz en mi mente, "Atithi Devo Bhava" (tratar al huésped inesperado como si el mismo Dios/diosa hubiera venido a visitarte). Al salir el sol y abrir las tiendas, compré algunas galletas para ese visitante inesperado, mientras se sentaba pacientemente en el suelo y me esperaba. Sin embargo, cuando puse las galletas en el

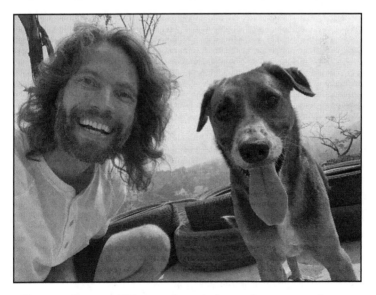

El perro milagroso, Milo, y yo después de uno de nuestros primeros paseos juntos.

suelo delante de él, el perro las olfateó y luego me miró de nuevo sin morderlas o lamerlas. Ahora estaba aún más perplejo. Si no tenía hambre, entonces ¿qué quería de mí?

Seguí caminando y, por supuesto, se levantó y me siguió, dejando las galletas para otro perro o animal afortunado. En ese momento, cualquier tristeza que había sentido se había ido, y en su lugar sentía una ligera admiración por lo que estaba pasando. Mientras caminábamos juntos, empecé a recordar muchas cosas que el Dr. Naram me había enseñado y que, a la luz de su muerte, me impactaron de nuevas maneras. Sintiendo el valor de todo eso y la magia de la apariencia de ese perro, saqué mi teléfono y grabé un video en vivo en Facebook para compartir con otros que también podrían estar sufriendo con la noticia del fallecimiento del Dr. Naram.

La respuesta ante el video fue fenomenal. Gente de todo el mundo dejó comentarios compartiendo la forma en que les ayudó en su proceso de sanación. Inmediatamente después, me reuní con Krushna, quien al ver al perro también le vinieron algunos recuerdos. Nos entusiasmamos con las ideas que estos recuerdos trajeron.

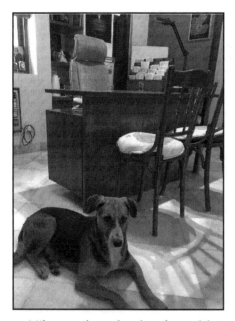

Milo, sentado en el suelo enfrente del escritorio del Dr. Naram.

Esa noche, sin embargo, me enfrenté a un desafío. No sabía qué hacer con ese perro que ladraría o lloraría si lo dejaba fuera de la casa. Finalmente, decidí tratar a ese invitado inesperado como si Dios mismo hubiera venido. No dejaría a Dios fuera para dormir en la calle, ¿no es así? Así que, cautelosamente dejé que el perro entrara en casa. Me sorprendió gratamente que no rayara ningún mueble u orinara en el suelo. Gracias, Dios. Simplemente se acostaba en el suelo de cualquier habitación a la que fuera y me miraba. Cuando llegó el momento de dormir, sólo dejaría de gimotear si podía acostarse en el suelo junto a mi cama, con mi mano en su cabeza.

Hay tanto que podría decir sobre ese perro divino. Ahora lo llamo Bhairava (que es una manifestación divina de Dios en forma de un perro) o el "milagroso Milo" (porque lo encontré cuando estaba en un mal momento, pero su aparición me llevó a mi amor). Su mágica apariencia provocó una profunda curación. Su presencia me ha demostrado que nunca estamos solos. Hay signos de amor divino por todas partes a nuestro alrededor, y todo lo que tenemos que hacer es buscarlos. Cuando me enteré por primera vez del fallecimiento del Dr. Naram, pensé... ¿Es este el final? ¿Qué viene después?". La sanación que Milo me trajo es un gran recordatorio de que su muerte no es el final. Sólo que la historia tomó un giro diferente al que esperábamos o queríamos, pero Milo también me enseñó que muchas más historias vendrán en el futuro.

Lo que me emociona mucho es que tú, ahora, eres parte de la historia que continúa. Tengo mucha curiosidad por el papel que jugarás en el resto de la historia, y qué parte de esa historia experimentaremos juntos. El tiempo que pasé con Milo me recordó que estamos todos juntos en esto, y ninguno de nosotros está realmente solo.

A lo largo de esas líneas, aquí hay una última experiencia que compartiré con ustedes. El segundo día que Milo estuvo conmigo, mi amiga Mina y yo necesitábamos ir a la clínica. No sabía qué hacer con Milo. Cuando llamé a un Uber, Milo me siguió hasta el coche. Tan pronto como Mina y yo nos subimos al coche, Milo se lanzó tras nosotros y se dejó caer en mi regazo. El conductor no parecía muy contento pero, afortunadamente, decidió llevarnos de todas formas.

Milo se sentó en mi regazo durante todo el viaje de 35 minutos. Mina comentó lo extraño e interesante que era que un perro callejero hiciera esto. Cuando llegamos a la clínica, Milo saltó del coche e inmediatamente empezó a mover la cola. Estaba nervioso por dejarlo caminar conmigo por los pasillos de la instalación, pero Milo no lo habría aceptado de otra manera. Lo justifiqué en mi mente pensando que como mucha gente traía sus animales para ver al Dr. Naram, el personal estaría acostumbrado a ello. Una vez en la clínica, otra cosa asombrosa sucedió, y yo también lo capturé en un video en vivo en Facebook.

En el segundo piso del edificio, el perro me dejó y se fue directamente a la oficina donde el Dr. Naram veía a los pacientes. Un miembro del personal abrió la puerta, y todos nos sorprendimos cuando Milo entró, miró la foto del Dr. Naram y Smita con el Dalai Lama, y luego miró la silla donde se sentaba el Dr. Naram. Entonces Milo se sentó justo frente al escritorio como si perteneciera allí. Las lágrimas comenzaron a caer por las mejillas del personal que vino a presenciar el suceso místico. Incluso yo tuve que volver a ver mi video en vivo de Facebook para ver si realmente sucedió así, o si simplemente lo imaginé.

Como muchos de los empleados vinieron a ver y hacerse fotos con Milo, toda la experiencia renovó un sentido de asombro y maravilla en todos nosotros. Poco después, cerré las puertas de la oficina y Mina, Milo y yo nos sentamos allí un rato. Mina y yo cerramos los ojos para meditar y, en el silencio, surgió el recuerdo de una de mis primeras veces en esa habitación, de hacía diez años, cuando visité por primera vez la India con Alicia. Justo al lado de donde Milo estaba sentado ahora, el Dr. Naram me había apartado de la multitud de gente que estaba esperando. Me pareció extraño que me hubiera escogido para hablar, así que escuché con curiosidad mientras hablaba: "No sé por qué, Clint, pero creo en ti". Hizo una pausa. "Tal vez haya una razón para que estés aquí. Tengo el fuerte presentimiento de que harás algo grande en tu vida, que tendrás éxito en hacer las cosas que quieres hacer". Con su mano en mi brazo, me miró a los ojos y dijo, "La pregunta principal es, ¿qué quieres?".

Al llegar este recuerdo, una gran sonrisa se extendió por mi cara, rompiendo en lágrimas que fluían por mis mejillas.

Y esa es la pregunta, mi querido/a, que yo también te quiero dejar ahora.

¿Qué es lo que quieres?

✿

¿Qué es lo Siguiente?

"Vive como si fueras a morir mañana.
Aprende como si fueras a vivir para siempre."

– Mahatma Gandhi

Entonces, ¿qué es lo siguiente para ti? La gente me pregunta, "Clint, ahora que el Dr. Naram ha fallecido, ¿a dónde voy para experimentar los antiguos secretos?".

El Dr. Naram me enseñó que el ochenta por ciento de las veces hay cosas simples que puedes hacer para curarte. Sólo necesitas aplicar ciertos principios y tener un poco de apoyo. ¿Cómo descubres más?

Regístrate ahora en el sitio web de membresía gratuita: www.MyAncientSecrets.com/Belong

1) Obtendrás enlaces a videos de entrenamiento del Dr. Naram, míos y de otros, que coinciden con cada capítulo, con remedios caseros, remedios herbales, marmaa y secretos de dieta que pueden ayudarte.

2) Si quieres hablar con alguien en persona sobre tu situación, verás cómo.

3) Recibirás enlaces para cualquier evento o formación (en vivo y en línea), y puedes descubrir cómo invitarme a mí o a alguien más a hablar en tu evento.

4) Encontrarás más información sobre un libro de trabajo que acompaña a este libro, llamado Descúbrete a ti mismo: Aplicando Secretos Ancestrales que Pueden Cambiar tu Vida (que incluye contenido avanzado que no se encuentra en este libro). Te ayuda a personalizar y aplicar esta sabiduría probada por el tiempo, para tu bienestar.

5) Como bono divertido, hemos creado un juego para ti llamado *30 días para desbloquear tu poder secreto y antiguo* Puede ayudarte, mientras juegas, a experimentar una salud más vibrante, energía ilimitada y paz mental.

6) Estarás conectado instantáneamente con una comunidad de personas que quieren marcar una diferencia en este planeta, y serás parte de nuestra familia.

Estoy emocionado de ver lo que pasa en tu vida cuando te unas a nosotros.

Nota: Por lo que sé, este es el primer libro publicado en inglés sobre los antiguos secretos sanadores del Dr. Naram. Nadie me pidió ni me pagó por escribir este libro. Me sentí inspirado a escribirlo. Este libro no es el trabajo definitivo sobre el Dr. Naram o el Siddha-Veda, sino simplemente mi perspectiva. Espero que capture y honre la naturaleza vibrante y dinámica de este hombre especial y maestro sanador, así como las emociones de aquellos que compartieron sus historias conmigo. Algunas de las personas que entrevisté pidieron permanecer en el anonimato, así que he cambiado sus nombres. El resto han dado permiso para compartir sus historias públicamente y, en algunos casos, dijeron que podía compartir su información de contacto con quien quisiera. En algunos casos creé personajes inventados para ayudar a la gente a permanecer anónima y mantener la fluidez de la historia. Todas las personas que compartieron sus experiencias expresaron la esperanza de que pudieran ayudar a inspirar a otros cuando más lo necesiten. He hecho una entrevista o un vídeo de seguimiento con muchas personas mencionadas en este libro, como Rabbat, para que puedas saber qué está pasando en sus vidas ahora. También puedes encontrarlos en la página web de miembros de MyAncientSecrets.com.

Gracias y agradecimientos especiales: La lista de personas a las que agradecer es tan larga, que he tenido que ponerla en la página web, MyAncientSecrets.com. Para todos aquellos que han ayudado de alguna manera con el intercambio de historias, la revisión, la edición y dar opinión sobre este libro, les hago una profunda reverencia de gratitud. La bendición de su amor se siente en cada página de este libro.

Próximo libro: Debido a que este libro detalla sólo un puñado de las innumerables historias y remedios caseros que he capturado, ya estoy trabajando en el próximo libro de la serie que incluye más historias

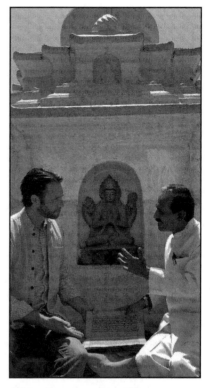

El Dr. Naram y yo en el lugar exacto donde su maestro le enseñó.

y secretos que cambian la vida. Cuando te unas a la página web de miembros, verás cómo puedes ser notificado cuando se publique el próximo libro. MyAncientSecrets.com/Belong.

Tu viaje: Mahatma Gandhi declaró que todos nosotros estamos interconectados. Cuando una persona sufre, todos sufrimos por la misma causa. Por el contrario, cuando una persona es ayudada, toda la humanidad se eleva a ese mismo grado. Si este libro te ha ayudado de alguna manera, te invito a dejar una reseña de cinco estrellas en Amazon.com, así como a compartir lo que has aprendido con tus seres queridos. Por cada vida que tocas y mejoras, toda la humanidad se beneficia en la misma medida.

Este libro no es realmente sobre el Dr. Naram, y nunca lo ha sido. Y tampoco es sobre mí. Puede que nunca nos conozcamos o sigas este método de sanación.

Este libro es sobre *TI*, y siempre lo ha sido. Es sobre ti viendo lo divino dentro de ti mismo, que puede guiarte a las experiencias exactas, maestros y sanación que son perfectos para ti. Mi esperanza es que como resultado de unirte al viaje de la lectura de este libro sientas más amor, un mayor deseo de cuidarte mejor, y más asombro ante el milagro de toda la vida.

Eres realmente una parte hermosa, única y brillante del tapiz divino de la existencia. Toda la vida está sucediendo para ti, no a ti. Y estás siendo guiado. Como evidencia de esta realidad, estás leyendo estas palabras ahora mismo.

Puede que incluso hayas tenido inspiración guiada mientras leías este libro sobre algunas acciones que deberías tomar, y te animaría a hacer esas cosas. O tal vez pensaste en alguien con quien te gustaría compartir este libro. Nunca se sabe quién necesita ese regalo de amor en este momento.

Tengo una pequeña petición final para ti.

Te invito a que hagas una pausa por unos minutos, y cierres los ojos, o escribas en el espacio de abajo. Tómate un momento y escribe aquí cada momento, persona y experiencia que recuerdes que haya contribuido a tu vida y por la que te sientes agradecido/a:

_____

_____

_____

_____

_____

_____

_____

_____

_____

_____

_____

_____

_____

_____

Mira tu lista de nuevo ahora, y mientras lees cada una, en tu corazón di "gracias" a la vida. Luego al final di "gracias" por el regalo de ser tú, exactamente quien eres, exactamente donde estás, en este momento exacto. Gracias.

Así como fui guiado para ayudar a mi padre, y muchas personas y experiencias se colocaron perfectamente en mi camino para llevarme a donde estoy ahora, la verdad es que tú también has sido guiado. Por el amor. Confía en que seguirás siendo guiado, por el amor, a lo que es exactamente correcto para ti.

Y espero que siempre recuerdes que cualesquiera que sean los problemas que enfrentas, cada uno tiene una solución. Mejor aún, como dijo el Dr. Naram, "Cada problema o desafío tiene dentro las semillas de una oportunidad igual o mayor".

Namasté,
El Dr. Clint G. Rogers

P.D. Me encantaría seguir en contacto contigo, para escuchar tu historia de cómo fuiste guiado a este libro y tus experiencias al leerlo. Puedes conectarte conmigo en Facebook, Instagram, o enviarme un correo electrónico a DrClint@MyAncientSecrets.com.

❀

Guía de Palabras Nuevas

Aam (o ama) = toxinas

Agni = término antiguo utilizado para describir el fuego o el poder digestivo

Alopatía, o Medicina Alopática = un sistema de práctica médica que tiene como objetivo combatir la enfermedad mediante el uso de remedios (como drogas o cirugía) que producen efectos diferentes o incompatibles con los producidos por la enfermedad que se está tratando (definición del Diccionario Médico Merriam-Webster).

Amrapali = considerada como una de las mujeres más bellas jamás nacidas; utilizando los antiguos secretos de juventud y belleza de los Siddha-Vedas que aprendió de Jivaka, mantuvo tanto su juventud y belleza que el joven rey, que ya tenía una joven y bella esposa, se enamoró de Amrapali, a pesar de que ella era más de veinte años mayor que él.

Sanación antigua = no se trata de "combatir las enfermedades" sino de crear un equilibrio en el cuerpo, a menudo a través de la purificación de las toxinas, a través del cual el cuerpo se cura a sí mismo.

La página web de membresía gratuita de MyAncientSecrets.com = un regalo para ti por leer este libro, y un recurso para aprender a aplicar inmediatamente estos antiguos secretos de sanación en tu propia vida.

Empieza aquí = www.MyAncientSecrets.com/Belong.

Antiguas Tradiciones de Sanación (ATH) = el curso de certificación de dos años en los antiguos métodos de sanación del Dr. Naram y el Siddha-Veda, originalmente ofrecido a través de una universidad en Berlín y que ahora se está extendiendo a otras universidades de todo el mundo.

Atithi Devo Bhava' = dicho indio que significa que tratas a cualquier huésped, sea quien sea y por muy inoportuna que sea su visita, como si Dios mismo hubiera venido a tu casa. En el linaje curativo del Siddha-Veda, se toman este dicho muy en serio, considerando a cada persona que viene como una manifestación de Dios.

Atmiyata (se pronuncia *Aht-me-yah-tah*) = poderoso principio de vida enseñado por Hariprasad Swamijii y practicado por los miembros de la Sociedad Divina Yogui: no importa cómo te trate alguien, puedes responder con amor y respeto.

Ayurveda = ciencia de la vida; ciencia médica de más de 5.000 años de antigüedad de la India que se centra tanto en la superación de la enfermedad como en el tipo de estilo de vida que ayuda a prevenir la enfermedad en primer lugar.

Bloqueos (físicos, mentales, emocionales, de relaciones, espirituales, financieros, etc.) = donde la vida se atasca, y luego empieza a apestar (y se dificulta). La curación más profunda llega cuando podemos reconocer y eliminar los bloqueos de una manera segura y a largo plazo.

Buda = maestro espiritual originalmente llamado Sidhartha Gautama, que nació en Nepal hace aproximadamente 2.500 años; conocido por renunciar a una vida de privilegios en un palacio para seguir, y más tarde enseñar, un camino hacia la iluminación.

Consciente, subconsciente, superconsciente = tres niveles de conciencia, que se activan a través de Marmaa Shakti.

Dard Mukti (se pronuncia *dahrd mook-ti*) = Dard significa "dolor", y

Mukti significa "libre de"; antiguos secretos de sanación que ayudan a aliviar diferentes tipos de molestias articulares o musculares.

Enfermedad = cómo el Dr. Naram habla de los desequilibrios – que hay un desequilibrio, creando una enfermedad o malestar, y cuando eliminas el bloqueo y reequilibras el sistema, el bienestar en tu vida regresa.

Sanación más profunda = ir más allá de los síntomas superficiales para resolver la causa/raíz de un problema a nivel físico, mental, emocional y espiritual.

Doshas = representaciones en el cuerpo de los elementos que existen en la naturaleza (i.e. kapha=tierra/agua, vata=aire/éter, pitta=fuego); cuando nuestros doshas están en equilibrio, estamos sanos, cuando están desequilibrados, el desequilibrio crea enfermedades.

Ghee = mantequilla clarificada hecha a partir de los sólidos de la leche, luego utilizada en la cocina y con fines medicinales.

Gurudwara = lugar de culto para la gente de fe Sikh.

Jivaka = maestro sanador que vivió alrededor del año 500 A.C. Conocido como el primer maestro del linaje Siddha-Veda, fue también el médico personal del Señor Buda; Amrapali, considerada una de las mujeres más bellas del mundo; y el Rey de la India Bimbisāra. Aprendió, registró en antiguos manuscritos y transmitió a sus estudiantes el conocimiento secreto que descubrió sobre cómo lograr una salud vibrante, una energía ilimitada y la paz mental a cualquier edad.

Kapha = el dosha, o elemento de vida, relacionado con la tierra/agua.

Karmayog, bhaktiyog y gyanyog = diferentes caminos hacia el moksha, un estado de iluminación o de realización (es decir, camino de la meditación, camino de la oración, camino del éxito en los negocios o en la batalla).

Marmaa Shakti = una antigua tecnología de transformación profunda, que trabaja en todos los niveles: cuerpo, mente, emociones y espíritu.

A sabiendas o no, todo el mundo está programado por la sociedad. Marmaa es una tecnología antigua de reprogramación para alinear tu vida con tu verdadero propósito. Puede ayudar a eliminar los bloqueos y reequilibrar tu sistema. No sólo puede reducirse o desaparecer el dolor físico, esta antigua tecnología también puede ayudarte a conseguir lo que quieras en la vida.

Moksha = estado de iluminación o realización.

Namaste (se pronuncia *Nah-mah-stay)* o Namaskar *(se pronuncia Nah-mah-skar)* = saludo en la India hecho con las manos juntas delante del corazón, que significa "el dios/diosa divino en mí se inclina ante el dios/diosa divino en ti, y honro ese lugar donde tú y yo somos uno".

Pakoda (se pronuncia *pah-koh-dah)* = un plato indio similar a los aros de cebolla, que el Dr. Naram usó para deshacerse de mi intenso dolor de cabeza y demostrar el principio de que todo puede ser una medicina o un veneno dependiendo de cómo/cuándo/dónde se use.

Panchakarma o asthakarma *(se pronuncia pahnch-ah-kahr-mah y ahst-ah-kahr-mah)* = un multiproceso de limpieza y reconstrucción de los sistemas centrales del cuerpo, una de las seis claves del Siddha-veda para una curación más profunda. Karma significa "acción" y pancha significa "cinco". Así que el panchakarma consiste en cinco acciones para eliminar las toxinas del cuerpo, o limpiar el cuerpo. En el asthakarma, hay ocho acciones, o tres pasos adicionales, para limpiar, purificar y reequilibrar el cuerpo de adentro hacia afuera.

Pankaj Naram (pronunciado *Pahn-kahj Nah-rahm)* = el maestro sanador (Dr. Naram) al que se refiere este libro, nacido el 4 de mayo de 1955, y que dejó su cuerpo el 19 de febrero de 2020.

Pitta = el dosha, o elemento vital, relacionado con el fuego.

Sanación por pulso = un antiguo método de diagnóstico por el cual el sanador toca el pulso del paciente y, basándose en la forma en que el pulso se encuentra, es capaz de determinar qué desequilibrios y bloqueos hay en el cuerpo, y cómo afectan a la salud física, mental, emocional y espiritual.

Seva (pronunciado *say-vah*) = traducido significa "servicio".

Shakti = definido como "poder"; o el poder divino de hacer o crear cosas. Según el Dr. Naram, este poder ya está en ti, y marmaa shakti es un antiguo instrumento que ayuda a sacarlo a la luz, trabajando con las otras claves del Siddha-Veda para ayudar a la gente a experimentar una salud vibrante.

Siddha-Veda (o Siddha-Raharshayam) = linaje de sanación o escuela de pensamiento con secretos para una sanación más profunda que van un paso más allá del Ayurveda, enseñado de maestro a estudiante, con secretos o "tecnología" para ayudarte a descubrir, lograr y disfrutar lo que quieres.

El 95 por ciento de las personas en este planeta no saben lo que quieren;

El 3 por ciento sabe lo que quiere pero no puede lograrlo;

El 1 por ciento sabe lo que quiere, lo logra, pero luego no lo disfruta.

Sólo el 1% de la gente sabe lo que quiere, lo consigue y lo disfruta.

Las seis claves de la sanación profunda del Siddha-Veda = dieta, remedios caseros, remedios herbales, marmaa shakti, estilo de vida y panchakarma/asthakarma. Estos ayudan a que la gente se vea y se sienta joven a cualquier edad.

Vaidya = una palabra sánscrita que significa "médico", utilizada en la India para referirse a una persona que practica los sistemas indígenas de medicina india.

Vata = el dosha, o elemento de vida, relacionado con el aire/éter.

Yagna (se pronuncia *Yahg-nah*) = un tipo de ritual con un objetivo específico.

Comparación de Alopatía (Medicina Moderna Occidental), Ayurveda y Siddha-Veda

	Alopática	Ayurveda	Siddha-Veda
¿Qué edad tiene?	Más de 200 años, nombrada por primera vez en 1810	Más de 5.000 años	más de 2.500 años
¿Quién empezó?	Samuel Hahnemann (1755–1843) acuñó el término "Alopatía" para distinguirla de la "Homeopatía"	Uno de los eruditos originales, Sushruta, dijo que le enseñaron este método de medicina de Dhanvantari, encarnado como rey de Varanasi en el momento	Jivaka (médico de Buda y otros famosos contemporáneos)
¿Cómo se transmitió?	Escuelas de medicina y residencia	Libros, universidades y prácticas	Transmisión de maestro a estudiante, en un linaje ininterrumpido
¿Cuál es su enfoque básico?	Tratamiento de los síntomas de la enfermedad con medicamentos y cirugías; descompone el cuerpo en partes, con especialistas que se centran en las partes individuales	Definida como "ciencia de la vida", centrada en la vida adecuada que también ayuda a prevenir o superar las enfermedades (aplicada de forma individualizada dependiendo de la constitución del dosha de la persona) – ve la interconexión de todas las partes del cuerpo, la mente y las emociones y crea remedios que contemplan estos niveles.	Ayudar a la gente a conseguir una salud vibrante, energía ilimitada y paz mental (aplicado de forma individualizada dependiendo de la constitución del dosha de la persona) – ve la interconexión de todas las partes del cuerpo, la mente y las emociones y crea remedios que lo entienden; también ayuda a la gente a descubrir lo que quieren, a conseguir lo que quieren y a disfrutar de lo que han conseguido

*En MyAncientSecrets.com, puedes encontrar información más extensa sobre las tres metodologías mencionadas arriba, así como otras formas tradicionales y "alternativas" de sanación.

¿Cuáles son los métodos de diagnóstico?	Usar máquinas externas para recopilar datos medibles (por ejemplo, la temperatura, la presión arterial, el nivel de azúcar en sangre, etc.)	Usando la percepción directa del médico (por ejemplo, a través del pulso, la lengua, la observación de la orina, etc.)	Utilizando la percepción directa del médico (por ejemplo, a través del pulso y otros métodos dependiendo en la situación)
¿Cuáles son los principales instrumentos/ métodos de sanación?	Medicamentos y cirugía	Fórmulas herbales, remedios caseros, dieta, estilo de vida, panchakarma	6 instrumentos o "claves" de sanación: remedios caseros, dieta, marmaa shakti, fórmulas de hierbas, panchakarma/ asthakarma, estilo de vida
¿Métodos de comprobación?	Estudios doble ciego (que aíslan las variables y las prueban en un ambiente controlado durante un período de meses o años)	Impacto del remedio en la salud inmediata, y seguido a lo largo de un período de tiempo prolongado, con una gran diversidad de personas, a lo largo de miles de años	Impacto del remedio en la salud inmediata, durante un período de tiempo extenso, con una gran diversidad de personas, a lo largo de miles de años
¿Cuáles son los puntos fuertes?	A menudo puede ser una solución rápida	Centrado en el beneficio a largo plazo	Centrado en una sanación más profunda y un beneficio a largo plazo; siempre hierbas de alta calidad sin metales pesados
¿Cuáles son las desventajas?	A menudo hay efectos secundarios negativos de los tratamientos; además, a menudo es necesario ver a un especialista y tener un seguro o pagar mucho dinero	A menudo requiere tiempo, esfuerzo, cambio de estilo de vida y paciencia para ver los resultados; calidad variable del médico o de las hierbas; a veces los metales pesados que se encuentran en las hierbas	Larga espera para ver a un médico, debido a la alta demanda; a menudo toma tiempo, esfuerzo, cambio de estilo de vida y paciencia para ver resultados; las hierbas tienen un precio elevado debido a la calidad

Mi diario de notas (Secreto extra para ti)
SECRETO DE AMRAPALI

Cuatro secretos antiguos para apoyar a las mujeres de cualquier edad (de 15 a 60 años o más) para obtener niveles óptimos de hormonas*.

1) Remedio casero – El secreto de Amrapali del Dr. Naram.

> 250g de polvo de hinojo
> 250g de polvo de comino
> 50g polvo de Ajwain
> 50g de sal negra
> 50g de semillas de eneldo
> 25g polvo de Cilantro
> 10g de Asafétida en polvo

2) Mezcla todos los ingredientes y divide el total en 60 paquetes iguales. Para tomar un paquete, primero remoja la mezcla en agua tibia durante 30 – 60 minutos, y bebe todo el contenido. Cada día tomarás 4 paquetes como éste, repartidos a lo largo del día. Continúa el proceso durante al menos 6 meses.

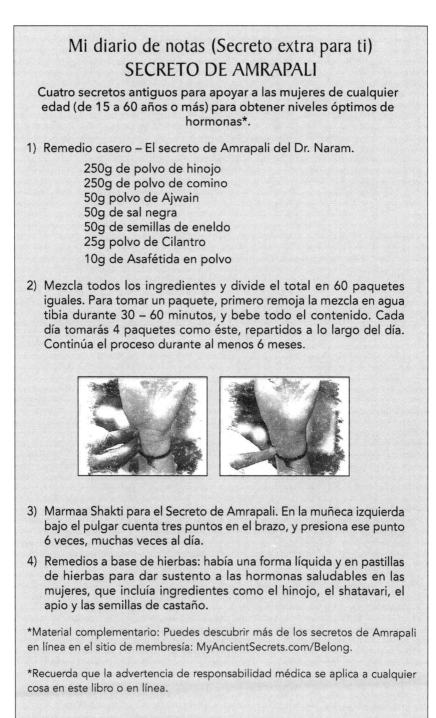

3) Marmaa Shakti para el Secreto de Amrapali. En la muñeca izquierda bajo el pulgar cuenta tres puntos en el brazo, y presiona ese punto 6 veces, muchas veces al día.

4) Remedios a base de hierbas: había una forma líquida y en pastillas de hierbas para dar sustento a las hormonas saludables en las mujeres, que incluía ingredientes como el hinojo, el shatavari, el apio y las semillas de castaño.

*Material complementario: Puedes descubrir más de los secretos de Amrapali en línea en el sitio de membresía: MyAncientSecrets.com/Belong.

*Recuerda que la advertencia de responsabilidad médica se aplica a cualquier cosa en este libro o en línea.

Mi diario de notas (Secreto extra para ti)
SECRETOS ANTIGUOS PARA LA INMUNIDAD

En el capítulo 12, el Dr. Giovanni ayudó a una colmena de abejas a superar un virus, en parte dándoles hierbas y un remedio casero para aumentar su inmunidad. Obtuvo estos antiguos secretos del Dr. Naram, quien los usó para ayudar a muchas personas, dándoles una salud más vibrante, energía ilimitada y tranquilidad.

1) Dieta: hervir pedacitos de raíz de jengibre en agua con media cucharadita de polvo de cúrcuma y beber a sorbos durante el día. Evita el trigo y los productos lácteos, así como los alimentos ácidos y fermentados. Como alternativa, toma sopa de frijoles mungo y verduras de hoja verde cocidas.

2) Marmaa Shakti – En la mano derecha, en la parte superior del dedo medio, presiona 6 veces, muchas veces al día

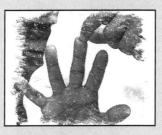

3) Remedio casero: el antiguo y poderoso remedio casero del Dr. Naram para apoyar la inmunidad:

    1 cucharadita de miel
    1/2 cucharadita de jugo de jengibre
    1/2 cucharadita de polvo de cúrcuma
    1/4 cucharadita de canela en polvo
    11 – 12 Hojas de Tulsi (Albahaca Sagrada)
    1/8 cucharadita de polvo de clavo
    1 diente de ajo (pero si por razones religiosas evitas el ajo, entonces no necesitas incluirlo)
    – mezclar todo en medio vaso de agua tibia y tomar de 2 a 4 veces al día.

4) Remedios herbales – El Dr. Giovanni dio una fórmula de hierbas para apoyar la inmunidad que incluía ingredientes como cáscara de granada, tinospora india, raíces de regaliz, corteza de holarrhena, raíces de andrographis, jengibre y hojas de albahaca sagrada.

*Material complementario: Puedes ver esta demostración de marmaa y cómo hacer este remedio en línea en el sitio web de membresía MyAncientSecrets. com. Recuerda que el descargo de responsabilidad médica se aplica a cualquier cosa en este libro o en línea.

Fórmulas de Hierbas Mencionadas en este Libro*

El Dr. Naram creó más de 300 fórmulas de hierbas para ayudar a la gente a curarse más profundamente, para las cuales tenía diferentes nombres en diferentes países. Creó estas formulaciones usando los principios que aprendió de su maestro, de los antiguos manuscritos, y de su amplia experiencia ayudando a más de un millón de personas durante más de 36 años. Vi cómo usaba procesos secretos antiguos para sacar los beneficios alquímicos de la combinación de ingredientes específicos, y al mismo tiempo utilizaba instalaciones científicas modernas para asegurar la limpieza, la estandarización y la seguridad. Mi deseo es que todos los que crean productos herbales lo hagan con el mismo nivel de excelencia. Para cualquier suplemento herbal que utilices, es prudente comprobar si incluye ingredientes frescos, y asegurarse de que todo está libre de metales pesados.

Con fines educativos, aquí hay un cuadro que enumera algunos de los ingredientes de algunas de las formulaciones de hierbas mencionadas en este libro. No pretende ser una lista exhaustiva o completa. Para más información sobre este tema, por favor busca en línea o encuentra un buen profesor.

*Apoyando la función saludable de:	*Algunas fórmulas de hierbas pueden incluir ingredientes como estos:
Presión sanguínea	corteza de arjuna, Gotu kola, boerhavia, tefrosia púrpura, ajo
Cerebro	gloria de la mañana, gotu kola, hisopo de agua, shatavari, calabaza blanca, aceite de semilla de celastrus
Calma	ashwaganda, hisopo de agua, gotu kola, gloria de la mañana, la cúrcuma y el regaliz
Pelo	aceite de sésamo, amla, centella asiática, eclipta, neem, fruto de sapindus, hojas de henna
Inmunidad	cáscara de granada, tinospora india, raíces de regaliz, corteza de holarrhena, jengibre y hojas de albahaca sagrada
Articulaciones	corteza de árbol alado, incienso indio, hojas de castaño, jengibre y resina de goma guggul
Hígado	phylanthus, tinospora india, boerhavia, Terminalia chebula, andrographis, alcaparra

Apoyan la función saludable de:	*Algunas fórmulas herbales incluyen ingredientes como estos:
Pulmones	fruta de granada, raíces de fruta amarilla, hojas de árbol de malabarnut, raíces de regaliz, albahaca sagrada, raíz de Aegle marmelos, raíces frescas de árbol de padri
Hormonas masculinas	semillas de sésamo, tríbulus, tinospora india, raíces de ashwaganda, rizoma de kudzu indio y semillas de mucuna pruriens
Para el Dolor muscular/ articular	menta, aceite de gaulteria, oroxylum, pluchea, aceite de canela, jengibre, raíces de cyperus, cúrcuma, hojas de agnus castus
Piel	neem, cúrcuma, aceite de coco, albahaca sagrada, indrajao dulce, canela, cardamomo, laburno indio, Amla, árbol de sal y pimienta negra
Hormonas femeninas	hinojo, shatavari, apio, semillas de castaño, raíces de algodón del diablo, corteza del árbol de asoka y comino

Nota sobre los remedios herbales y los remedios caseros

Si algunos ingredientes o fórmulas de hierbas no están disponibles en tu país, no te preocupes. Todavía tienes muchas otras cosas que puedes hacer. ¿Recuerdas las seis claves del Siddha Veda? Puedes cambiar tu dieta, presionar los puntos marmaa shakti, o hacer remedios caseros con cosas de tu propia cocina. El Dr. Naram a menudo ajustaba los ingredientes de los remedios para las personas basándose en su condición, constitución, edad, sexo, y a veces también en su ubicación. También prestaba atención a lo que ocurría en su cuerpo mientras los tomaban, y hacía los cambios necesarios. Así que con cualquier cosa que hagas, escucha a tu cuerpo y si puedes, encuentra un gran practicante que te ayude. El Dr. Naram decía: "El viaje de mil millas comienza con un solo paso. Comienza con lo que tengas acceso, y haz lo que puedas hacer". Luego confía en que serás guiado si necesitas algo más.

---

* Con respecto a cualquier remedio en este libro o en línea, por favor, lea las cláusulas de exención de responsabilidad médica.

Fotografías y Bendiciones

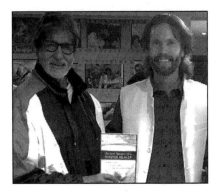

El Dr. Clint G. Rogers con la superestrella de Bollywood Amitabh Bachchan.

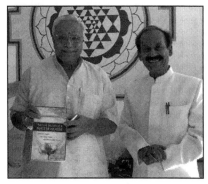

El líder de la RSS, Bhayya Joshi: «Estos secretos son un tesoro de valor incalculable, del que la gente de la India y de todo el mundo puede estar orgullosa».

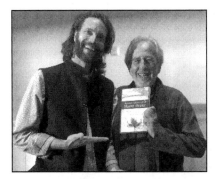

Clint G. Rogers con Dr. Bruce Lipton, biólogo y autor de best-sellers.

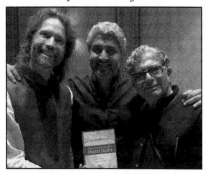

El Dr. Clint G. Rogers con Poonacha Machaiah y el Dr. Deepak Chopra.

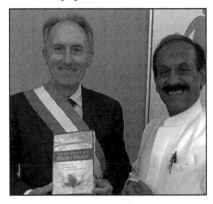

Pietro Tanzini, el alcalde de Bucine (AR), en la Toscana, Italia, se refiere al Dr. Naram como un "GURU SANADOR".

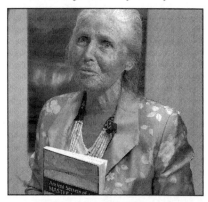

La Dra. Dagmar Uecker, una respetada médica alemana, llevó al Dr. Naram a su clínica en Alemania cada año para resolver casos que nadie más sabía cómo ayudar.

¡Buenas noticias! Bendiciones especiales para todos los que poseen y comparten este libro han sido dadas por muchos grandes santos y maestros, incluyendo:

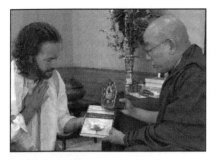

El Oráculo de S.S. el 14º Dalai Lama

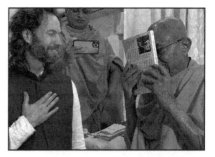

H.H. Hariprasad Swami

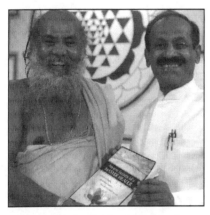

Swami Omkar Das Ji Maharaj

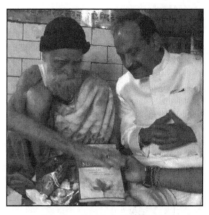

Dr. Tyaginath Aghori Baba

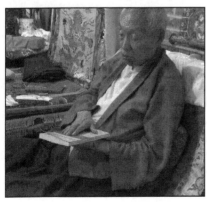

Su Eminencia Namkha Drimed Ranjam Rinpoche

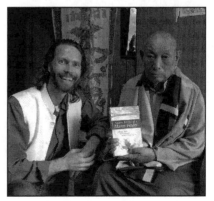

Dr. Yeshi Dhonden, Sanador de Medicina Tibetana

*Más sobre sus bendiciones dadas por líderes espirituales de muchas tradiciones, se puede encontrar en MyAncientSecrets.com

Cartas de Santos, Eruditos y Seguidores:

Su Santidad Hariprasad Swami, Sociedad Divina Yogui

Swami Shreeji

H. H. HARIPRASAD SWAMIJI
YOGI DIVINE SOCIETY   Haridham, SOKHADA - 391 745, Dist. Vadodara, Guj., INDIA.

De 4 Sep 2018
Haridham, Sokhada.

"El Dr. Clint Rogers ha hecho un gran seva (servicio) con este libro. El mundo está necesitado de gran ayuda, ya que está contaminado no sólo en la forma en que la mayoría piensa. También la contaminación mental, la contaminación emocional, la contaminación espiritual, la contaminación de las relaciones. Este libro puede ayudar con todas estas contaminaciones. La antigua sanación del Dr. Naram revelada en este libro es una solución más profunda para los mayores problemas del mundo de hoy.

He conocido y respetado al Dr. Naram desde hace más de 40 años, desde 1978. Conocí personalmente al gurú del Dr. Naram, Baba Ramdas, y sé que el poder de este linaje de sanación ininterrumpido proviene en última instancia de Jivaka, médico personal del Buda Gautama. El Dr. Naram tiene un siddhi (poder) para la sanación personal dado por gracia de su maestro.

Cuando los devotos de mi propia comunidad espiritual necesitan ayuda urgente, les he enviado al Dr. Pankaj Naram. Incluso cuando otros doctores no han tenido esperanza, el Dr. Naram ha creado una solución transformadora. Le he visto usar los antiguos principios sanadores de su maestro y linaje para ayudar a la gente que le he enviado a revertir y superar la artritis reumatoide, epilepsia, sangrado menstrual severo, infección de hígado, infección de pulmón, esclerosis múltiple, bloqueos cardíacos, cánceres, infertilidad, fibromas, diabetes, problemas de tiroides, complicaciones en el embarazo, colesterol alto, presión arterial alta, caída del cabello, ascitis, problemas del tracto urinario, fractura del coxis, hernias graves, psoriasis, autismo, eczema, espondilosis cervical y problemas cerebrales, sólo por nombrar algunos. Los secretos de la antigua sanación de este linaje que se revelan en este libro son más necesarios que nunca como antídoto para la enfermedad de las contaminaciones que estamos sufriendo a todos los niveles".

Sadhu Hariprasaddas

El Oráculo de S.S. el 14° Dalai Lama

༄༅། །གནས་ཆུང་སྐུ་རྟེན། །

Ven. Thupten Ngodup

(The Medium of Tibet's Chief State Oracle)
Nechung Dorje Drayangling Monastery

"Estoy muy interesado en el libro de Clint Rogers de Secretos ancestrales de un maestro sanador, porque está exactamente relacionado con las enseñanzas del Señor Buda 'Oh Bhikshus y sabios, como uno prueba el oro frotando, cortando y derritiendo, examinad bien mis palabras y aceptarlas. Pero no porque me respeten'".

"Clint Rogers ha investigado en profundidad sobre las técnicas antiguas del Dr. Naram para sanar múltiples males, especialmente en este siglo en el que existen tantas enfermedades. Es muy necesario combinar los métodos de sanación tanto antiguos como modernos. Mi bendición y oraciones están con este libro y los millones que lo leerán, que sus vidas sean bendecidas con sanación profunda, felicidad y paz mental".

Ven. Thupten Ngodup (Medium of Tibet's Chief State Oracle)

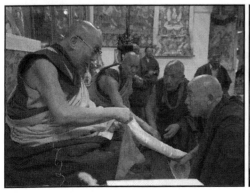

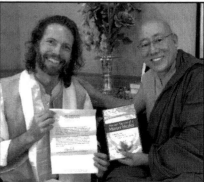

Supermodelo Señora Mundo y Doctora formada en Harvard

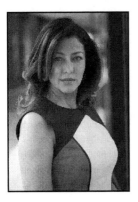

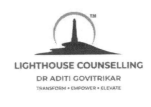

LIGHTHOUSE COUNSELLING
DR ADITI GOVITRIKAR
TRANSFORM • EMPOWER • ELEVATE

"Este libro *Secretos ancestrales de un maestro sanador* de Clint G. Rogers es un regalo, y quiero que lo lean no sólo las personas que amo, sino todas las personas de este planeta. Está escrito desde el corazón, con la sabiduría eterna integrada en cada atractiva historia... y actúa como una biblia de remedios caseros probados por el tiempo que puedes aplicar cuando necesites.

El primer capítulo me absorbió, y no quise dejarlo... era tan intrigante. Simple y fácil de leer, me mantuvo siempre al límite haciendo preguntarme ¿qué sucederá ahora?

Me encantaba la forma en que las historias estaban entrelazadas con una profunda y atemporal sabiduría (o "gyan" como lo llamamos en la India). Es práctico e inspirador, me hace plantearme preguntas importantes que mejoran mi vida, física, emocional y espiritualmente.

Este libro es como el Gita (o la Biblia o el Corán, etc.)... sea cual sea la edad o la etapa de la vida en la que te encuentres, te beneficiarás de su lectura. Todo el mundo puede encontrar en él la sabiduría que se aplica a lo que estás experimentando en este momento de tu vida. Y cada vez que lo leas, encontrarás algo nuevo.

Como madre, quiero que todos los niños lean el libro. Como mujer y modelo, estoy emocionada de aplicar los antiguos secretos en él para parecer y sentirme más joven. Y como médico, aprecio cómo esta antigua ciencia de sanación restablece el cuerpo desde el núcleo. Me he dado cuenta de que sólo el ego impide a cualquier médico o sanador aceptar la efectividad de otras formas de tratamiento que son diferentes de las que practican personalmente.

Con el inesperado fallecimiento del Dr. Naram, este libro es más necesario ahora que nunca. Al acercarme al último capítulo, seguí deseando que la historia no terminara. ¡Ya estoy deseando que el Dr. Clint G. Rogers publique el próximo libro!".

– Dra. Aditi Govitrikar (Médica, Psicóloga entrenada en Harvard, Supermodelo Señora Mundo y actriz)
Policlínico V Care, La Magasin, Sobre la sala de exposición Roopkala, SV Road,
Santacruz-54022-26050846, 91-9820108600 / info@lighthousecounselingcentre.com

Presidente de L&T, uno de los imperios comerciales más respetados de la India, Larsen&Toubro

 LARSEN & TOUBRO

A. M. Naik
Group Chairman

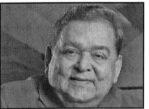

September 05, 2018

Secretos ancestrales de un maestro sanador

"Conozco al Dr. Pankaj Naram desde hace más de 30 años, y he visto cómo su misión de difundir la sanación por todo el mundo ha ido creciendo con el tiempo. Estoy encantado de que se me haya pedido que escriba la recomendación para este libro ya que compartimos valores comunes de integridad, trabajo duro y lo más importante, pasión inquebrantable por lo que hacemos – incluyendo la propagación de la importancia de las antiguas enseñanzas de sanación en la sociedad moderna.

El Dr. Naram ha traído al mundo, antiguas prácticas de sanación que se habían perdido a lo largo de generaciones. Además, ha ayudado a desmitificar estas prácticas y a compartirlas de manera que puedan ser adoptadas por cualquiera.

Incluso después de haber tocado las vidas de más de un millón de personas en todo el mundo, la devoción a su causa le fortalece cada día. A una edad en la que la mayoría de la gente se jubila, está más apasionado que nunca por proteger, preservar y poner en primer plano los antiguos secretos de sanación (recogidos en los manuscritos de los maestros del Himalaya) para ayudar a sanar este mundo de forma más eficaz.

Estoy seguro de que encontrará la historia de la vida del Dr. Naram, tal y como la comparte el investigador universitario Dr. Clint Rogers, verdaderamente fascinante e inspiradora, al descubrir en este libro gemas de sabiduría antigua que puede aplicar en su vida diaria. Le deseo todo lo mejor en su noble misión.

Saludos cordiales,

[firma]

A. M. Naik
Group Chairman - Larsen & Toubro

Larsen & Toubro Limited, Landmark Bldg., 'A' Wing, Suren Road, Chakala, Andheri (East), Mumbai - 400 093, INDIA
Tel: +91 22 6696 5333 Fax: +91 22 6696 5334 Email: amn@Larsentoubro.com www.Larsentoubro.com
Registered Office: L&T House, N. M. Marg, Ballard Estate, Mumbai - 400 001, INDIA CIN: L99999MH1946PLC004768

Su Santidad, Divina Premben

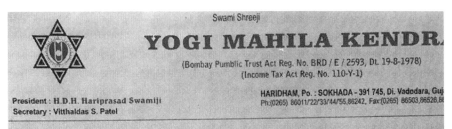

"El Dr. Pankaj Naram es una autoridad mundial en los Secretos Ancestrales Sanadores. Mi Gurú H. H. Hariprasad Swamiji Maharaj (Fundador – Presidente de la Sociedad Divina Yogui) conoce a Pankaj Naram desde hace más de 40 años. Este libro inspira a uno a aplicar los antiguos secretos sanadores de Dr. Pankaj Naram en su vida cotidiana. Él ayuda a la gente con la dieta, el estilo de vida, hierbas, remedios caseros para tener una inmensa energía, una vida sana y feliz.

Siempre me ha conmovido la misión del Dr. Pankaj Naram de llevar los beneficios a cada corazón y cada hogar de la tierra a través de la Sanación Antigua.

Estoy tomando su medicina para la diabetes y el colesterol y he tenido resultados extraordinarios. Muchos Sadhvis en el Ashram Bhakti (Yogi Mahila Kendra) están tomando sus medicinas y han tenido efectos increíbles y algunos se han curado completamente. Ya sea para la diabetes, la tiroides, la artritis, el dolor de articulaciones, el dolor de espalda, el asma y más. Su marmaa hace maravillas con las personas en estado crítico. El Dr. Naram también nos puso a muchos de nosotros en una dieta vegana sin gluten y con sus suplementos herbales, ejercicio y panchakarma. Todo ello con resultados sorprendentes.

Agradezco a Clint G. Rogers por este magnífico libro que todo humano debería leer".

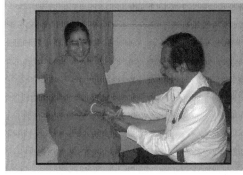

Sadhvi Suhrad

shadhvi suhrad.

Presidente de la Fundación de Investigación Nutricional y 6 veces autor más vendido del NY Times

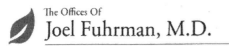

The Offices Of
Joel Fuhrman, M.D.

"Aprecio la amistad y camaradería de Clint. Se ha interesado en la extensa investigación que he realizado sobre cómo una dieta nutritiva puede revertir completamente los desafíos de salud como la diabetes, la presión arterial alta, las enfermedades cardíacas, la obesidad, las enfermedades autoinmunes y más. La investigación de mi vida, compartida a través de mis libros y programas de televisión de PBS, demuestra cómo los problemas de salud a los que nos enfrentamos están directamente relacionados con la comida que comemos, y que hacer cambios en nuestra comida tiene un gran impacto en nuestra salud física, mental y emocional de manera significativa.

Las historias notables de personas que revierten todo tipo de enfermedades y dolencias no son "milagros médicos". Estos resultados son predecibles cuando se siguen ciertos principios. La salud es tu derecho y accesible a cualquiera. El problema son los alimentos tóxicos, el estilo de vida y los medicamentos que la mayoría de la gente consume y que estresan nuestros tejidos año tras año hasta que finalmente se descomponen. La buena noticia es que puedes curarte de prácticamente cualquier enfermedad y evitar la enfermedad para empezar, si quieres. El cuerpo humano ya es inherentemente una asombrosa máquina autorreparadora y autocurativa cuando simplemente lo alimentas de manera óptima con los alimentos y hábitos adecuados.

Lo que me encanta de Clint es que es un buscador de la verdad con una curiosidad que lo ha llevado a un camino y una misión únicos. Tiene un conocimiento impresionante de útiles pero generalmente desconocidas técnicas de sanación antiguas. En un momento dado, mientras estábamos juntos en México, mi esposa enfermó con un grave problema digestivo (a veces llamado la venganza de Moctezuma). Clint la ayudó rápidamente con un remedio que conocía del Dr. Naram, lo que nos sorprendió y nos alegró que estuviera bien al día siguiente. Lo que más respeto es el corazón de Clint y su potente deseo de tener una buena voluntad hacia todas las personas. Le deseo todo lo mejor con este libro y en su misión general de ayudar a la humanidad".

Joel Fuhrman, M.D.
Presidente de la Fundación de
Investigación Nutricional
6 veces el autor de un best seller del
NY Times

4 Walter E Foran Boulevard, Suite 409, Flemington New Jersey
08822 Teléfono (908) 237-0200. Fax (908) 237-0210.
Web www.drfuhrman.com

Otras cartas pueden encontrarse en línea.

Otra Historia Divertida para Ti

En Katmandú, Nepal, hay un templo llamado Swayambunath (conocido cariñosamente como el "templo del mono"). Este es el lugar donde el Dr. Naram empezó a aprender ,por primera vez, sobre la sanación a través de la lectura del pulso con su maestro. En preparación para la publicación de este libro, el Dr. Naram y yo (Dr. Clint) fuimos al templo para dar las gracias.

En un momento dado, dejé el libro para tomar algunas fotos con el hermoso fondo... ¡y sucedió este evento tan inesperado!

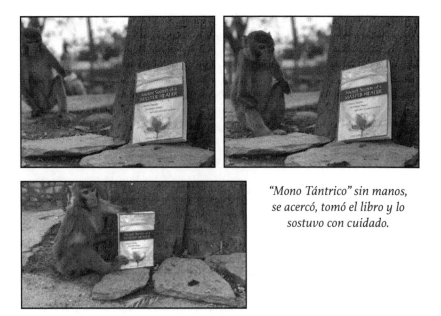

"Mono Tántrico" sin manos,
se acercó, tomó el libro y lo
sostuvo con cuidado.

Aghori Kabiraj, un cuidador informal de los más de cuatrocientos monos que deambulan libremente por los terrenos, se sorprendió cuando vio las fotos. Dijo que nunca antes había visto pasar algo así. Según él, este no era un mono cualquiera. Fácilmente reconocible porque no tiene manos, este es considerado el más poderoso "mono tántrico" en el templo, y un representante directo del Señor Hanuman, el dios mono.

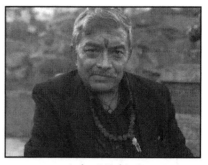

Aghori Kabiraj

"No creo lo que ven mis ojos", dijo. "¡Tienes un milagro!". Aghori Kabiraj enfatizó el poder único de esta bendición. "Aquello incluido en este libro está bendecido por Hanuman, y quien tenga uno de estos libros en su casa y en su vida será bendecido con esa protección divina, sanando y eliminando cualquier obstáculo también".

Como "escéptico occidental", honestamente no sabía qué hacer con toda esta situación. Sin embargo, como sentí la bendición del poder divino en la creación de este libro, estaba agradecido de que este maestro aghori reconociera que el hecho de que sostengas este libro en tus manos ahora es un fuerte signo de las bendiciones divinas en tu vida, también.

Namaste.

Sobre el Autor

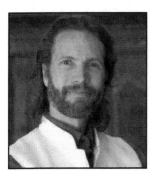

El Dr. Clint G. Rogers, es un investigador universitario que no tenía tiempo para la "medicina alternativa". Como un escéptico de cualquier cosa fuera del reino de la ciencia occidental, se encontró con el antiguo mundo de la sanación del Dr. Naram con una disposición para menospreciar todo aquello de lo que fuera testigo. Eso fue hasta que la medicina moderna le falló a su propio padre, y el Dr. Clint se quedó desesperado buscando cualquier solución para mantener a su padre vivo. A través de su charla TEDx, que ha llegado a millones, y este nuevo libro de gran avance, *Secretos Ancestrales de un Maestro Sanador*, el Dr. Clint revela cómo fue el amor por su padre lo que le empujó más allá de las barreras de lo que él pensaba que era lógico o posible, a un mundo en el que los "milagros de sanación" son una experiencia cotidiana. A partir de la publicación de este libro, el Dr. Clint pasó más de 10 años viajando con el Dr. Naram, documentando los antiguos secretos, y ayudando a más gente a saber que existen.

Además de este libro y su charla TEDx, el Dr. Clint diseñó y enseñó con el Dr. Naram un curso de certificación universitaria en Berlín, Alemania, para brillantes médicos de todo el mundo, que querían aprender y aplicar estos antiguos secretos sanadores.

El Dr. Clint es actualmente el CEO de *Wisdom of the World Wellness*, una organización de soñadores y hacedores que buscan la mejor sabiduría del planeta para que todos puedan beneficiarse.

También es miembro del consejo de administración de la Fundación de Secretos Ancestrales, apoyando los esfuerzos humanitarios que el Dr. Naram amaba.

El Dr. Clint es un apasionado de compartir esta forma de sanación más profunda. Aunque no todo el mundo puede que lo elija, al menos deberían saber que tienen una opción.

MATERIAL COMPLEMENTARIO
Descubre los antiguos secretos curativos que pueden cambiar tu vida

Tienes tú, o alguien a quien amas un desafío:

- ✓ Físico
- ✓ Mental
- ✓ Emocional
- ✓ Espiritual

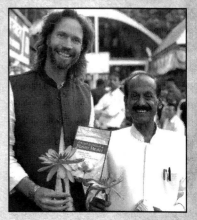

Dr. Clint G. Rogers & Dr. Naram

¿Te ha afligido algo durante años y quieres aliviarlo?

Nuestra página web de afiliación GRATUITA tiene todos los enlaces, vídeos y recursos de este libro, como mi regalo para ti. Puedes inscribirte ahora en: www.MyAncientSecrets.com/Belong

En tu CUENTA GRATUITA de la Web descubrirás:

- ✓ Cómo reducir instantáneamente la ansiedad
- ✓ Cómo perder peso y mantenerlo
- ✓ Cómo aumentar tu inmunidad y energía
- ✓ Cómo aliviar el dolor de las articulaciones a través de la comida
- ✓ Cómo mejorar la memoria y la concentración
- ✓ Cómo descubrir el propósito de tu vida
- ✓ Y mucho más...

Obtendrás acceso a vídeos que coinciden con cada capítulo, mostrando los secretos de este libro, para que puedas ayudarte a ti mismo y a los demás.

Además, podrás experimentar un poderoso juego, llamado *30 días para desbloquear tu poder secreto y antiguo*. A medida que juegues, descubrirás cómo aplicar inmediatamente los antiguos secretos curativos en tu vida. (NOTA: Esto incluye contenido avanzado que no se encuentra en el libro).

Descúbrelo ahora en: www.MyAncientSecrets.com/Belong

Made in the USA
Las Vegas, NV
24 January 2023

66186082R00184